职业教育食品类专业教材

# 食品营养与安全

SHIPIN
YINGYANG
YU ANQUAN

顾金兰　主编

中国轻工业出版社

## 图书在版编目（CIP）数据

食品营养与安全/顾金兰主编. —北京：中国轻工业出版社，2025.8

全国职业教育"十三五"规划教材

ISBN 978-7-5184-0865-8

Ⅰ.①食… Ⅱ.①顾… Ⅲ.①食品营养—高等职业教育—教材 ②食品安全—高等职业教育—教材 Ⅳ.①R151.3 ②TS201.6

中国版本图书馆CIP数据核字（2016）第057617号

责任编辑：张　靓　　　文字编辑：刘逸飞　　责任终审：滕炎福
整体设计：锋尚设计　　责任校对：晋　洁　　责任监印：张京华

出版发行：中国轻工业出版社（北京鲁谷东街5号，邮编：100040）

印　　刷：河北鑫兆源印刷有限公司

经　　销：各地新华书店

版　　次：2025年8月第1版第9次印刷

开　　本：787×1092　1/16　印张：19.5

字　　数：440千字

书　　号：ISBN 978-7-5184-0865-8　定价：46.00元

邮购电话：010-85119873

发行电话：010-85119832　010-85119912

网　　址：http://www.chlip.com.cn

Email：club@chlip.com.cn

版权所有　侵权必究

如发现图书残缺请与我社邮购联系调换

251397J3C109ZBW

# 前 言

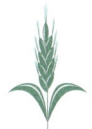

本书在编写过程中遵循教育规律，力求有关理论知识的系统性和科学性，以学生必需的基础文化知识与食品专业知识为基础，突出职业教育特色，强调理论联系实际，注重知识的实际应用，体现了食品营养与安全和人体健康的关系。

根据职业院校学生的特点，本书进行了理论知识的提炼和压缩，争取以浅显易懂的文字将紧跟科技发展的专业知识传授给学生。本书重印时，更新了《中国居民膳食指南（2022）》及《食品安全标准与监测评估"十四五"规划》等内容，与时俱进。

本书由天津市第一轻工业学校顾金兰老师主编，武汉市东西湖区职业技术学校张惠芬老师、广东省海洋职业技术学校孙浩洋老师参与编写。本书共分七个模块，其中绪论、模块一人体必需的七大营养素、模块二各类食品的营养价值、模块三中国居民膳食指南、模块四影响食品安全的主要因素、模块七食品安全预防保障管理体系，由顾金兰老师负责编写；模块五各类食品的质量安全由孙浩洋老师负责编写；模块六食品安全法律法规标准由张惠芬老师负责编写。

每个模块中各个项目均设案例分析，引出"必需够用"的必备知识；知识拓展内容有助学生拓展知识面，了解知识的实际应用；每个项目均设课后习题，以备课上课下学生自查之用。教材力求内容翔实，并避免与食品专业相关教材知识（如食品生化课程知识、食品工艺和检验专业课程知识）的交叉重复，使食品专业的各门教材内容分类有序、有条不紊。

由于编者水平和经验有限，时间仓促，书中的错误和不足之处敬请读者批评指正。

编　者

# 目 录

绪 论 ................................................................. 1
## 模块一 人体必需的七大营养素 ........................... 11
  项目一 蛋白质 ........................................... 11
  项目二 脂类 ............................................. 21
  项目三 碳水化合物 ...................................... 29
  项目四 维生素 ........................................... 36
  项目五 矿物质 ........................................... 55
  项目六 水 ............................................... 74
  项目七 膳食纤维 ......................................... 78
## 模块二 各类食品的营养价值 ............................. 83
  项目一 谷类和薯类 ...................................... 83
  项目二 动物性食物 ...................................... 92
  项目三 豆类及其制品、坚果 ............................ 100
  项目四 蔬菜水果类 ..................................... 107
  项目五 其他类食物 ..................................... 111
  项目六 食品营养素的强化与保健食品 .................. 120
  项目七 转基因食品 ..................................... 128
## 模块三 中国居民膳食指南 ............................... 134
  项目一 一般人群膳食指南 .............................. 134
  项目二 特定人群膳食指南 .............................. 145
  项目三 平衡膳食模式与实践 ............................ 156
## 模块四 影响食品安全的因素 ............................. 175
  项目一 食品中的生物性危害及预防 ..................... 175
  项目二 食品中的化学性危害及预防 ..................... 184
  项目三 食品中的物理性危害及预防 ..................... 198
  项目四 食源性疾病及食物中毒 .......................... 202
## 模块五 各类食品的安全 ................................. 207
  项目一 谷类和薯类的食品安全 .......................... 207

项目二　动物性食物的安全 ...... 214
　　项目三　豆制品加工的食品安全 ...... 222
　　项目四　果蔬及其制品的食品安全 ...... 228
　　项目五　营养强化食品和保健品加工的食品安全 ...... 233
　　项目六　转基因食品的安全 ...... 239
模块六　食品安全法律法规标准 ...... 245
　　项目一　食品安全法律法规 ...... 245
　　项目二　食品安全标准 ...... 268
模块七　食品安全预防保障管理体系 ...... 276
　　项目一　食品生产许可（SC） ...... 276
　　项目二　良好操作规范（GMP） ...... 282
　　项目三　卫生标准操作规范（SSOP） ...... 286
　　项目四　危害分析与关键控制点（HACCP） ...... 294
参考文献 ...... 303

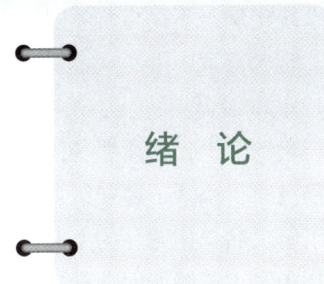

# 绪 论

---

**学习目标**

1. 掌握食品营养、食品安全的相关概念；
2. 掌握我国食品营养、食品安全的现状及发展任务。

---

**案例分析**　　案例：食品营养与安全是民生的永恒主题

这些年来，不安全食品的出现可谓是"没完没了""十面埋伏"，人们最普遍的感叹就是"我们还有什么能吃"，最常见的抱怨就是"为什么食品安全事件总是事后才发现"。在铺天盖地的负面信息当中，人们对农民和食品生产者失去了信任，对分辨哪些信息是真哪些传言是假都失去了耐心，甚至失去了经营健康三餐的热情，因为"反正吃什么都有毒"。其实，这种心态本身，才是自己和家人健康之大害。在同样一个有安全隐患的世界上，有些人活得生机勃勃、健康快乐，而另一些人活得病痛满身、情绪沮丧，这说明在同样的外界环境中，人们的观念不同，知识不同，生活方式不同，就会得到完全不同的生活质量。越是在纷繁的信息当中，越要擦亮眼睛，找到可靠的来源；越是在混乱的说法当中，越要提高能力，找到安全的食品。

抛开那些情绪化的非理性思维，客观地分析影响身体健康的各种风险因素，其实不外乎两种因素：食品安全因素和营养平衡因素。两者同样重要，其中后者更为重要，因为它几乎完全把握在我们自己手中。目前最为高发的疾病，如糖尿病、高血压、冠心病、中风、痛风等，都与人们营养失衡有着极为密切的关系，而与食品安全因素没有明确的关系。肠癌、乳腺癌、前列腺癌、胃癌、食道癌等常见癌症，也与营养因素密切相关。良好的营养能够帮助预防大部分慢性疾病和一半以上类型的癌症。但是，强调营养的重要性，不意味着食品安全因素不重要。胃癌、食道癌和肠癌等消化系统疾病,不仅与营养因素有关,也与食品安全因素有关。而细菌性食物中毒、霉菌毒素中毒、重金属长期积累的慢性中毒,则纯粹属于食品安全问题。

要想真正得到相对安全的饮食生活,就要掌握正确的知识,远离那些让人恐惧的不实谣言。一辈子不喝隔夜水、一辈子不吃隔夜菜、一辈子遵守饮食禁忌,并不会带来什么健康效益。而看懂食品标签、了解食品长期储存的方法、掌握家庭食品储存的要点、懂得如何避免细菌性食物中毒、了解如何合理烹调避免致癌物质,就能够有效提高日常饮食的安全性,同时减少许多不必要的纠结和恐慌。如果再能够减少摄入过多的脂肪、糖、盐等不健康食品配料,就更能减少患慢性疾病的风险。有趣的是,那些营养价值良好的新鲜天然状态食物,也同时是相对比较安全的食物;而那些营养价值低的高度加工食品、油炸熏烤食品,往往也是安全隐患较多的食物。然而遗憾的是,很多人对天然食物百般恐惧,对不知道加工原料的食品反而毫无警惕,只图舌尖上的刺激,这就带来了很多食品安全隐患。如果能够按照营养平衡和食物多样化的原则,选择新鲜天然的食物,再配合合理地储存、低温烹调,就能做到营养与安全性兼顾了。食品安全风险控制的一个重要环节,就是"风险交流"环节。同样一个危险,只要大众能够充分了解它,知道怎样应对,那么这个危险所造成的实际危害,就会大大降低。

保障食物数量和质量安全、促进居民营养改善是最大的民生工程。国务院颁布的《中国食物与营养发展纲要(2014—2020年)》,为推动农业生产、保障食物安全,提升全民健康水平指明了方向,提供了重要指导。

―― 必备知识 ――

## 一、食品营养及我国食品营养现状、发展任务

(一)食品营养

1. 食品

《中华人民共和国食品安全法》对食品的定义为:指各种供人食用或饮用的成品和原料,以及按照传统既是食品又是药品的物品,但不包括以治疗为目的的物品。食品的首要作用是为人体提供必要的营养物质和满足人体生命活动需要的热量,其次才是满足人们的如美味、喜欢、兴奋等心理和情感需要。

2. 营养

营养学上所指的营养,是指机体通过摄取食物,经过体内消化、吸收和代谢,利用食物中对身体有益的物质作为构建机体组织器官、满足生理功能和体力活动需要的过程。因此,营养是一种全面的生理过程,而不是专指某一种养分。

3. 营养素

营养素指具有营养功能的物质,包括蛋白质、脂类、碳水化合物、维生

素、矿物质、水、膳食纤维七大类。

### 4. 食品营养

食品营养指食品参与人体生理过程活动的总称，即指食品中所含的各种营养物质以及这些营养物质作用机体特性的总称。食品营养是研究食品中各功能成分的结构和配合对食品感官及营养品质的影响、食品中的营养成分和保健因子的开发利用、平衡膳食设计及营养强化技术、人群营养状况调查评价、营养与慢性病的关系等。

本书中的营养内容涉及三个部分：人体必需的七大营养素、各类食品的营养价值和中国居民膳食指南。

## （二）我国食品营养现状

20世纪80年代，改革开放政策实施以来，我国的社会经济稳步发展，城乡居民收入明显提高，生活水平明显提高。因此，居民的营养状况发生了明显的变化，总体来说居民的营养状况、膳食营养摄入都得到了明显的改善。但是目前仍存在一些问题，主要如下。

（1）我国的食物生产不能适应营养的需求。我国食物品种有待优化。从农产品来看，优质食用农产品比重偏低。优质食物像乳类和豆制品的产业有待进一步的发展。另外，食品加工过细，不但不适应营养需求，还造成食物浪费。

（2）从居民的营养状况来说面临双重的挑战，无论是城市还是农村的居民都存在营养不均衡的状况。另外，人们的营养状况存在地区差异。一方面在城市地区，由于生活方式和膳食摄入变化造成的营养过剩，使营养相关慢性病，比如高血压、糖尿病的发生率近年来呈快速上升的发展趋势。而在贫困地区，营养缺乏却是突出的问题，比如低出生体重、贫血及其他微量营养素缺乏的发生率还保持在比较高的水平。

（3）居民的营养和健康知识缺乏。尽管广大的居民对营养健康的需求越来越强烈，但是我国的居民营养素养还是处于比较低的水平。无论是中小学生、老师、家长、医务人员、普通居民都存在营养知识缺乏的现象。人们营养知识的缺乏，导致人们错误的健康行为。在农村地区有的居民把自家产的鸡蛋、大豆、水果到集市卖钱来买方便面、膨化食品给孩子吃。有些城市居民觉得食物越贵越好。这些不合理的饮食行为和生活方式不仅造成了食物资源的浪费，同时也影响整个国民健康水平。

我国饮食文化具有悠久的历史，无论是食物取材、利用方法，还是食物加工、烹调技术都享誉世界。但是，以往我国大部分群众对食物的认识还仅仅是"为了吃饱"，提高一级的要求是"吃好"。至于什么是"吃好"，很多人理解是食物具有"色、香、味、形"的综合特点，而缺乏营养的科学理念和对均衡营养的要求。除特殊情况外，人们无论是通过进食食物、饮料，还是通过摄入营养素补充剂，营养的摄入都必须通过吃、喝等个人行为来完成。所以，主动学习和接受营养科学知识，树立正确的营养理念，是改善营养的关键和入口。

### （三）我国食品营养发展任务

为了顺应社会经济发展和城乡居民期待，2014年1月底国务院办公厅印发了《中国食物与营养发展纲要（2014—2020年）》，绘制出从2014年到2020年我国食物与营养发展的新蓝图。

1. 发展重点

（1）重点产品　在重点产品当中着重强调了优先发展优质食用的农产品，要发展方便营养加工食品、乳类和大豆食品，这些都是围绕我国居民的需求提出这样三个发展的重点产品。

（2）重点区域　优先关注重点区域，包括贫困地区、农村地区、流动人群集中及新型城镇化地区。

（3）重点人群　提出了要优先改善三类重点人群的营养。第一类是孕产妇和婴幼儿；第二类是儿童青少年；第三类是老年人。

2. 改善措施

（1）全面普及膳食营养和健康知识。

（2）加强食物的生产和供给。

（3）加大营养监测与干预工作，及时地了解我国居民营养健康状况情况。

（4）推进食物与营养法制化管理，强调营养立法走法制化的道路。

（5）加快食物与营养科技创新。我们的今后营养发展以科技为基础，在科技创新的基础上生产更多、更有营养、更能促进人类健康的新食物。

（6）加强组织领导和咨询指导。

## 二、食品安全及我国食品安全现状、发展任务

### （一）食品安全

食品安全指食品无毒、无害，符合应当有的营养要求，对人体健康不造成任何急性、亚急性或者慢性危害；是指食品卫生质量的可靠性、可信赖性，是对食用者健康、安全的保证。食品安全包括以下三个层面的含义。

（1）食品数量安全，即一个国家或地区能够生产民族基本生存所需的膳食需要。要求人们既能买得到又能买得起生存生活所需要的基本食品。

（2）食品质量安全，指提供的食品在营养、卫生方面满足和保障人群的健康需要，食品质量安全涉及食物是否被污染、是否有毒、添加剂是否违规超标、标签是否规范等问题，需要在食品受到污染界限之前采取措施，预防食品的污染和遭遇主要危害因素侵袭。

（3）食品可持续安全，这是从发展角度要求食品的获取需要注重生态环境的良好保护和资源利用的可持续性。

食品的安全性是食品质量特性的首要特性。人类消费的任何一种食品要保证绝对安全（危险性为零）几乎是不可能的，不可能达到绝对安全。

本书中的食品安全内容涉及四个部分：影响食品安全的主要因素、各类食品的质量安全、食品安全法律法规标准、食品安全预防保障管理体系。

## （二）我国食品安全现状

我国食品安全存在的主要问题如下。

（1）食源性疾病仍然是危害公众健康的最重要因素，在我国，致病性微生物引起的食源性疾病仍然是对健康的严重威胁。

（2）食品中新的生物性和化学性污染物对健康的威胁已经成为一个不容忽视的问题。

（3）食品新技术、新资源（如转基因食品、酶制剂和新的食品包装材料）应用给食品安全带来全新的挑战。

（4）我国食品生产经营企业规模化、集约化程度不高，自身管理水平仍然偏低，食品安全监管存在重复、交叉、空白现象。

## （三）我国食品安全发展任务

（1）完善国家食品安全监督管理体制和机构，加强食品安全控制系统，包括人力建设和各部门之间的分工。

（2）改善食品安全的监督管理方式与措施，将"良好操作规范"（GMP）和"危害分析与关键控制点"（HACCP）的质量管理体系应用于食品企业，开发准确、迅速、方便的现场食品安全检验方法。

（3）持久开展食品污染和食源性疾病的监测，为食品的质量评价和控制措施的有效性提供科学依据。

（4）完善各种食品新资源、污染物、化学物、添加剂的安全性评价，加强对食品生产全过程的监督管理，提高食品质量，确保食品安全。

（5）加强食品从业人员的职业道德素质培养，提高全社会对食品安全的认识。

---

### 知识拓展

#### 中国食物与营养发展纲要（2014—2020年）

近年来，我国农产品综合生产能力稳步提高，食物供需基本平衡，食品安全状况总体稳定，居民营养健康状况明显改善，食物与营养发展成效显著。但是，我国食物生产还不能适应营养需求，居民营养不足与过剩并存。居民营养与健康知识缺乏，必须引起高度重视。为保障食物的有效供给，优化食物结构，强化改善居民营养，特制定本纲要。

一、总体要求

（一）指导思想

以邓小平理论、"三个代表"重要思想、科学发展观为指导，顺应各族人民过上更好生活的新期待，把保障食物有效供给、促进营养均衡发展、统筹协调生产与消费作为主要任务，把重点产品、重点区域、重点人群作为突破口，着力推动食物的摄入向着营养均衡方向转变，着力营造厉行节约、反对浪费的良好社会风尚，着力提升人民健康水平，为全面建成小康社会提供重要支撑。

（二）基本原则

坚持食物数量与质量并重，实施以我为主、立足国内、确保产能、适度进口、科技支撑的国家粮食安全战略。在重视食物数量的同时，更加注重品质和质量安全，加强优质专用新品种的研发与推广，提高优质食物比例，实现食物生产数量与结构、质量与效益相统一。

坚持生产与消费协调发展，充分发挥市场机制的作用，以现代营养理念引导食物合理消费，逐步形成以营养需求为导向的现代食物产业体系，促进生产、消费、营养、健康协调发展。

坚持传承与创新有机统一，传承以植物性食物为主、动物性食物为辅的优良膳食传统，保护具有地域特色的膳食方式，创新繁荣中华饮食文化，合理汲取国外膳食结构的优点，全面提升膳食营养科技支撑水平。

坚持引导与干预有效结合，普及公众营养知识，引导科学合理膳食，预防和控制营养性疾病；针对不同区域、不同人群的食物与营养需求，采取差别化的干预措施，改善食物与营养结构。

（三）发展目标

我国食物生产量目标：确保谷物基本自给、口粮绝对安全，全面提升食物质量，优化品种结构，稳步增强食物供给能力。到2020年，全国粮食产量稳定在5.5亿t以上，油料、肉类、蛋类、乳类、水产品等生产稳定发展。

食品工业发展目标：加快建设产业特色明显、集群优势突出、结构布局合理的现代食品加工产业体系，形成一批品牌信誉好、产品质量高、核心竞争力强的大中型食品加工及配送企业。到2020年，传统食品加工程度大幅提高，食品加工技术水平明显提升，全国食品工业增加值年均增长速度保持在10%以上。

我国食物消费量目标：推广膳食结构多样化的健康消费模式，控制食用油和盐的消费量。到2020年，全国人均全年口粮消费135kg、食用植物油12kg、豆类13kg、肉类29kg、蛋类16kg、乳类36kg、水产品18kg、蔬菜140kg、水果60kg。

我国营养素摄入量目标：保障充足的能量和蛋白质摄入量，控制脂肪摄入量，保持适量的维生素和矿物质摄入量。到2020年，全国人均每日摄入能量2200～2300kcal（1cal=4.184J），其中，谷类食物供能比不低于50%，脂肪供能比不高于30%；人均每日蛋白质摄入量78g，其中，优质蛋白质比例占45%以上；维生素和矿物质等微量营养素摄入量基本达到居民健康需求。

我国营养性疾病控制目标：基本消除居民营养不良现象，控制营养性疾病的增长。到2020年，全国5岁以下儿童生长迟缓率控制在7%以下；全人群贫血率控制在10%以下，其中，孕产妇贫血率控制在17%以下，老年人贫血率控制在15%以下，5岁以下儿童贫血率控制在12%以下；居民超重、肥胖和血脂异常率的增长速度明显下降。

## 二、主要任务

（一）构建供给稳定、运转高效、监控有力的食物数量保障体系

稳定耕地面积，加快高标准农田建设，积极调整农业结构，提高粮食等重要农产品综合生产能力。大力发展畜牧业，提高牛肉、羊肉、禽肉的供给比重。大力发展海洋经济，保障水产品供应。广辟食物资源，因地制宜地发展杂粮、木本粮油等的生产。大力发展农产品储藏、保鲜等产地初加工工艺。积极推进物联网等信息技术的应用，加强市场网络和配送服务体系建设，加快形成安全卫生、布局合理的现代食物市场流通体系。加强农产品数量安全智能分析与监测预警，健全中央、地方和企业三级食用农产品收储体系，增强宏观调控能力。更加积极地利用国际农产品市场和农业资源，有效调剂和补充国内食物供给。

（二）构建标准健全、体系完备、监管到位的食物质量保障体系

建立最严格的覆盖全过程的食物安全监管制度，健全各类食物标准，落实地方政府属地管理制度和生产经营主体负责制度，规范食物生产、加工和销售行为。加快推进原料标准化基地建设，集中创建一批园艺作物标准园、畜禽养殖标准化示范场、水产标准化健康养殖示范场和农业标准化示范县。完善投入品管理制度，加强农产品质量安全监管，推进农产品质量安全监管示范县创建活动。推进食物生产、加工和流通企业诚信制度建设，加大对失信企业惩处力度，增强企业诚信经营的意识。加强食物安全信息共享与公共管理体系建设，健全快速反应机制，加强应急处置，强化舆论监督和引导。

（三）构建定期监测、分类指导、引导消费的居民营养改善体系

建立健全居民食物与营养监测管理制度，加强监测和信息分析。对重点区域、重点人群实施营养干预，重视解决微量营养素缺乏、部分人群油脂摄入过多等问题。开展多种形式的营养教育，引导居民形成科学的膳食习惯，推进健康饮食文化建设。

## 三、发展重点

（一）重点产品

1. 优质食用农产品

全面推行食用农产品标准化生产，提升"米袋子"和"菜篮子"产品质量；大力发展无公害农产品和绿色食品生产、经营，因地制宜发展有机食品，做好农产品地理标志工作；积极培育具有地域特色的农产品品牌，严格保护产地环境。

2. 方便营养加工食品

加快发展符合营养科学要求和食品安全标准的方便食品、营养早餐、快餐食品、调理食品等新型加工食品，不断增加膳食制品供应种类；强化对主

食类加工产品的营养科学指导，加强营养早餐及快餐食品集中生产、配送、销售体系建设，推进主食工业化、规模化发展。发展营养强化食品和保健食品，促进居民营养改善；加快传统食品生产的工业化改造，推进农产品综合开发与利用。

3. 乳类与大豆食品

扶持乳源基地建设，强化乳业市场监管，培育乳品消费市场，加强乳业各环节衔接，推进现代乳业建设。充分发挥我国传统大豆资源优势，加强大豆种质资源研究和新品种培育，扶持国内大豆产业发展，强化大豆生产与精深加工的科学研究，实施传统大豆制品的工艺改造，开发新型大豆食品，推进大豆制品规模化生产。

（二）重点区域

1. 贫困地区

采取扶持与开发相结合的方式，提高贫困地区居民的食物消费水平。创新营养改善方式，合理开发利用当地食物资源。动员社会各界参与扶贫开发，采取营养干预措施，实现贫困人口食物与营养的基本保障和逐步改善计划。

2. 农村地区

加快农村经济社会发展，增加农民收入。加强农村商贸与流通基础设施建设，将城镇现代化的流通业向广大农村地区延伸，推进"万村千乡"市场工程，开拓农村食物市场，方便农村居民购买食物。

3. 流动人群集中及新型城镇化地区

改善外来务工人员的饮食条件，加强对在外就餐人员及新型城镇化地区居民的膳食指导，倡导文明生活方式和合理膳食模式，控制高能量、高脂肪、高盐饮食，降低营养性疾病发病率。

（三）重点人群

1. 孕产妇与婴幼儿

做好孕产妇营养均衡调配，重点改善低收入人群孕妇膳食中钙、铁、锌和维生素A摄入不足的状况，预防中高收入孕妇因膳食不合理而导致肥胖、生产巨大儿等营养性疾病。大力倡导母乳喂养，重视农村地区6个月龄至24个月龄婴幼儿的辅食喂养与营养补充，加强母乳代用品和婴幼儿食品质量监管。

2. 儿童青少年

着力降低农村儿童青少年生长迟缓、缺铁性贫血的发生率，做好农村留守儿童营养保障工作。遏制城镇儿童青少年超重、肥胖现象的增长态势。将食物与营养知识纳入中小学课程，加强对教师、家长的营养教育和对学生食堂及学生营养配餐单位的指导，引导学生养成科学的饮食习惯。强化营养干预，加大蛋乳供应，保障学生对食物与营养的需求。

3. 老年人

研究开发适合老年人身体健康需要的食物产品，重点发展营养强化食品和低盐、低脂食物。开展老年人营养监测与膳食引导，科学指导老年人补充营养、合理饮食，提高老年人生活质量和健康水平。

### 四、政策措施

#### （一）全面普及膳食营养和健康知识

加强对居民的食物与营养指导，提高全民营养意识，提倡健康生活方式，树立科学饮食理念。研究设立公众"营养日"。开展食物与营养知识进村（社区）入户活动，加强营养和健康教育。发布适宜不同人群特点的膳食指南，定期在商场、超市、车站、机场等人流集中地点进行发放。发挥主要媒体对食物与营养知识进行公益宣传的主渠道作用，增强营养知识传播的科学性。加大对食物与营养事业发展的投入，加强流通、餐饮服务等基础设施建设。

#### （二）加强食物生产与供给

全面落实"米袋子"省长负责制和"菜篮子"市长负责制，强化地方人民政府的食物安全责任的落实。加大对食用农产品生产的支持力度，保护农民发展生产的积极性。加大对食物加工、流通领域的扶持力度，鼓励主产区发展食物加工业，支持大中城市食品加工配送中心建设，发展共同配送、统一配送的新型路线。加强农业生态环境保护，有效治理面源污染。支持与周边国家开展互利共赢的农业生产和进出口合作。

#### （三）加大营养监测与干预

开展全国居民营养与基本健康监测工作，进行食物消费调查，定期发布中国居民食物消费与营养健康状况报告，引导居民改善食物与营养状况。加大财政投入，改善老少边穷地区的中小学校和幼儿园就餐环境。

#### （四）推进食物与营养法制化管理

抓紧进行食物与营养相关法律法规的研究工作，适时开展营养改善条例的立法工作。针对食物与营养的突出问题，依法规范食物生产经营活动，开展专项治理整顿，营造安全、诚信、公平的市场环境。创新食物与营养执法监督，提高行政监管效能。弘扬勤俭节约的传统美德，形成厉行节约、反对浪费的良好社会风尚。

#### （五）加快食物与营养科技创新

针对食物、营养和健康领域的重大需求，引导企业加大食物与营养科技投入，加强对食物与营养重点领域和关键环节的研究。加强对新食物资源开发和食物安全风险分析技术的研究，在科技创新中提高食物安全水平。加强食物安全监测预警技术研究，促进食物安全信息监测预警系统建设。深入研究食物、营养和健康的关系，及时修订居民膳食营养素参考摄入量标准。

#### （六）加强组织领导和咨询指导

由农业部、卫生计生委牵头，发展改革委、教育部、科技部、工业和信息化部、财政部、商务部、食品药品监管总局、林业局等部门参加，建立部际协调机制，做好本纲要实施工作。继续发挥国家食物与营养咨询委员会的议事咨询作用，及时向政府提供决策咨询意见。省级人民政府要根据本纲要确立的目标、任务和重点，结合本地区实际，制定当地食物与营养发展实施计划。

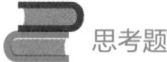 思考题

1. 简述食品营养与食品安全的含义。
2. 当今我国食品营养方面存在哪些问题？
3. 我国食品安全方面存在哪些问题？
4. 简述食品营养与食品安全之间的关系。
5. 举例说明你生活中遇到过哪些食品安全问题。

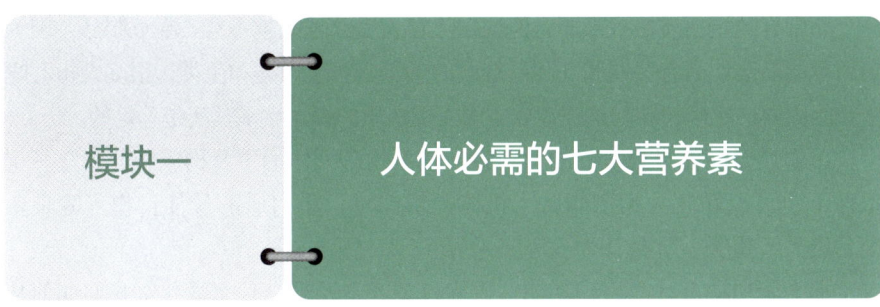

模块一　人体必需的七大营养素

营养素是指食物中能促进身体生长、发育、繁殖以及维持各种生理活动的物质。人体所必需的营养素主要有蛋白质、脂类、碳水化合物（糖类）、维生素、水和矿物质（无机盐）、膳食纤维七大类。

## 项目一　蛋白质

**学习目标**

1. 了解蛋白质的主要生理功能及缺乏症；
2. 了解蛋白质的营养价值并掌握如何进行合理评价；
3. 了解蛋白质在食品加工中的变化及如何预防；
4. 掌握蛋白质的推荐摄入量及食物来源。

**案例分析**　案例：我国居民蛋白质摄入量不足（2015年5月，来源：人民网）

中国人的饮食结构容易导致蛋白质摄入不足，尤其是消化功能减退的老年人、成长期的儿童和相对劳累辛苦的青年人更需要补充蛋白质。从我国目前多发病和常见的慢性病为主的疾病模式来看，我们的饮食习惯中还存在一些问题。比如以油加热为主，碳水化合物摄入更多，但蛋白质摄入量不足。在中国人的一日三餐之中，优质蛋白质的摄入来源主要在肉、蛋、乳、豆制品。中国人的乳类摄入习惯并不是很久，只是近100年大家才逐渐地接受乳制品。豆制品是中国人的一个非常好的蛋白质摄入来源,但现在年轻人反倒越来越不喜欢吃豆制品,因为食用豆制品会使人有一些胀气和不舒服的感觉。至于肉类和蛋类,很多人担心吃蛋长胆固醇,吃肉长胖。这样造成中国人蛋白质的摄入水平其实是不足的。

蛋白质是人体最为重要的营养素,它不仅是人体的主要构成成分,在一定条件下也可以转化为糖和脂肪为机体提供能量。蛋白质的最佳食物来源是鱼类、肉类、蛋类、乳类、大豆和坚果等。

那么蛋白质有什么生理功能?摄入过多或缺乏后有什么症状?我们如何从食物中补充每日需要的蛋白质?

—— 必备知识 ——

蛋白质是一切生命的物质基础,没有蛋白质就没有生命。蛋白质是人体极为重要的营养素之一。蛋白质由氨基酸组成,人体对蛋白质的需要实质上就是对氨基酸的需要,构成蛋白质的20多种氨基酸,组成了种类繁多、千差万别的蛋白质。

一、蛋白质的生理功能

1. 构造人的身体

蛋白质是一切生命的物质基础,是机体细胞的重要组成部分,人体的每个组织:毛发、皮肤、肌肉、骨骼、内脏、大脑、血液、神经、内分泌等都是由蛋白质组成,人体各组织器官无一不含蛋白质。据测算,成人体内约含蛋白质为16%~19%。所以说蛋白质对人的生长发育非常重要。

2. 更新和修补人体组织

成年后机体蛋白质含量稳定不变,总量维持动态平衡。机体内每天约有3%的蛋白质在更新,从而完成组织的修复更新。人体内各种组织细胞的蛋白质始终在不断更新。例如人血浆蛋白质的半衰期约为10天,肝中大部分蛋白质的半衰期为1~8天,还有一些蛋白质的半衰期很短,只有数秒。只有摄入足够的蛋白质才能维持组织的更新。在组织受到创伤时,则须供给更多的蛋白质作为修补机体组织的原料。为保证儿童的健康成长,对生长发育期的儿童、孕妇提供足够量优质的蛋白质尤为重要。

因此,膳食中必须提供足够质和量的蛋白质,才能维持组织、细胞的生长、更新和修复。

3. 构成酶、激素和抗体

人体的新陈代谢实际上是通过化学反应来实现的,在人体组织细胞进行化学反应的过程中,离不开酶的催化作用,如果没有酶,生命活动就无法进行,这些各具特殊功能的酶,均是由蛋白质构成。此外,一些调节生理功能的激素、胰岛素以及提高机体抵抗能力及保护机体免受致病微生物侵害的抗体,也是以蛋白质为主要原料构成的。

#### 4. 参与重要的生理功能

机体生命活动之所以能够有条不紊地进行，有赖于多种生命活性物质的调节，而蛋白质在体内参与各种生理调节过程。

（1）维持肌体正常的新陈代谢和各类物质在体内的输送。载体蛋白对维持人体的正常生命活动至关重要。可以在体内运载各种物质。比如血红蛋白——输送氧、脂蛋白——输送脂肪、细胞膜上的受体还有转运蛋白等。

（2）维持机体内渗透压的平衡及体液的酸碱平衡，清蛋白具有调节渗透压、维持体液平衡的作用。机体内组织细胞必须处于合适的酸碱度范围内，才能完成其正常的生理活动。机体的这种维持酸碱平衡的能力是通过肺、肾以及血液缓冲系统来实现的。蛋白质缓冲体系是血液缓冲系统的重要组成部分，因此说蛋白质在维持机体酸碱平衡方面起着十分重要的作用。

#### 5. 氧化供能

供给能量是蛋白质的次要功能。人体每日需要的能量主要来自于糖类及脂肪。当蛋白质的量超过人体的需要或者饮食中的糖类、脂肪供给不足时，蛋白质亦可作为热量的来源。当膳食中有足够的碳水化合物和脂肪时，可使蛋白质不用于产热，而用于建造和修补组织，使蛋白质用到更重要的地方。

### 二、蛋白质缺乏症

如果我们吃的蛋白质不够优质或者补充不够及时，就会出现很多症状，对机体产生危害作用，以婴幼儿更为明显。人体缺乏蛋白质的主要表现如下。

#### 1. 免疫力低下

当自己比身边的人更容易受到流感的传染时，这正是免疫力低下的表现。而免疫力低下很有可能是因为人体缺乏蛋白质。人体内的抗体是抵抗疾病的重要物质，而抗体就是一些特殊结构的蛋白质。当人因为膳食摄入不足而缺乏蛋白质，体内的抗体合成不足时，人体抵御疾病的能力就会大幅下降。

#### 2. 营养不良性水肿

水肿的原因是血液中的蛋白质有一个很重要的作用就是维持人体中的"胶体渗透压"，如果人缺乏蛋白质，渗透压失去平衡，大量的水就会进入细胞间隙，导致人体出现水肿的症状。所以，当人体出现蛋白质营养不良时，就会可能出现水肿的症状。

#### 3. 疲乏无力

许多人比其他人更容易疲乏，尤其是在人多、空气不流通、相对缺氧的情况下。这可能是因为这些人血液中的血红蛋白含量较低。人体血红蛋白主要是为人体各个组织器官运输氧，排出二氧化碳的载体。如果血红蛋白缺乏，则人体对氧气的获取能力则下降，身体得不到足够的氧，就会容易疲乏、犯困、精神不振。女性由于其特殊的生理机制，缺乏血红蛋白的可能性与程度较男性会更高。

#### 4. 骨质疏松

人体骨骼包括两部分，一部分是以钙、镁等矿物质为代表的无机物，它们主要维持人体骨骼的硬度；而另一部分则是以骨胶原蛋白为代表的有机物，它们主要维持人体骨骼的韧性。当人体缺乏蛋白质时，骨胶原蛋白合成不足，可能导致骨骼韧性下降，变得松脆易折。

5. 身体出现"肥胖纹"

皮肤中有胶原蛋白与弹性蛋白，能够增加皮肤的弹性。如果缺乏，皮肤就会变脆，在受到外力拉扯时就会被撕开而无法复原。许多胖人在小腿、腰臀部会有一些"肥胖纹"，其实是因为皮下脂肪过多，拉伸皮肤，而皮肤中缺乏胶原蛋白与弹性蛋白，导致皮肤拉伸后无法复原，就出现了"肥胖纹"。

6. 血管内胆固醇沉积

众所周知，如果在饮食中摄入了过多的胆固醇，会导致胆固醇在血管内沉积，从而引起一系列的心脑血管疾病。但其实，如果人体缺乏蛋白质，也会引起血管内的胆固醇沉积。这是因为胆固醇在人体血液中是需要一种载体蛋白来运输的，只有这种载体蛋白维持在正常水平，才能够保证胆固醇在血液中正常的流转。如果缺乏这种载体蛋白，胆固醇在血液中的运转速度就会大大变慢，甚至陷入停顿。而结果就是胆固醇在血管壁中沉积，最终形成血栓。

7. 儿童佝偻

如果儿童无法经常保持直立的姿势，有可能是他的肌肉中缺乏蛋白质。人体肌肉中的蛋白质为肌肉提供力量支持。如果缺乏，就会出现肌肉无力，表现在儿童身上就是"站不直"。

8. 糖尿病

糖尿病是一种代谢综合征，与许多营养素相关。蛋白质与人体中许多激素的合成有关，如果人体缺乏蛋白质，体内合成的胰岛素（一种多肽类激素）的量就会减少。胰岛素则是控制血糖上升的关键激素。所以，如果人体缺乏蛋白质，可能会导致人体患糖尿病风险提高。

9. 其他

其他情况如胃肠功能差、消化不良；低血压、贫血、手脚冰凉；头发枯黄、断裂、指甲易裂、易断、生倒刺；消瘦、儿童体形矮小，甚至智力障碍等。

如上所述，如果摄入蛋白质过少，会产生蛋白质缺乏症。但如果每天摄入蛋白质过多，会在体内转化成脂肪，造成脂肪堆积，同时血液的酸性会提高，这样就会消耗大量的钙质，储存在骨骼当中的钙质被消耗，使骨质变脆。同时会增加肾脏负担，也会造成蛋白质一系列中毒症，因此，一次大量摄入大量蛋白质对身体也是有害的。

### 三、蛋白质的营养价值及评价

1. 食物中蛋白质的含量

食物中蛋白质含量的多少是评价食物蛋白质营养价值的基础指标，食物中蛋白质含量=含氮量×6.25。评价食物蛋白质绝不能离开含量而单纯谈质量，如某些蛋白质含量太低的食物即使其蛋白质质量再高，也无法满足人体的需要。

2. 食物中蛋白质的质量

食物中蛋白质质量的高低是影响食物蛋白质营养价值的主要因素，它是人体利用蛋白质效率的指标，高质量的蛋白质所含必需氨基酸与人体的需要是相当的。动物性食物蛋白质营养价值一般高于植物性食品蛋白质。

3. 食物中蛋白质的消化率

蛋白质的消化率是指食物中的蛋白质能够被肠道消化吸收的程度，消化率越高，其营养价值也就越高。一般植物性蛋白质受到纤维质的包裹，难与消化酶接触，所以一般来说，植物性蛋白质消化率要低于动物性蛋白质。

4. 食物中蛋白质的互补作用

将两种或两种以上的食物互相搭配混合食用，可以使其中所含的相对不足的必需氨基酸通过取长补短来提高蛋白质的营养价值，更加接近人体所需的氨基酸模式，这是蛋白质的互补作用。例如，谷类蛋白质内赖氨酸含量不足、甲硫氨酸含量较高，而豆类恰好相反，混合搭配食用可以达到互补作用。

5. 食物中蛋白质的生物价

生物价是评价食物中蛋白质营养价值较常用的方法。常见食物中蛋白质生物价如表1-1所示。

表1-1　常见食物中蛋白质生物价

| 蛋白质 | 生物价 | 蛋白质 | 生物价 | 蛋白质 | 生物价 |
| --- | --- | --- | --- | --- | --- |
| 鸡蛋 | 94 | 鱼 | 83 | 小米 | 57 |
| 鸡蛋白 | 83 | 大米 | 77 | 玉米 | 60 |
| 鸡蛋黄 | 96 | 小麦 | 67 | 白菜 | 76 |
| 脱脂牛乳 | 85 | 大豆 | 57 | 红薯 | 72 |
| 牛肉 | 76 | 扁豆 | 72 | 马铃薯 | 67 |
| 猪肉 | 74 | 面粉 | 52 | 花生 | 59 |

6. 食物中蛋白质的净利用率

从食物蛋白质的消化和利用两个方面反映食物中蛋白质被利用的程度。蛋白质利用率=消化率×生物价。

7. 氨基酸评分

氨基酸评分是一种评定食物蛋白质营养价值的方法。这种方法既适用于单一食物蛋白质评定，也适用于混合食物蛋白质评定。鸡蛋或人乳的氨基酸组成及其相互比值，常用作评定食物蛋白质营养价值的参考。因为这两种蛋白质的评分接近100，利用率最高，营养价值最好。常见几种食物中蛋白质的氨基酸评分如表1-2所示。

表1-2 常见蛋白质的氨基酸评分

| 品种 | 氨基酸评分 | 品种 | 氨基酸评分 | 品种 | 氨基酸评分 |
| --- | --- | --- | --- | --- | --- |
| 人乳 | 100 | 芝麻 | 50 | 小米 | 63 |
| 全蛋 | 100 | 花生 | 65 | 大米 | 67 |
| 牛乳 | 95 | 棉籽 | 81 | 全麦 | 53 |
| 大豆 | 74 | 玉米 | 49 | | |

### 四、蛋白质在食品加工中营养价值的变化

在食品的加工过程中，蛋白质的功能性质和营养价值会发生一定的变化，这对食品的品质、安全性等会产生一定的影响。

1. 物理加工方法

（1）热处理下的变化　热处理是对蛋白质影响较大的处理方式，影响的程度取决于热处理的时间、温度、湿度等因素。

从营养学的观点看，适度的热加工，对保持食品蛋白质的营养价值是有益的，绝大多数蛋白质的营养价值得到提高。例如，加热可使蛋白质变性，提高其消化率；加热可破坏食品中某些毒性物质、酶抑制剂和抗生素，从而提高食品的营养价值；热烫或蒸煮可以使对食品保藏不利的酶失活，如脂酶、脂肪氧化酶、多酚氧化酶等，从而可以防止食品在储藏过程中发生变色、风味变差、维生素损失等现象。加热可以杀菌和钝化酶，可以对食品进行有效保藏。

但是，过度的热加工将使蛋白质发生某些不可逆的化学变化，会使蛋白质营养价值下降，甚至有些将形成有毒的氨基酸。例如，赖氨酸和胱氨酸受热后被破坏，在有还原糖存在时，氨基酸或蛋白质可发生美拉德反应。食品在煎炸和烧烤时，蛋白质经受200℃以上的高温，会产生部分分解和热解，其中某些产物是高度诱变的，对人体不利。

（2）低温处理下的变化　一般食品中的蛋白质在冷藏或冷冻条件下不会发生大的变化，但如经历冷冻、解冻的过程，蛋白质的质地及口感会发生一些变化。例如，当肉类食品经过冷冻、解冻后，肉类细胞及细胞膜被破坏，酶被释放出来。随着温度的升高，酶活性的增强，可导致蛋白质降解，形成不可逆的蛋白质变性，导致蛋白质的质地发生变化，持续性降低，但对蛋白质的营养价值影响很小。冷冻后，会影响肉类蛋白质的口感，同时肉类蛋白质营养价值也会降低。

（3）脱水处理下的变化　脱水处理是食品加工技术中的重要方式，脱水方法中的真空干燥、冷冻干燥、喷雾干燥等对蛋白质影响最小，而传统干燥方式会导致蛋白质的溶解性降低，食品的复水性降低，硬度增加，风味变劣，从而影响蛋白质的品质及营养价值。

2. 化学加工方法

（1）碱处理下的变化　在碱的存在下，蛋白质可以发生多种变化，蛋白质中的氨基酸容易发生构型的转化，营养价值降低。碱处理通常与热处理同时进

行，这对蛋白质的营养价值影响很大。

（2）氧化处理　氧化处理可使蛋白质发生氧化变化，氨基酸残基的氧化明显改变了蛋白质的结构与风味，降低蛋白质的营养价值，甚至可能形成对人体有毒有害的物质。因此，显著氧化了的蛋白质不宜食用。

3. 生物加工方法

生物加工方法主要是对蛋白质进行酶处理。酶处理蛋白质是改造蛋白质、实现蛋白质功能多样化、改善蛋白质功能性和拓宽其应用范围的一种有效方法。目前采用的方法有酶水解法和酶合成法，其中以酶水解法为主。酶水解法具有不破坏氨基酸和原料中有效成分、无副产物和有害物质产生、不污染环境等优点。

## 五、蛋白质的摄入量和食物来源

1. 蛋白质的推荐摄入量

为了保证机体健康，人体对蛋白质应有适宜的摄入量，保证机体蛋白质"够用而不过多"。一般来说，蛋白质供给能量应占总能量的10%~15%。2013年新修订的《中国居民膳食营养素参考摄入量（2013版）（DRIs）》中规定了不同性别的人群膳食蛋白质的摄入量，如表1-3所示。

表1-3　各类人群推荐的蛋白质摄入量（RNIs）

| 年龄 | 蛋白质摄入量（RNIs）/（g/d） | | 年龄 | 蛋白质摄入量（RNIs）/（g/d） | |
| --- | --- | --- | --- | --- | --- |
| | 男 | 女 | | 男 | 女 |
| 0岁~ | 9（AI） | 9（AI） | 10岁~ | 50 | 50 |
| 0.5岁~ | 20 | 20 | 11岁~ | 60 | 55 |
| 1岁~ | 25 | 25 | 14岁~ | 75 | 60 |
| 2岁~ | 25 | 25 | 18岁~ | 65 | 60 |
| 3岁~ | 30 | 30 | 50岁~ | 65 | 55 |
| 4岁~ | 30 | 30 | 65岁~ | 65 | 55 |
| 5岁~ | 30 | 30 | 80岁~ | 65 | 55 |
| 6岁~ | 35 | 35 | 孕妇（早） | — | +0 |
| 7岁~ | 40 | 40 | 孕妇（中） | — | +15 |
| 8岁~ | 40 | 40 | 孕妇（晚） | — | +30 |
| 9岁~ | 45 | 45 | 乳母 | — | +25 |

注：未制定参考值者用"—"表示；"+"表示在同龄人群参考值基础上额外增加量。

2. 蛋白质的食物来源

（1）动物性食物及其制品　肉、禽、蛋、鱼、乳等动物性食物及其制品中含有丰富的蛋白质，它们所含的必需氨基酸种类齐全、数量充足、比例适当，属于优质蛋白质，是人类膳食蛋白质的良好来源。

（2）植物性食物及其制品　植物性食物中的大豆不仅蛋白质含量高而且质量优，属于优质蛋白质。因此大豆及其制品也是人类食物蛋白质的良好来源。

其他植物性食物蛋白质（玉米蛋白质除外）均为半完全蛋白质，尽管有些坚果（如花生、核桃、杏仁）以及干豆类（大豆除外）中也含有较多的蛋白质，但因食用量不大，不能成为膳食蛋白质的主要来源。粮食作为我国人民的主食，食用量最大，因而粮食蛋白质也是我国人民膳食蛋白质的主要来源。

为了保证机体蛋白质的新陈代谢和氮平衡，膳食蛋白质中的优质蛋白质（来源于肉、禽、蛋、乳、大豆及其制品）与非优质蛋白质（来源于粮食和其他豆类）的适宜比例应为0.618∶0.382。优质蛋白的摄入量充足对生长发育中的儿童、青少年尤为重要。膳食中除了一定量的动物性食物，还应多安排一些豆类食物及其制品，作为人体蛋白质的来源。事实上，以植物性蛋白质（如大豆蛋白质）为主，以动物性蛋白质为辅，不仅能满足健康的需要，也有益于减少冠心病、高脂血等疾病的发病率。常见食物中的蛋白质含量如表1-4所示。

表1-4　常见食物中蛋白质的含量　　　　　　　　　　　　　　　　　　　　单位：g/100 g

| 食物名称 | 蛋白质含量 | 食物名称 | 蛋白质含量 | 食物名称 | 蛋白质含量 |
| --- | --- | --- | --- | --- | --- |
| 大豆类 | 35.0~50.0 | 牛肉 | 15.8~21.7 | 大米 | 7.0~8.0 |
| 其他干豆类 | 20.0~30.0 | 羊肉 | 14.3~18.7 | 面粉 | 9.9 |
| 坚果类 | 15.0~28.0 | 猪肉 | 13.3~18.5 | 薯类（鲜） | 1.0~2.3 |
| 鸡肉 | 21.5 | 兔肉 | 21.2 | 鲜豆类 | 1.5~13.6 |
| 鱼 | 15.0~21.0 | 鸡蛋 | 14.7 | 蔬菜 | 0.1~3.0 |
| 虾米 | 47.6 | 牛乳 | 3.3 | 水果 | 0.1~0.2 |

知识拓展

一、能量及其食物来源

　　1. 能量

能量指的是人体维持生命活动所需要的热量。

人体所需的能量来源于食物中的碳水化合物、脂肪和蛋白质三大产能营养素。在体内氧化实际产生的能量为：1 g碳水化合物≈16.7 kJ（4.0 kcal）；1 g脂肪≈37.6 kJ（9.0 kcal）；1 g蛋白质≈16.7 kJ（4.0 kcal）。一般情况下，细胞首先利用葡萄糖氧化产生的能量，缺乏葡萄糖时才利用脂肪，当两者都缺乏时，才由蛋白质供给能量。根据我国人民的膳食习惯，在摄入的总能量中碳水化合物提供的能量应占55%~65%，脂肪提供的能量应占20%~30%，蛋白质提供的能量应占10%~15%。年龄越小，蛋白质及脂肪供能占的比例相应增加。成人脂肪摄入量一般不宜超过总能量的30%。

2. 能量的食物来源

由于能量是由食物中所含的碳水化合物、脂肪和蛋白质三种物质提供，因此，凡是富含这三种营养素或任何一种或两种的成分的食物均可作为人体的能量来源。

（1）天然食物　谷类和薯类中以碳水化合物为主；动物性食物含有较多的脂肪和蛋白质；植物性食物中的油料作物中的子仁含有丰富的脂肪，大豆含有丰富的蛋白质。其中，粮谷类和薯类食物是人体获取能量的最经济来源。

（2）加工食品　根据食物中所含能量的高低，分为高能量食品和低能量食品。高能量食品富含脂肪、碳水化合物和蛋白质，且水分含量低，适合于野外作业、增肥、旅游以及一些消耗性疾病者等食用；低能量食品富含水分或膳食纤维，适合于肥胖、冠心病、高血压等患者食用。

### 二、氨基酸模式

1. 必需氨基酸

必需氨基酸指的是人体自身（或其他脊椎动物）不能合成或合成速度不能满足人体需要，必须从食物中摄取的氨基酸。对成人来讲必需氨基酸共有八种：赖氨酸、色氨酸、苯丙氨酸、甲硫氨酸、苏氨酸、异亮氨酸、亮氨酸、缬氨酸。对婴儿来说，组氨酸也是必需氨基酸。

2. 氨基酸模式

某种蛋白质中各种必需氨基酸的构成比例称为氨基酸模式。食物蛋白的氨基酸模式与人体蛋白越接近，越易被机体充分利用，其营养价值也相对越高。当食物中任何一种必需氨基酸缺乏或过量时，可造成体内氨基酸的不平衡，也会使其他氨基酸不能被利用，从而影响蛋白质的合成。因此，在饮食中提倡食物的多样化，将多种食物混合食用，使必需氨基酸互相补充，使其模式更接近人体的需要，以提高蛋白质的营养价值，这种现象称为"蛋白质的互补作用"。

一般讲，鱼肉乳蛋等动物蛋白质的氨基酸模式与人类接近，因此，营养价值也较高，被称为完全蛋白质。植物性蛋白质的氨基酸模式与人类相差较远，营养价值较低，谷类蛋白质缺少赖氨酸、色氨酸，影响了其营养价值，我们称之为限制氨基酸。将大豆与谷类混合食用时，两者有较好的互补作用，这也是改善蛋白质营养价值的较好方法，所以人们也把大豆定为优质蛋白质，为了达到互补作用应同时摄入大豆与谷类或间隔不超过5h。

### 三、膳食营养素参考摄入量

《中国居民膳食营养素参考摄入量2013版（DRIs）》增加到七项，包括：平均需要量（EAR）、推荐摄入量（RNI）、适宜摄入量（AI）、可耐受最高摄入量（UL）、宏量营养素可接受范围（AMDR）、预防非传染性慢性病的建议摄入量（PI）、特定建议值（SPL）。

### 1. 平均需要量（EAR）

EAR是指某一特定性别、年龄及生理状况的群体中所有个体对某种营养素需要量的参考值。按照EAR水平摄入营养素，根据某些指标判断可以满足这一群体中50%个体需要量的水平，但不能满足另外50%个体对该营养素的需要。

EAR是制定RNI的基础，由于某些营养素的研究尚缺乏足够的人体需要量资料，因此并非所有营养素都能制定出EAR。

### 2. 推荐摄入量（RNI）

RNI是指可以满足某一特定性别、年龄及生理状况群体中绝大多数个体（97%~98%）需要量的某种营养素摄入水平。长期摄入RNI水平，可以满足机体对该营养素的需要，维持组织中有适当的营养素储备和机体健康。RNI相当于传统意义上的RDA。RNI的主要用途是作为个体每日摄入该营养素的目标值。

### 3. 适宜摄入量（AI）

当某种营养素的个体需要量研究资料不足而不能计算出EAR，从而无法推算RNI时，可通过设定AI来提出这种营养素的摄入量目标。AI是通过观察或实验获得的健康群体某种营养素的摄入量。

### 4. 可耐受最高摄入量（UL）

UL是营养素或食物成分的每日摄入量的安全上限，是一个健康人群中几乎所有个体都不会产生毒副作用的最高摄入量。对一般群体来说，摄入量达到UL水平对几乎所有个体均不致损害健康，但并不表示达到此摄入水平对健康是有益的，因此，UL并不是一个建议的摄入水平。

### 5. 宏量营养素可接受范围（AMDR）

AMDR指脂肪、蛋白质和碳水化合物理想的摄入量范围，该范围可以提供人体对这些必需营养素的需要并且有利于降低慢性病的发生危险，常用占能量摄入量的百分比表示。此三种产能营养素属于人体必需营养素，它们三者的摄入比例还影响微量营养素的摄入状况；另一方面，当产能营养素摄入过量时又可能导致机体能量储存过多，增加非传染性慢性病的发生风险，因此提出AMDR以预防营养素缺乏，同时减少摄入过量而导致慢性病的风险。

### 6. 预防非传染性慢性病的建议摄入量，简称建议摄入量（PI）

膳食营养素摄入量过高或过低导致的慢性病的一般涉及肥胖、糖尿病、高血压、血脂异常、脑中风、心肌梗死以及某些癌症。PI是以非传染性慢性病的一级预防为目标提出的每日必需营养素摄入量。当非传染性慢性病的易感人群某些营养素的摄入量接近或达到PI时，可以降低他们发生非传染性慢性病的风险。

### 7. 特定建议值（SPL）

近几十年的研究证明了营养素以外的某些膳食成分多数属于植物化合物，具有改善人体生理功能、预防慢性疾病的生物学作用。《中国居民膳食营养素参考摄入量2013版（DRIs）》提出的特定建议值，是指某些疾病易感人群膳食中这些成分的摄入量达到或接近这个建议水平时，有利于维持人体健康。

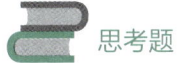思考题

1. 蛋白质主要有哪些生理功能?
2. 简述食物蛋白质的互补作用。
3. 蛋白质摄入过多或过少对身体有什么危害?
4. 食品加工过程中对蛋白质的营养价值都有哪些影响?
5. 简述蛋白质的食物来源。

## 项目二 脂类

**学习目标**

1. 了解脂类的主要生理功能;
2. 了解脂类的营养价值并掌握如何进行合理评价;
3. 了解脂类在食品加工中的变化及如何预防;
4. 掌握脂类的推荐摄入量及食物来源。

**案例分析** 案例:中国居民脂肪类饮食已超30% 大幅超过标准上限（2015年6月,来源:中国新闻网）

卫生计生委疾病预防控制局监察专员常继乐表示,中国居民的脂肪类饮食已经超过30%,我们在食物营养指南推荐的标准是25%~30%,现在很多居民的脂肪摄入量已经超过上限很多。监测显示,由于经济社会条件的改善,1995年以后出生的小孩,特别是城市中的小孩,肥胖和体重超标的发生率也明显升高。目前,中国在营养方面存在两种情况,营养不良和营养过剩。一方面营养不良问题没有完全解决,另一方面营养过剩又接踵而来。同时从对于肥胖的监测也发现,中国居民在谷类、蔬菜类的摄入方面相对欠缺,但在脂肪摄入方面明显增加。

那么脂肪有什么生理功能?过多或过少摄入对我们的健康有哪些影响和危害?我们如何正确地从食物中补充每日需要的脂肪?

---- 必备知识 ----

## 一、脂类的生理功能

### 1. 储存能量和供给能量

脂肪是人体主要储存能量的方式,机体摄入的糖、脂肪均可合成机体的脂肪在脂肪细胞内储存,人体的脂肪细胞可以储存大量脂肪。当摄入的能量超过消耗的能量时,能量以脂肪的形式储存在体内,人体就发胖;当能量摄入不足时,脂肪可以释放出能量来供机体消耗,从而使人消瘦。体内储存脂肪的含量是可变的,它随个体能量摄入和消耗情况而定。

脂肪是产生热量最高的一种能源物质,1g脂肪在体内可产生37.6 kJ(9kcal)热能,是蛋白质或碳水化合物的2.25倍。人类合理膳食的总能量应有20%~30%由脂肪供给。

### 2. 构成身体和细胞的重要成分

皮下脂肪、腹腔内和内脏周围均可储藏脂肪。一般,成年女性体脂占体重的20%~25%,成年男性体脂占体重的15%~20%。脂类中的类脂成分(如磷脂和胆固醇)是多种组织和细胞的组成成分,如细胞膜是由磷脂、糖脂和胆固醇等组成的类脂层;脑髓及神经组织含有磷脂和糖脂;一些固醇则是制造固醇类激素的必需物质。

### 3. 供给必需脂肪酸

脂肪中有几种不饱和脂肪酸在体内不能合成,必须从食物中获取,称为必需脂肪酸,主要有亚油酸、亚麻酸和花生四烯酸3种。必需脂肪酸是人体生命活动必不可少的物质,它是构成体内组织细胞的主要成分,能促进人体的生长发育,增强微血管壁的完整性,减少血小板的黏附性,防止血栓形成。与精子形成、前列腺素的合成有密切关系;有保护皮肤的作用,防止放射线照射引起的皮肤损害;与胆固醇的代谢有密切关系,有助于防止冠心病的发生。摄入足够的脂肪可保证人体必需脂肪酸的供给。

### 4. 促进脂溶性维生素的吸收

脂溶性维生素A、维生素D、维生素E、维生素K只有溶解在脂肪中才能被机体吸收利用,这时,脂肪就充当了脂溶性维生素的溶剂和载体,参与其吸收与利用过程。研究表明,生吃胡萝卜,胡萝卜素吸收较差,但经过加油炒制或凉拌后,其吸收率大为增加。脂肪长期摄入不足,会影响机体对脂溶性维生素的吸收,导致脂溶性维生素缺乏症。

### 5. 维持体温和保护器官

脂肪除了是体内的一种热能储备以及主要的供能物质之外,可对机体起隔热保温作用。脂肪是人体内脏器官的支持和保护层,它像软垫一样缓解机体的机械冲击,减少脏器之间的摩擦和振荡,起到保护内脏器官的作用。此外,脂肪对肌肉、关节等也具有一定的保护作用。

6. 增加饱腹感

由于脂肪在人体胃内停留时间较长，因此摄入含脂肪高的食物，可使人体有饱腹感，不易饥饿。例如，吃米饭、馒头容易饿，而吃油腻的食物不易饿，就是这个道理。

7. 改善食物的感官性状，增进食欲

脂肪可以增加摄入食物的烹饪效果，增加食物的香味和口感，使人感到可口，增进食欲。脂肪还能刺激消化液的分泌，但如果食入过多的脂肪，会使消化减慢，从而影响食欲，引起消化不良。

## 二、脂肪与健康

1. 脂肪摄入过多

（1）导致肥胖　脂肪是高能量营养素，摄入过多脂肪会引起肥胖，而肥胖又会导致一些慢性病的发生，例如，肥胖者的糖尿病患病率比正常体重者要高3~5倍。

（2）对心血管系统造成较严重的危害　过多摄入的脂肪将沉积在血管壁上，久而久之使血管弹性减弱、血管变窄甚至阻塞，导致高血压、冠心病，甚至梗死等疾病的发生。

（3）可能会导致癌症　脂肪细胞是产生雌激素的重要组织，脂肪摄入过多会使雌激素过剩，从而导致一系列相关疾病，例如乳腺癌、直肠癌等。

（4）可能导致免疫功能下降　高脂肪食品能削弱人体的免疫系统，脂肪摄入过多可能会导致免疫功能下降。

2. 脂肪摄入过少

（1）造成骨质疏松　由于体内缺乏脂肪，造成雌激素水平不足，影响钙与骨骼的结合，无法维持正常的骨密度。因此，容易出现骨质疏松、发生骨折。

（2）引起记忆衰退　大脑工作的主要动力来源是脂肪，它能刺激大脑，加速大脑处理信息的能力，增强短期与长期记忆。反之，如果人体内脂肪摄入量和存储量不足，机体营养缺乏，会使脑细胞受损严重，将直接影响记忆力。

（3）引起脱发　头发的主要成分是一种被称为鱼朊的蛋白质和锌、铁、铜等微量元素。如果体内脂肪和蛋白质均供应不足，头发就会频繁脱落、发生断发，发色变得枯黄、失去光泽，不易梳理。

此外，脂肪摄入过少，不能够很好的保护内脏器官、起到防震的作用；导致身体对脂溶性维生素的吸收效果不佳；体脂含量过少导致身体激素分泌不均匀，会抑制激素的分泌，影响第二性征的正常发育。

## 三、脂类的营养价值及评价

1. 脂肪的消化率

食物脂肪的消化率与其熔点有密切关系，含不饱和脂肪酸越多，熔点越低，越容易被消化。一般，植物脂肪比动物脂肪消化吸收好，植物油脂的消化率一般可达100%，动物油脂，如牛油、羊油，含饱和脂肪酸多，消化率较低，为80%～90%。

2. 必需脂肪酸的含量

必需脂肪酸的含量与组成是衡量食物油脂营养价值的重要方面。必需脂肪酸是指人体不能合成，必须从食物中摄取的脂肪酸。植物油中含有较多的必需脂肪酸，是人体必需脂肪酸——亚油酸的主要来源，其营养价值比动物油脂高。但椰子油例外，其亚油酸含量很低，且不饱和脂肪酸含量也少。动物的心、肝、肾及血中含有较多的亚油酸和花生四烯酸。

3. 脂溶性维生素含量

脂溶性维生素主要有维生素A、维生素D、维生素E、维生素K，植物油脂中含有丰富的维生素E，特别以谷类种子的胚油中的含量最为突出。动物储存脂肪中几乎不含维生素，而肝脏中的脂肪含维生素A、维生素D丰富，一些海产品特别是鱼类肝脏脂肪中的维生素A含量很高。乳和蛋的脂肪中也含有较多的维生素A、维生素D。

4. 油脂的稳定性

耐储藏、稳定性高的油脂不易发生酸败。影响油脂稳定性的因素很多，主要与油脂本身所含的脂肪酸、天然抗氧化剂以及油脂的储存条件和加工方法等有关。植物油脂中含有丰富的维生素E，它是天然抗氧化剂，使油脂不易氧化变质，有助于提高植物油脂的稳定性。

## 四、脂类在食品加工中营养价值的变化

1. 脂肪在精炼过程中的变化

从动、植物原料抽提出粗脂肪的过程，称为精炼，精炼的目的是去除使脂肪呈现明显的颜色或气味的低浓度物质，主要是维生素E和$\beta$-胡萝卜素的损失。

2. 油脂的酸败

油脂在加工和储藏过程中，易发生酸败。油脂酸败后，不仅气味、口感不好，且其中的必需脂肪酸和维生素因受到破坏而降低了油脂的营养价值。此外，酸败后的分解产物对人体健康有危害作用。

3. 脂类在高温、油炸时的氧化作用

脂类氧化后都将降低必需脂肪酸的含量，还可破坏其他脂类营养素如胡萝卜素、维生素等，脂类氧化所产生的过氧化物和其他氧化物还可进一步与食品中的其他营养素如蛋白质等相互作用，降低蛋白质等的利用率。另外，一般要控制油脂加热温度，以不超过150℃为宜。油脂不要反复高温加热，油脂加热到160～180℃以上的温度时，其中的不饱和脂肪酸经加热而产生各种聚合物，具有毒性。

## 五、脂类的摄入量和食物来源

1. 脂类的摄入量

在人类合理膳食中，人体所需热量的20%～30%应由脂肪供给。其中成年

人所需热量的20%~25%由脂肪提供，儿童青少年所需热量的25%~30%由脂肪提供。其中必需脂肪酸占总提供热量的2%，饱和脂肪酸（SFA）、单不饱和脂肪酸（MFA）和多不饱和脂肪酸（PUFA）之间的比例以1∶1∶1为宜。

依据《中国居民膳食营养素参考摄入量（2013版）（DRIs）》，中国居民膳食脂肪参考摄入量如表1-5所示；中国居民膳食宏量营养素的可接受范围如表1-6所示。

表1-5　中国居民膳食脂肪参考摄入量

| 人群 | 亚油酸/E% | α-亚麻酸/E% | EPA+DHA/（g/d） | 人群 | 亚油酸/E% | α-亚麻酸/E% | EPA+DHA/（g/d） |
| --- | --- | --- | --- | --- | --- | --- | --- |
|  | AI | AI | AI |  | AI | AI | AI |
| 0岁~ | 7.3（150mg①） | 0.87 | 0.1② | 50岁~ | 4.0 | 0.60 | — |
| 0.5岁~ | 6.0 | 0.66 | 0.1② | 65岁~ | 4.0 | 0.60 | — |
| 1岁~ | 4.0 | 0.60 | 0.1② | 80岁~ | 4.0 | 0.60 | — |
| 4岁~ | 4.0 | 0.60 | — | 孕妇（早） | 4.0 | 0.60 | 0.25（0.2②） |
| 7岁~ | 4.0 | 0.60 | — | 孕妇（中） | 4.0 | 0.60 | 0.25（0.2②） |
| 11岁~ | 4.0 | 0.60 | — | 孕妇（晚） | 4.0 | 0.60 | 0.25（0.2②） |
| 14岁~ | 4.0 | 0.60 | — | 乳母 | 4.0 | 0.60 | 0.25（0.2②） |
| 18岁~ | 4.0 | 0.60 | — |  |  |  |  |

注：①为花生四烯酸；②为DHA；未制定参考值者用"—"表示；E%为占能量的百分比。

表1-6　中国居民膳食宏量营养素的可接受范围（脂类）

| 人群 | 总脂肪/E% | 饱和脂肪酸/E% | n-6多不饱和脂肪酸/E% | n-3多不饱和脂肪酸/E% | EPA+DHA/（g/d） |
| --- | --- | --- | --- | --- | --- |
| 0岁~ | 48（AI） | — | — | — | — |
| 0.5岁~ | 40（AI） | — | — | — | — |
| 1岁~ | 35（AI） | — | — | — | — |
| 4岁~ | 20~30 | <8 | — | — | — |
| 7岁~ | 20~30 | <8 | — | — | — |
| 11岁~ | 20~30 | <8 | — | — | — |
| 14岁~ | 20~30 | <8 | — | — | — |
| 18岁~ | 20~30 | <10 | 2.5~9 | 0.5~2.0 | 0.25~2.0 |
| 50岁~ | 20~30 | <10 | 2.5~9 | 0.5~2.0 | 0.25~2.0 |
| 65岁~ | 20~30 | <10 | 2.5~9 | 0.5~2.0 | — |
| 80岁~ | 20~30 | <10 | 2.5~9 | 0.5~2.0 | — |

续表

| 人群 | 总脂肪/E% | 饱和脂肪酸/E% | n-6多不饱和脂肪酸/E% | n-3多不饱和脂肪酸/E% | EPA+DHA/(g/d) |
|---|---|---|---|---|---|
| 孕妇（早） | 20~30 | <10 | 2.5~9 | 0.5~2.0 | — |
| 孕妇（中） | 20~30 | <10 | 2.5~9 | 0.5~2.0 | — |
| 孕妇（晚） | 20~30 | <10 | 2.5~9 | 0.5~2.0 | — |
| 乳母 | 20~30 | <10 | 2.5~9 | 0.5~2.0 | — |

注：未制定参考值者用"—"表示；E%为占能量的百分比。

2. 脂类的食物来源

（1）脂肪的食物来源　除食用油脂含约100%的脂肪外，含脂肪丰富的食品主要有动物性食物和坚果类。动物性食物以畜肉类含脂肪最丰富，且多为饱和脂肪酸，鱼类脂肪含量较低且其脂肪含不饱和脂肪酸多，所以老年人宜多吃鱼少吃肉。蛋类以蛋黄含脂肪量高，组成以单不饱和脂肪酸为多，动物脂肪中含维生素A、维生素D、维生素K较多，也是人体中不可缺少的物质。植物性食物中以坚果类（如花生、核桃、瓜子、榛子、葵花籽等）的脂肪含量较高，不过其脂肪组成多以亚油酸为主，所以是多不饱和脂肪酸的重要来源。

植物性食物以油料作物如大豆、花生、油菜籽、葵花籽、核桃仁等含油量丰富，且以含不饱和脂肪酸为主。植物油的熔点低，消化率高，不饱和脂肪酸多，胆固醇少，富含维生素E，故植物油比动物脂肪营养价值高。常见食物中脂肪含量如表1-7所示。

表1-7　常见食物中脂肪的含量　　　　　　　　　　　　　　　　单位：（g/100 g）

| 食物名称 | 含量 | 食物名称 | 含量 | 食物名称 | 含量 |
|---|---|---|---|---|---|
| 植物油 | 100.0 | 猪尾 | 77.1 | 全脂乳粉 | 30.6 |
| 猪油 | 99.0 | 动脑 | 8.0~12.0 | 脱脂乳粉 | 1.0 |
| 猪肉（肥瘦） | 59.8 | 鸡肉 | 2.5 | 牛乳 | 4.0 |
| 羊肉（肥瘦） | 28.8 | 兔肉 | 0.4 | 巧克力 | 27.0~39.0 |
| 牛肉（肥瘦） | 10.2 | 蛋黄 | 30.0 | 粮食类 | 0.1~5.0 |
| 猪蹄 | 26.3 | 鸡蛋 | 11.6 | 油饼 | 10.4 |
| 猪皮 | 22.7 | 鱼类 | 0.1~9.0 | 大豆 | 12.0~20.0 |
| 猪肝（肾、心） | 4.0~6.3 | 奶油 | 20.0 | 花生、瓜子 | 48.0~55.0 |
| 猪头 | 41.3 | 黄油 | 82.5 | 蔬菜、水果 | 0.0~1.0 |

（2）磷脂和胆固醇的食物来源　人体除自身能合成磷脂外，每天从食物中也可以得到一定量的磷脂，含磷脂丰富的食物有蛋黄、瘦肉、动物内脏，尤其以蛋黄含卵磷脂最多，达9.4%。除动物性食物外，植物性食物以大豆的磷

脂含量最为丰富，磷脂含量可达1.5%～3%，其他植物种子如向日葵籽、亚麻籽、芝麻等也有一定的磷脂含量。大豆磷脂在保护细胞膜、延缓衰老、降血脂、防治脂肪肝等方面具有良好效果。

胆固醇主要存在于动物性食物中，以动物内脏尤其是脑中含量高，蛋类、鱼子和蟹子中的含量也高，其次为蛤贝类，鱼类和乳类含量较低。

### 知识拓展

#### 反式脂肪酸

反式脂肪酸又名反式脂肪，被誉为"餐桌上的定时炸弹"，主要来源是部分氢化处理的植物油。部分氢化油具有耐高温、不易变质、存放持久等优点，在蛋糕、饼干、速冻比萨饼、薯条、爆米花等食品中的使用比较普遍。过多摄入反式脂肪酸可使血液胆固醇增高，从而增加心血管疾病发生的风险。

2015年6月16日，美国食品与药物管理局宣布，将在3年内完全禁止在食品中使用人造反式脂肪，以降低心脏疾病发病率。

1. 反式脂肪酸对身体健康的影响

（1）降低记忆力。研究认为，青壮年时期饮食习惯不好的人，老年时患老年痴呆症的比例更大。反式脂肪酸对可以促进人类记忆力的一种胆固醇具有抵制作用。

（2）容易发胖。反式脂肪酸不容易被人体消化，容易在腹部积累，导致肥胖。喜欢吃薯条等零食的人应提高警惕，油炸食品中的反式脂肪酸会造成明显的脂肪堆积。

（3）易引发冠心病。根据法国国家健康与医学研究所的一项最新研究成果表明，反式脂肪酸能使有效防止心脏病及其他心血管疾病的胆固醇的含量下降。

（4）容易形成血栓。反式脂肪酸会增加人体血液的黏稠度和凝聚力，容易导致血栓的形成，对于血管壁脆弱的老年人来说，危害尤为严重。

（5）怀孕期或哺乳期的妇女，过多摄入含有反式脂肪酸的食物会影响胎儿的健康。经研究发现，胎儿或婴儿会通过胎盘或乳汁被动摄入反式脂肪酸，他们比成人更容易患上必需脂肪酸缺乏症，影响生长发育。

（6）影响男性生育能力。反式脂肪酸会减少男性激素的分泌，对精子的活跃性产生负面影响，中断精子在身体内的反应过程。

（7）影响生长发育期的青少年对必需脂肪酸的吸收。反式脂肪酸还会对青少年中枢神经系统的生长发育造成不良影响。

2. 膳食中反式脂肪酸的主要来源

（1）存在于天然油脂中，牛羊的乳与肉中含有部分天然反式脂肪酸，这些和氢化植物油中的反式脂肪酸化学结构并不一致，对于健康的影响是否与"人造反式脂肪酸"相同，还缺乏足够的科研证据，不必过于恐慌。

（2）来源于植物油的加工过程，氢化植物油含有较多的反式脂肪酸，其含量平均可达到20%左右。人造奶油、起酥油、煎炸油等食品专用油脂产品如果以没有完全氢化的氢化油作为配料，其中就可含有一定数量的反式脂肪酸。此外，在油脂深度精炼过程中也会产生反式脂肪酸，其含量一般为总脂肪酸的1%~5%。

（3）不当的高温烹调、煎炸等烹调过程中都会产生一定量的反式脂肪酸。加热的时间越长，重复利用的次数越多，反式脂肪酸产生得就越多。所以，很多早点摊、餐馆、厨房都是产生反式脂肪酸的地方。

3. 如何远离反式脂肪酸

目前市面上很多加工食品中都可能含有反式脂肪酸，我们只有学会判断食品中是否添加有反式脂肪酸，才能有效减少反式脂肪酸的摄入量。

首先，看食物的配料表。其中是否含有代可可脂、植物奶油、植物黄油、人造黄油、植物氢化油、氧化脂肪、氢化棕榈油、起酥油、人造奶油、植脂末、植物酥性油等，都表示可能含有反式脂肪酸。

其次，看烹调方式。例如：炸鸡块、炸臭豆腐等一些经过高温油炸的食物或使用反复使用过的食用油制作食物，其中都会含有一定量的反式脂肪酸。

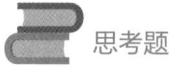 思考题

1. 脂类主要有哪些生理功能？
2. 脂肪摄入过多或过少对身体有什么危害？
3. 食品加工过程中对脂类的营养价值都有哪些影响？
4. 简述脂类的食物来源。
5. 什么是必需脂肪酸，有哪些？

# 项目三　碳水化合物

**学习目标**

1. 了解碳水化合物的主要生理功能；
2. 了解碳水化合物的营养价值并掌握如何进行合理评价；
3. 了解碳水化合物在食品加工中的变化及如何预防；
4. 掌握碳水化合物的推荐摄入量及食物来源。

**案例分析**　案例：拒绝碳水化合物，不是减肥好方法（2014年12月，来源：人民网）

近日，英国媒体报道：曾经重达203kg的女厨师，经过坚持一年不吃碳水化合物，成功减肥114kg，现在体重降到88kg。新闻受到了人们的广泛关注，碳水化合物究竟是什么？它对人体有哪些功能？不吃碳水化合物，这种减肥方式合理吗？

碳水化合物是为人体提供热能的三种主要的营养素中最廉价的营养素，其余两个为蛋白质和脂肪。食物中的碳水化合物分成两类：人可以吸收利用的有效碳水化合物如单糖、双糖、多糖和人不能消化的无效碳水化合物如人体必需的物质——纤维素。碳水化合物又分成两种，复合碳水化合物（谷物、豆类、蔬菜中的淀粉质）与简单碳水化合物（水果、牛乳、加工糖），人们的饮食应包括这两种碳水化合物。

碳水化合物对人体有储存和提供能量、构成细胞和组织、节约蛋白质、抗生酮的作用。人体每天需要的能量由营养素、碳水化合物、脂肪、蛋白质提供。其中，碳水化合物提供的能量占55%~65%。

我们每天必须摄入适量的蛋白质和碳水化合物，不能一味为了减肥而忽略身体的正常需要。不吃或摄入极低的碳水化合物，营养不均衡，长期下去会对人体有多方面的健康损害：蛋白质的过度分解，营养不良，水肿；脂肪的过度分解，酮体增高，酮症中毒，呼气有烂苹果味；电解质紊乱；疲乏、困倦等。

主食中富含碳水化合物，是每天不可或缺的。虽然蔬菜、乳类和糖类也可以提供人体所需的碳水化合物，但不能取代主食所提供的碳水化合物。建议正常成人每天至少要摄入100g碳水化合物。

对于糖尿病患者和减肥人士，要降低碳水化合物的摄入量，供能比为50%~60%，选择主食时要粗细结合，用部分粗粮、豆类、薯类来替换精白米面，多吃蔬菜，提高饱腹感。同时还要结合运动，才能有效安全地达到减肥效果。

---- 必备知识 ----

碳水化合物又称糖类，主要由C、H、O三种元素组成，是三大热能营养素之一。

## 一、碳水化合物的生理功能

### 1. 提供能量

碳水化合物是人类获取能量的最经济和最主要的来源。每克碳水化合物可提供 16.7kJ(4kcal)的能量。维持人体健康所需要的能量中，55%~65%由碳水化合物提供。碳水化合物在体内消化后主要以葡萄糖的形式被吸收，并迅速氧化给机体提供能量，氧化的最终产物为二氧化碳和水，多余的葡萄糖以糖原的形式储藏在肌肉和肝脏中备用。一旦机体需要，肝脏中的糖原即分解为葡萄糖以供使用。碳水化合物在体内释放能量较快，供能也快，是神经系统和心肌的主要能源，也是肌肉活动时的主要燃料，对维持神经系统和心脏的正常功能，增强身体耐力，提高工作效率都有重要意义。

### 2. 构成组织及重要生命物质

碳水化合物是构成机体组织的重要物质，并参与细胞的组成和多种活动。每个细胞都有碳水化合物，其含量约为2%~10%，主要以糖脂、糖蛋白和蛋白多糖的形式存在。糖脂是细胞膜和神经组织的结构成分之一，糖蛋白是细胞膜的组成成分之一，软骨、骨骼、玻璃体中均有糖蛋白参与构成，另外一些具有重要生理功能的物质，如抗体、酶和激素的组成成分，也需碳水化合物参与。

### 3. 维持神经系统的功能

葡萄糖是维持大脑正常功能的必需成分，糖类是神经系统唯一的能量来源，因此糖是神经系统赖以维持和保持正常活动的主要元素，即神经系统的正常功能需要一定浓度的血糖作为保证。脑对低血糖反应十分敏感，轻者发生晕厥，重者发生低血糖性休克。当血糖浓度下降时，脑组织可因缺乏能量而发生功能性障碍，如人体出现头晕、心悸、出冷汗、饥饿感、反应迟钝、注意力不集中等状况。

### 4. 节约蛋白质作用

机体需要的能量，主要由碳水化合物提供，当膳食中碳水化合物供应不足时，机体为了满足自身对葡萄糖的需要，则动用蛋白质来产生葡萄糖，供给能量；而当摄入足够量的碳水化合物时则能预防体内蛋白质消耗，不需要动用蛋白质来供能，即碳水化合物具有节约蛋白质作用。

### 5. 抗生酮作用

脂肪在体内的代谢需要碳水化合物的协助，如果碳水化合物的供应不足，机体会动用脂肪来供能，但脂肪氧化分解不完全会产生过多酸性酮体，酮体是一类酸性物质的总称，它们在机体内过多蓄积会造成机体酸中毒，导致机体一系列代谢功能紊乱，以致产生酮血症和酮尿症。人体摄入充足的碳水化合物可以防止上述现象的发生，这即是碳水化合物的抗生酮作用。

6. 保护肝脏解毒作用

当肝糖原储备较为充足时，肝脏对某些化学毒物（如四氯化碳、酒精等）有较强的解毒作用，丰富的肝糖原在一定程度上还可以保护肝脏免受有害因素（如化学毒物和肝炎病毒等）的损坏，起到保护肝脏的作用。

7. 增强肠道功能

非淀粉多糖类如纤维素、果胶、抗性淀粉、功能性低聚糖等抗消化的碳水化合物，虽不能在小肠消化吸收，但可刺激肠道蠕动，增加食物在结肠内的发酵，发酵产生的短链脂肪酸和肠道增殖菌群，有助于人体正常消化和增加排便量。

8. 增加胃的充盈感

摄入碳水化合物丰富的食物，容易增加胃和腹的充盈感。

## 二、碳水化合物与健康

膳食中缺乏碳水化合物将导致全身无力，血糖降低，产生头晕、心悸、脑功能障碍等，严重者会导致低血糖昏迷。膳食中碳水化合物过少，可造成膳食蛋白质浪费，组织蛋白质和脂肪分解增强以及阳离子的丢失等。

膳食中碳水化合物比例过高，势必引起蛋白质和脂肪的摄入减少，也会对机体造成不良后果。当膳食中碳水化合物过多时，就会转化成脂肪储存于身体内，使人过于肥胖而引发各类疾病如高脂血症、糖尿病等。

## 三、碳水化合物的营养价值及评价

1. 食物血糖生成指数

食物血糖生成指数（GI）被用来衡量食物中碳水化合物对血糖浓度的影响。高GI的食物，进入胃肠后消化快、胃肠吸收率高，葡萄糖释放快，葡萄糖进入血液后峰值高，也就是血糖升的高；低GI食物，在胃肠中停留时间长，胃肠吸收率低，葡萄糖释放缓慢，葡萄糖进入血液后的峰值低、血糖值下降速度也慢，简单说就是血糖比较低。因此，用食物血糖生成指数，合理安排膳食，调节和控制血糖生成指数对于人体血糖大有好处。一般来说只要一半的食物从高血糖生成指数替换成低血糖生成指数，就能获得显著改善血糖的效果。

当血糖生成指数在55以下时，可认为该食物为低GI食物；当血糖生成指数在55~75之间时，该食物为中等GI食物；当血糖生成指数在75以上时，该食物为高GI食物。常见食物血糖生成指数如表1-8所示。

表1-8　常见食物血糖生成指数

| 食物名称 | GI | 食物名称 | GI | 食物名称 | GI |
| --- | --- | --- | --- | --- | --- |
| 葡萄糖 | 100 | 葡萄 | 43.0 | 白面包 | 87.9 |
| 蔗糖 | 65.0 | 葡萄干 | 64.0 | 馒头+芹菜炒鸡蛋 | 48.6 |

续表

| 食物名称 | GI | 食物名称 | GI | 食物名称 | GI |
|---|---|---|---|---|---|
| 麦芽糖 | 105.0 | 猕猴桃 | 52.0 | 馒头+酱牛肉 | 49.4 |
| 果糖 | 23.0 | 香蕉 | 52.0 | 饺子（三鲜） | 28.0 |
| 蜂蜜 | 73.0 | 西瓜 | 72.0 | 牛肉面 | 88.6 |
| 马铃薯 | 85.0 | 全脂牛乳 | 27.0 | 米饭+鱼 | 37.0 |
| 胡萝卜 | 71.0 | 脱脂牛乳 | 32.0 | 米饭+蒜苗+鸡蛋 | 68.0 |
| 苹果 | 36.0 | 酸乳（加糖） | 48.0 | 猪肉炖粉条 | 16.7 |
| 梨 | 36.0 | 大米饭 | 83.2 | 番茄汤 | 38.0 |
| 花生 | 14.0 | 小米粥 | 60.5 | 黑五类粉 | 57.9 |

2. 食物血糖负荷（GL）

当我们知道了GI的以上知识后，很多人能想到一个问题，那些高GI的食物我们是不是就一定不能食用了呢？例如，西瓜的GI值为72，可以归入高GI值一类。但是我们知道西瓜是一种健康食品。有研究证明，适量地食用西瓜，不会引起血糖的明显升高。这就说明了GI高不一定引起血糖升高，还要看食物中糖的含量。因此，提出了食物血糖负荷（GL）的概念。GL将碳水化合物的数量和质量结合起来，表示一定质量（重量）的食物对人体血糖影响程度的大小。在查出一种食物的GI之后，可以根据营养成分表或者食物成分表的数据得到食物中的碳水化合物含量，然后代入公式"GL=GI×碳水化合物含量/100"进行计算。GL值越低的食物或膳食，它的碳水化合物营养价值越高。因此GL比GI更能全面评价食物引起血糖升高的能力。GL与GI值结合使用，可反映特定食品的一般食用量中所含可利用碳水化合物的数量，因此更接近实际饮食情况。当GL大于或等于20时为高GL，当GL在10~20时为中GL，当GL小于或等于10时为低GL。

现在仍以上文的西瓜为例。我们知道西瓜的GI值较高，现在算一下它的GL值，看看情况如何。假如我们要吃一块3两的西瓜，查食物成分表可知西瓜的碳水化合物含量为每100g（2两）中含5.5g，150g（3两）西瓜中所含的可利用碳水化合物为5.5×150/100=8.25，GI值为72。西瓜的GL值计算如下：8.25×72/100=5.94，约等于6。这样一来，我们就知道了一次吃150g的西瓜对血糖的影响并不大。

四、碳水化合物在食品加工中营养价值的变化

1. 淀粉水解

蔗糖在中性和酸性溶液中发生水解反应，生成等量的葡萄糖和果糖，在制糖工业上用来生产转化糖。淀粉与无机酸共热或在淀粉酶的作用下，可以彻底水解为葡萄糖。在工业上可用来生产淀粉糖浆，如再用异构化酶将部分葡萄糖转化为果糖，则可制得高甜度的果葡糖浆。

## 2. 淀粉的糊化和老化

淀粉不溶于冷水，但在适宜的温度下，淀粉在水中会溶解、胀润、分裂并形成均匀的糊状溶液，这种变化称为淀粉的糊化。淀粉糊化所需要的温度，因淀粉的种类不同而异，一般在60~80℃。

淀粉糊化后，在室温或低于室温的环境下，可逐渐发生凝结而沉淀，这种现象就是淀粉的老化。老化的淀粉不能被酶水解，不易消化。在食品加工中要防止淀粉发生老化。

## 3. 焦糖化作用

碳水化合物在不含氨基化合物时加热到其熔点以上（高于135℃），生成焦糖等褐色物质，失去其营养价值。但是，焦糖化作用在食品加工中如果控制适当，可使食品具有诱人的色泽与风味。

## 4. 美拉德反应

美拉德反应又称羰氨反应，它是碳水化合物在加热或长期储存时，发生的褐变反应，与酶无关，又称非酶褐变。生成的褐色聚合物在消化道中不能水解，且无营养价值，又可降低蛋白质的营养价值，影响食品的色泽和风味。

美拉德反应如果控制适当，在食品加工中可以使某些产品如焙烤食品获得良好的色香味。

## 五、碳水化合物的摄入量和食物来源

### 1. 碳水化合物的摄入量

碳水化合物是人类最容易获得的能量来源。在合理的膳食分配中，碳水化合物在膳食总能量中所占比例应为50%~65%。

依据《中国居民膳食营养素参考摄入量（2013版）（DRIs）》，中国居民膳食碳水化合物参考摄入量如表1-9所示。

表1-9 中国居民膳食碳水化合物参考摄入量

| 人群 | 总碳水化合物/(g/d) EAR | 人群 | 总碳水化合物/(g/d) EAR |
| --- | --- | --- | --- |
| 0岁~ | 65(AI) | 50岁~ | 120 |
| 0.5岁~ | 80(AI) | 65岁~ | — |
| 1岁~ | 120 | 80岁~ | — |
| 4岁~ | 120 | 孕妇（早） | 130 |
| 7岁~ | 120 | 孕妇（中） | 130 |
| 11岁~ | 150 | 孕妇（晚） | 130 |
| 14岁~ | 150 | 乳母 | 160 |
| 18岁~ | 120 | | |

注：未制定参考值者用"—"表示。

## 2. 碳水化合物的食物来源

碳水化合物的食物来源比较丰富，主要来源于植物性食物，如粮食类、根茎类、豆类及其制品，粮谷类中一般碳水化合物的含量占60%~80%，薯类中碳水化合物的含量占15%~29%，豆类中碳水化合物的含量占40%~60%。常见食物中碳水化合物的含量如表1-10所示。

表1-10　常见食物中碳水化合物的含量

| 食物名称 | 含量 | 食物名称 | 含量 | 食物名称 | 含量 |
| --- | --- | --- | --- | --- | --- |
| 大米 | 74.0%~76.0% | 鲜马铃薯 | 16.6% | 其他干豆类 | 47.0%~61.0% |
| 标准面粉 | 74.6% | 煮面条 | 26.3%~27.8% | 新鲜水果 | 8.0%~23.0% |
| 玉米、小米 | 72.2%~72.6% | 鲜黄玉米 | 40.2% | 干果类 | 55.0%~79.0% |
| 荞麦粉 | 72.8% | 米饭 | 25.6%~27.2% | 新鲜蔬菜 | 1.4%~10.0% |
| 藕粉 | 87.5% | 馒头 | 47.5%~48.4% | 肉类、鱼类 | 0~2.0% |
| 鲜红薯 | 29.5% | 大豆类、花生 | 12.0%~19.0% | 鸡蛋 | 1.6% |

▣ 知识拓展 ▣

**碳水化合物常用术语**

1. 总碳水化合物

食物中总碳水化合物虽然是一个简单、明确的概念，但是总碳水化合物"量"的确定却一直比较混乱。在食物成分表中，食物总碳水化合物的测定有两种方法，一个是减法而另一个是直接测定法。减法是由食物总质量减去食物中蛋白质、脂肪、灰分和水分的含量，剩余部分称为食物总碳水化合物。在19世纪中期（1860年），由于缺乏食物分析技术，食物中碳水化合物的含量是通过减法计算而来，而且一直沿用至今。减法得到"总碳水化合物"常包括非碳水化合物成分如木质素、有机酸、鞣酸及某些未知化合物等。另外，这个结果也包括了所有检验方法的误差，因而得到的数字常常偏高。另一方面，用"总碳水化合物"表达食物的营养信息，难以确切的反应各种碳水化合物的类型和生理性质之间的不同，也使得碳水化合物的数据单薄而缺乏食物营养学的丰富性。

2. 糖

"糖"常被用来描述单糖和双糖。也可以说常用来表示的是纯蔗糖或精制糖。糖都具有甜味，用糖来表示单糖和双糖是一个简练、易于理解和接受的概念。

3. 复合（杂）碳水化合物

复合碳水化合物是指可消化的多糖如淀粉，包括淀粉和非淀粉多糖。这个概念在以后的发展中，实际上成为鼓励居民消费多种食物包括水果、蔬菜和全谷类在内的健康食物的用语，而有些地方仍仅为淀粉的代名词。作为分类学的术语，"复合碳水化合物"不但不够确切，也仍不能分辨"易消化淀粉（迅速吸收、有较高血糖值的淀粉）"和"抗消化淀粉"之间的不同。

4. 外源性和内源性的糖

内源性的糖定义为在植物细胞壁里的糖，如天然的糖，而外源性的糖则是加到食物中的糖。但是食物分析中无法区分哪些糖是食物本身的，而哪些糖是加入的。特别是在婴儿配方乳粉中，乳糖也是"外源性的糖"，而乳糖并非不健康的糖。此定义显然缺乏足够的严谨性和科学性，这也是其没有被广泛地接受原因之一。

5. 膳食纤维

膳食纤维包括非淀粉类多糖和木质素。作为一个营养学概念，膳食纤维指一类抗消化的碳水化合物，如非淀粉多糖、抗性淀粉、抗性低聚糖和木质素等。

6. 淀粉、抗性淀粉和改性淀粉

淀粉是谷类和薯类的主要成分。天然淀粉有两种结构：直链淀粉和支链淀粉。直链和支链淀粉的比例及其对 $\alpha$-淀粉酶的敏感性，决定其抗性淀粉的"抗消化性"程度。所有抗性淀粉的共同特性是在小肠内部消化，在结肠内发酵并被完全吸收。这些性质决定了抗性淀粉有类似膳食纤维样的生理性质。改性淀粉指通过化学、物理和基因工程的方式进行改造的淀粉，这样的物质产生物理或化学性质上的变化，因而减低黏度、提高稳定性能、抗热能力或者改善口感、香味等，如已经应用了很长时间的可溶性淀粉、交联淀粉、高直链和高支链玉米淀粉等都属于改性淀粉。如今，改性淀粉也增加了改善营养价值方面的应用。

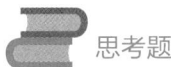 思考题

1. 碳水化合物主要有哪些生理功能？
2. 碳水化合物摄入过多或过少对身体有什么危害？
3. 食品加工过程中对碳水化合物的营养价值都有哪些影响？
4. 简述碳水化合物的食物来源。
5. 简述碳水化合物的常见种类。

# 项目四 维生素

**学习目标**

1. 了解维生素的主要生理功能；
2. 了解维生素的缺乏症；
3. 了解维生素在食品加工中的变化及如何预防；
4. 掌握维生素的推荐摄入量及食物来源。

**案例分析**　案例：维生素功能饮料（2015年4月，中国食品报）

随着气温逐步回升，各大超市饮料货架上摆放有维他命水、魔力维他命等多种品牌的饮料。这些饮料的商标上称含维生素C、维生素E、维生素$B_{12}$等多种维生素。除了标注所含的维生素含量外，多款维生素功能饮料的主要组成部分是水和白砂糖，且白砂糖的含量都不低。此外这些饮料普遍还添加了葡萄糖、果糖。维生素的生理功能都有哪些？维生素饮料真能满足人们日常所需的营养吗？常喝维生素饮料对身体有什么影响？

维生素是人体营养、生长所需的有机化合物。机体如果缺乏维生素，就会出现某些疾病。不过并不是维生素摄入得越多越好，还是应适度。维生素的补充，应该从饮食和使用维生素制剂两方面来进行。水果蔬菜的维生素含量高，但每种蔬菜和水果的维生素含量都不同，未必能够在各方面都均衡补充维生素。蔬菜水果在加工、烹调过程中，其维生素也有损失，维生素制剂就能够起到均衡补充的作用。但维生素制剂不容易被人体吸收，又非天然物，因此还是以水果蔬菜的补充为主。

**必备知识**

维生素是人体为维持正常的生理功能而必须从食物中获得的一类微量有机物质，在人体生长、代谢、发育过程中发挥着重要的作用。这类物质在体内既不能构成身体组织的原料，也不是能量的来源，而是一类调节物质，在物质代谢中起重要作用。因为体内不能合成或合成量不足，所以维生素虽然需要量很少，但必须经常由食物供给。如果缺乏，就会引起一系列维生素缺乏症。

维生素种类很多，一般按其溶解性可分为脂溶性维生素和水溶性维生素两大类。脂溶性维生素包括维生素A、维生素D、维生素E、维生素K四种；水溶性维生素包括维生素C、维生素$B_1$、维生素$B_2$、维生素PP、维生素$B_6$、维生素$B_{12}$、叶酸、泛酸、生物素等。

## 一、脂溶性维生素生理功能、缺乏症、摄入量及食物来源

### （一）维生素A（视黄醇）

1. 生理功能

（1）维持正常视觉功能　维生素A可促进视觉细胞内感光色素的形成。维生素A可调试眼睛适应外界光线强弱的能力，以降低夜盲症和视力减退的发生，维持正常的视觉反应，有助于治疗多种眼疾。维生素A对视力的作用是被最早发现的，也是被了解最多的功能。

（2）维持上皮结构的完整与健全　维生素A可以调节上皮组织细胞的生长，维持上皮组织细胞的正常形态与功能。保持皮肤湿润，防止皮肤黏膜干燥角质化，防止受细菌伤害，有助于对粉刺、脓包、皮肤表面溃疡等症的治疗；有助于祛除老年斑；能保持组织或器官表层的健康。

（3）促进生长发育　维生素A有助于细胞的增殖与生长，促进机体的生长、发育，维生素A促进蛋白质的生物合成和骨细胞的分化，能够使骨骼维持正常生长发育，使骨骼强壮。

（4）加强免疫能力　维生素A有助于维持免疫系统功能，能加强对传染病特别是呼吸道感染及寄生虫感染的身体抵抗力；有助于对肺气肿、甲状腺机能亢进的治疗。

（5）抑制肿瘤生长　临床试验表明维生素A有延缓或阻止癌前病变的作用，特别是对于上皮组织肿瘤。临床上将维生素A作为辅助治疗剂已取得较好效果。$\beta$-胡萝卜素具有抗氧化作用，近期有大量报道，是机体一种有效捕获活性氧的抗氧化剂，对于防止脂质过氧化，预防心血管疾病、肿瘤以及延缓衰老均有重要意义。

2. 缺乏症

（1）眼部表现　眼部的症状和体征是维生素A缺乏病的早期表现。如维生素A缺乏，就会影响视网膜中视紫红质含量的下降，引起夜盲症，俗称雀蒙眼。维生素A缺乏还会引起眼结膜干燥、发炎，从而导致各种眼疾。

（2）皮肤表现　缺乏维生素A，会使上皮细胞的功能减退，导致皮肤弹性下降、干燥粗糙、失去光泽，指甲变脆易折。

（3）生长发育障碍　严重维生素A缺乏会影响儿童的生长发育，主要影响骨骼系统的生长发育。缺乏维生素A表现为长骨增长迟滞，同时齿龈发生增生和角化，影响成釉质细胞发育。儿童表现为身高落后，牙齿釉质易剥落，易龋齿。

（4）易发生感染性疾病　在维生素A缺乏早期或机体处于亚临床状态维生素A缺乏时，机体免疫功能低下就已经存在，表现为消化道和呼吸道感染性疾病发生率增高，且迁延不愈。

另外，维生素A有促进肝脏中的储存铁释放入血后的转运，使铁能正常地被红细胞摄入利用。因此维生素A缺乏时，机体会出现贫血，其临床表现类似缺铁性贫血。维生素A缺乏能使泌尿器官的上皮发生角化脱屑，并形成一个中心病灶，钙化物以其为中心不断沉淀而形成泌尿系统的结石。

但是如果长期过量地摄入维生素A，可能会出现以下危险：成人慢性维生素A中毒时可出现烦躁、皮肤瘙痒、颅内压升高、头痛、耳鸣、复视、眼球震颤、呕吐及皮肤广泛性脱屑，严重者可出现肝细胞坏死、肝纤维化和肝硬化等病变。

3. 摄入量及食物来源

（1）参考摄入量　依据《中国居民膳食营养素参考摄入量（2013版）(DRIs)》，中国居民膳食维生素A参考摄入量如表1-11所示。

表1-11　中国居民膳食维生素A参考摄入量（DRIs）　　　　　单位：μgRAE/d

| 人群 | 维生素A | | | | | 人群 | 维生素A | | | | |
|---|---|---|---|---|---|---|---|---|---|---|---|
| | EAR | | RNI | | UL | | EAR | | RNI | | UL |
| | 男 | 女 | 男 | 女 | | | 男 | 女 | 男 | 女 | |
| 0岁~ | — | | 300(AI) | | 600 | 50岁~ | 560 | 480 | 800 | 700 | 3000 |
| 0.5岁~ | — | | 350(AI) | | 600 | 65岁~ | 560 | 480 | 800 | 700 | 3000 |
| 1岁~ | 220 | | 310 | | 700 | 80岁~ | 560 | 480 | 800 | 700 | 3000 |
| 4岁~ | 260 | | 360 | | 900 | 孕妇（早） | — | +0 | — | +0 | 3000 |
| 7岁~ | 360 | | 500 | | 1500 | 孕妇（中） | — | +50 | — | +70 | 3000 |
| 11岁~ | 480 | 450 | 670 | 630 | 2100 | 孕妇（晚） | — | +50 | — | +70 | 3000 |
| 14岁~ | 590 | 450 | 820 | 630 | 2700 | 乳母 | — | +400 | — | +600 | 3000 |
| 18岁~ | 560 | 480 | 800 | 700 | 3000 | | | | | | |

注：未制定参考值者用"—"表示；"+"表示在同龄人群参考值基础上额外增加量；视黄醇活性当量（RAE，μg）。

（2）食物来源　维生素A的食物来源主要为动物性食物，动物肝脏、乳类、蛋黄及鱼肝油等均含丰富的维生素A。胡萝卜素主要来自植物性食物，红色、黄色及绿色的水果与蔬菜中均含丰富的胡萝卜素，如胡萝卜、辣椒、红薯、油菜、杏、柿子、芒果、枇杷等。婴儿可以适当补充鱼肝油或维生素A制剂来提高体内维生素A的水平。

维生素A对氧和光很敏感，在高温和有氧条件下容易损失，添加抗氧化剂可以增加维生素A和胡萝卜素的稳定性。

## （二）维生素D（抗佝偻病因子）

### 1. 生理功能

（1）提高机体对钙、磷的吸收　维生素D主要与钙、磷的代谢有关，能促进机体对钙、磷的吸收利用。因此，钙一般与维生素D一起食用才能达到好的吸收效果。

（2）促进生长和骨骼钙化，促进牙齿健全　维生素D可以通过不同的途径促使骨、软骨及牙齿的钙化，并不断更新以维持机体的正常生长，可预防儿童佝偻病和成人骨质软化症。

（3）通过肠壁增加磷的吸收，并通过肾小管增加磷的再吸收　维生素D能够促进钙、磷在小肠内的吸收，维持血清钙、磷浓度的稳定，为调节机体内钙、磷的正常代谢所必需。

（4）维持血液中柠檬酸盐的含量处于正常水平。

（5）防止氨基酸通过肾脏流失。

### 2. 缺乏症

人体内维生素D缺乏时，儿童易患佝偻病，易发生骨质变软变形。维生素D缺乏可导致儿童出现X型腿、O型腿、鸡胸、出牙迟缓及不齐、龋齿、腹部肌肉发育差易膨出；妊娠、多产的妇女以及体弱多病的老人易患骨质软化症，常见症状为四肢酸痛，尤以夜间为甚；老年人易患骨质疏松症。缺乏维生素D、钙吸收不足可引起手足痉挛症，表现为肌肉痉挛、小腿抽筋、惊厥等。

不适当地过量服用维生素D也可导致人体中毒，其症状为高钙血症、高尿钙症、厌食、腹泻、恶心、呕吐、口渴、多尿、皮肤瘙痒、肌肉乏力、关节疼痛等。严重者可有智力发育不良及骨硬化症。普通膳食中的维生素D一般不会造成机体摄入过量。

### 3. 摄入量及食物来源

（1）推荐摄入量　依据《中国居民膳食营养素参考摄入量（2013版）（DRIs）》，中国居民膳食维生素D参考摄入量如表1-12所示。

表1-12　中国居民膳食维生素D参考摄入量（DRIs）　　　　　单位：μg/d

| 人群 | 维生素D EAR | RNI | UL | 人群 | 维生素D EAR | RNI | UL |
|---|---|---|---|---|---|---|---|
| 0岁~ | — | 10（AI） | 20 | 50岁~ | 8 | 10 | 50 |
| 0.5岁~ | — | 10（AI） | 20 | 65岁~ | 8 | 15 | 50 |
| 1岁~ | 8 | 10 | 20 | 80岁~ | 8 | 15 | 50 |
| 4岁~ | 8 | 10 | 30 | 孕妇（早） | +0 | +0 | 50 |
| 7岁~ | 8 | 10 | 45 | 孕妇（中） | +0 | +0 | 50 |
| 11岁~ | 8 | 10 | 50 | 孕妇（晚） | +0 | +0 | 50 |
| 14岁~ | 8 | 10 | 50 | 乳母 | +0 | +0 | 50 |
| 18岁~ | 8 | 10 | 50 | | | | |

注：未制定参考值者用"—"表示；"+"表示在同龄人群参考值基础上额外增加量。

（2）食物来源　在正常生活条件下，如能经常接受阳光照射，体内合成的维生素D即可满足机体的需要，人体一般不会发生维生素D缺乏。当机体因生理状况对维生素D的需要增高或因工作条件不能经常接触日光照射，从而造成内源性的维生素D不能满足机体需要时，可由食物给予补充。

维生素D主要存在于动物性食物中，其中以海水鱼的肝脏中含量最为丰富。其次，奶油、蛋黄中也存在维生素D。鱼肝油制剂是维生素D最丰富的来源。瘦肉、母乳和牛乳中仅含少量维生素D，因此，以乳类为主食的幼儿可适当补充鱼肝油，但不可滥用。

维生素D对热、氧、碱、氧均较稳定，冷冻、消毒、煮沸、高压灭菌等方法均不影响其活性且不易被氧化。但维生素D对光、氧、酸敏感，遇到上述因素时维生素D会被迅速破坏（不透光、密封）。油脂的氧化酸败可以影响其中的维生素D含量。通常的加工、储藏或烹调不影响维生素D的生理活性。

### （三）维生素E（生育酚）

**1. 生理功能**

（1）抗氧化作用　维生素E是一种极有效的抗氧化剂，可保护维生素A、维生素C和不饱和脂肪酸免受氧化作用。维生素E的抗氧化功能，可保护细胞膜免受自由基的危害、预防脂质的过氧化反应、维持细胞的完整和正常功能。维生素E与发育、抗衰老有密切关系。

（2）改善动脉硬化　维生素E可改善动脉硬化，预防血栓的产生，改善高脂血症，可显著降低患冠心病的风险。

（3）对免疫功能的作用　维生素E对维持正常的免疫功能，特别是T淋巴细胞的免疫功能起到很大作用。由于维生素E与免疫功能和吞噬功能有关，因此维生素E可对肿瘤起到防治的作用。维生素E还可改善皮肤弹性，减轻性腺萎缩，提高免疫力。

（4）对胚胎发育和生殖系统的作用　维生素E与精子的生成和女性的繁殖能力有关，可防治先兆性或习惯性流产。

（5）对神经系统和骨骼肌的保护作用　维生素E有保护神经系统、骨骼肌、视网膜免受氧化损伤的作用。人体神经肌肉系统的正常发育和视网膜的正常功能需要充足的维生素E。神经系统在产生神经递质的过程中，伴随大量自由基的产生。因此维生素E在防止线粒体和神经系统的轴突膜受自由基损伤方面是必需的。

**2. 缺乏症**

维生素E广泛存在于食物中，因而较少发生因摄入维生素E不足而产生的维生素E缺乏症。但如果脂肪吸收出现障碍或因其他膳食因素造成维生素E不足时则会出现维生素E缺乏症——溶血性贫血。

缺乏维生素E会引起生殖障碍、胚胎发育缺陷等。维生素E及其他抗氧化剂的摄入量较少和血浆维生素E较低时，可使机体患某些肿瘤、动脉粥样硬化、白内障及其他老年退行性病变的发病率增加。

大剂量摄入维生素E会使机体出现中毒症状，如短期肠胃不适、肌无力、皮炎等。婴幼儿大量摄入维生素E可使坏死性小肠炎的发病率明显增加。

3. 摄入量及食物来源

（1）摄入推荐量　依据《中国居民膳食营养素参考摄入量（2013版）（DRIs）》，中国居民膳食维生素E参考摄入量如表1-13所示。

表1-13　中国居民膳食维生素E参考摄入量（DRIs）　　　　单位：mgα-TE/d

| 人群 | 维生素E | | 人群 | 维生素E | |
|---|---|---|---|---|---|
| | AI | UL | | AI | UL |
| 0岁~ | 3 | — | 50岁~ | 14 | 700 |
| 0.5岁~ | 4 | — | 65岁~ | 14 | 700 |
| 1岁~ | 6 | 150 | 80岁~ | 14 | 700 |
| 4岁~ | 7 | 200 | 孕妇（早） | +0 | 700 |
| 7岁~ | 9 | 350 | 孕妇（中） | +0 | 700 |
| 11岁~ | 13 | 500 | 孕妇（晚） | +0 | 700 |
| 14岁~ | 14 | 600 | 乳母 | +3 | 700 |
| 18岁~ | 14 | 700 | | | |

注：未制定参考值者用"—"表示；"+"表示在同龄人群参考值基础上额外增加量；α-生育酚当量（α-TE，mg）。

（2）食物来源　维生素E广泛分布于动植物组织中，麦胚油、葵花籽油、棉籽油等植物油中含量最高，其他如各种坚果类、豆类和谷类中也含量丰富；肉类、鱼类、乳类等动物性食物及水果蔬菜类也含有维生素E，但含量较少。

维生素E对氧敏感。其主要损失在精加工过程中、烹调的时候或者脂肪氧化时。在储藏过程中，罐装灭菌等无氧加工工艺对维生素E活性影响很小。在食品的加工、包装、储藏过程中，维生素E会大量损失。

（四）维生素K（凝血维生素）

1. 生理功能

（1）调节凝血蛋白质的合成。有4种凝血因子依赖维生素K。维生素K是形成凝血酶原不可缺少的物质，能促进血液的正常凝固，能预防机体内出血现象。

（2）对骨骼的钙代谢有着重要的作用。成骨细胞依赖维生素K合成的3种蛋白质，最具特征的是BGP，它由成骨细胞合成，是骨基质中居次位丰富的蛋白质。

（3）维生素K在脑硫脂代谢中的可能作用。

2. 缺乏症

缺乏维生素K会减少机体中凝血酶原的合成，从而导致机体出血时间延长。即便是轻微的创伤或挫伤也可能引起血管破裂。维生素K缺乏易使机体出现皮下出血以及肌肉、脑、胃肠道、腹腔、泌尿生殖系统等器官或组织的出血或尿血、贫血等症状。

但是，摄入过量的维生素K可引起溶血、正铁血红蛋白尿和卟啉尿症。

3. 摄入量及食物来源

（1）推荐摄入量　依据《中国居民膳食营养素参考摄入量（2013版）（DRIs）》，中国居民膳食维生素K参考摄入量如表1-14所示。

表1-14　中国居民膳食维生素K参考摄入量（DRIs）　　　　　　　　　　　单位：μg/d

| 人群 | 维生素K AI | 人群 | 维生素K AI |
| --- | --- | --- | --- |
| 0岁~ | 2 | 50岁~ | 80 |
| 0.5岁~ | 10 | 65岁~ | 80 |
| 1岁~ | 30 | 80岁~ | 80 |
| 4岁~ | 40 | 孕妇（早） | +0 |
| 7岁~ | 50 | 孕妇（中） | +0 |
| 11岁~ | 70 | 孕妇（晚） | +0 |
| 14岁~ | 75 | 乳母 | +5 |
| 18岁~ | 80 | | |

注：未制定参考值者用"—"表示；"+"表示在同龄人群参考值基础上额外增加量。

（2）食物来源　维生素K主要存在于绿叶菜、动物肝脏和发酵食品中，如牛肝、鱼肝油、蛋黄、乳酪、优酪乳、海藻、紫花苜蓿、菠菜、甘蓝菜、莴苣、花椰菜、豌豆、香菜、大豆油、螺旋藻、藕中均含有维生素K，而在蛋、乳以及豆类中含量甚微。

维生素K对酸、碱、氧化剂、光和紫外线照射都很敏感，但对热、空气和水分都很稳定。

## 二、水溶性维生素生理功能、缺乏症、摄入量及食物来源

（一）维生素C（抗坏血酸）

1. 生理功能

（1）参与胶原蛋白的合成　胶原蛋白的合成需要维生素C的参加，所以如果维生素C缺乏，胶原蛋白不能正常合成，从而可导致细胞的连接障碍。人体由细胞组成，细胞靠细胞间质联系，细胞间质的关键成分就是胶原蛋白。胶原蛋白占身体蛋白质的1/3，可生成结缔组织，构成身体骨架，如骨骼、血管、韧带等。胶原蛋白还决定了皮肤的弹性，起到保护大脑的作用，并且有助于人体创伤的愈合。

（2）治疗坏血病　血管壁的强度和维生素C有很大关系。当体内维生素C不足时，微血管容易破裂，血液流到邻近组织。这种情况若在皮肤表面发生，则产生淤血、紫斑；在体内发生则引起疼痛和关节胀痛。严重时在胃、肠道、鼻、肾及骨膜下均可有出血现象。

（3）预防牙龈萎缩、出血　健康的牙床紧紧包住每一颗牙齿。牙龈属于软

组织，当缺乏蛋白质、钙、维生素C时易发生牙龈萎缩、出血。维生素C有助于巩固细胞、组织，有助于胶原蛋白的合成，能强健骨骼及牙齿，还可预防牙龈出血。长期服用对牙齿、牙龈无害而且有益。

（4）预防动脉硬化　维生素C可促进胆固醇的代谢，防止胆固醇在动脉内壁沉积，甚至可以使沉积的粥样斑块溶解。

（5）抗氧化剂　维生素C可以保护其他抗氧化剂，如维生素A、维生素E、不饱和脂肪酸等，防止自由基对人体的伤害。

（6）治疗贫血　维生素C使难以吸收利用的三价铁还原成二价铁，促进肠道对铁的吸收，提高肝脏对铁的利用率，有助于治疗缺铁性贫血。

（7）防癌　丰富的胶原蛋白有助于防止癌细胞的扩散；维生素C的抗氧化作用可以抵御自由基对细胞的伤害，防止细胞的变异；阻断亚硝酸盐和仲胺形成的强致癌物——亚硝胺。

（8）提高人体的免疫力　白细胞含有丰富的维生素C，当机体感染时白细胞内的维生素C急剧减少。维生素C可增强中性粒细胞的趋化性和变形能力，提高杀菌能力。促进淋巴母细胞的生成，提高机体对外来和恶变细胞的识别和杀灭。参与免疫球蛋白的合成。

（9）解毒　体内补充大量的维生素C后，可以缓解铅、汞、镉、砷等重金属对机体的毒害作用。

（10）提高机体的应激能力　人体受到异常刺激（如创伤、剧痛、冷冻、强烈的情绪波动等）引起的用以抵御异常刺激的紧张状态，称作应激。应激反应常伴有一系列神经和体液的变化，其中包括交感神经兴奋、肾上腺髓质和皮质激素分泌增加。肾上腺髓质所分泌的肾上腺素和去甲肾上腺素在体内是由酪氨酸转变而成的，在这一转化过程中需要有维生素C的参加。

2. 缺乏症

日常生活中维生素C的轻度缺乏十分常见，早期症状多为非特异性的，如疲劳、倦怠、虚弱、骨关节和肌肉酸痛、皮肤干燥粗糙等。严重缺乏维生素C可引起坏血病，这是一种急性或慢性疾病，特征为出血，类骨质及牙本质形成异常。儿童主要表现为骨发育障碍，肢体肿痛，假性瘫痪，皮下出血。成人表现为齿龈肿胀、出血，皮下淤点，关节及肌肉疼痛，毛囊角化等。维生素C摄入不足还可以影响铁的吸收，引起贫血。

尽管维生素C具有多种生理作用，但长期大剂量摄入维生素制剂也不利于健康，可能会引起肾和膀胱结石、铁中毒等。一般从食物补充维生素C不会发生中毒，所以提倡食物补充，多食用一些富含维生素C的新鲜蔬菜和水果。

3. 摄入量及食物来源

（1）推荐摄入量　依据《中国居民膳食营养素参考摄入量（2013版）（DRIs）》，中国居民膳食维生素C参考摄入量如表1-15所示。

表1-15　中国居民膳食维生素C参考摄入量（DRIs）　　　　　　　　　　　单位：mg/d

| 人群 | 维生素C | | | | 人群 | 维生素C | | | |
|---|---|---|---|---|---|---|---|---|---|
| | EAR | RNI | PI | UL | | EAR | RNI | PI | UL |
| 0岁~ | — | 40（AI） | — | — | 50岁~ | 85 | 100 | 200 | 2000 |
| 0.5岁~ | — | 40（AI） | — | — | 65岁~ | 85 | 100 | 200 | 2000 |
| 1岁~ | 35 | 40 | — | 400 | 80岁~ | 85 | 100 | 200 | 2000 |
| 4岁~ | 40 | 50 | — | 600 | 孕妇（早） | +0 | +0 | 200 | 2000 |
| 7岁~ | 55 | 65 | — | 1000 | 孕妇（中） | +10 | +15 | 200 | 2000 |
| 11岁~ | 75 | 90 | — | 1400 | 孕妇（晚） | +10 | +15 | 200 | 2000 |
| 14岁~ | 85 | 100 | — | 1800 | 乳母 | +40 | +50 | 200 | 2000 |
| 18岁~ | 85 | 100 | 200 | 2000 | | | | | |

注：未制定参考值者用"—"表示；"+"表示在同龄人群参考值基础上额外增加量。

（2）食物来源　维生素C广泛分布于蔬菜和水果中，含维生素C丰富的蔬菜有青椒、花椰菜、菠菜、豌豆苗、苦瓜等，含维生素C丰富的水果有猕猴桃、沙棘、刺梨、鲜枣、山楂、草莓、柑橘类水果等。动物的肝、肾和牛乳中含有少量维生素C。

维生素C是维生素中最不稳定的一种，果蔬的清洗、去皮，都可造成部分损失。在各种脱水过程中都不稳定，不耐热，易被氧化破坏。

（二）维生素$B_1$（硫胺素）

1. 生理功能

（1）维生素$B_1$是能量代谢中的主要辅酶，以辅酶的形式参与糖类的代谢，在糖类的氧化供能过程中发挥着重要的作用。

（2）维生素$B_1$可保护乙酰胆碱免受破坏，促进其合成，有利于胃肠蠕动和消化酶的分泌。

（3）维生素$B_1$提供神经组织所需要的能量，防止神经组织萎缩和退化，并预防和治疗脚气病。

2. 缺乏症

当身体缺乏维生素$B_1$时，热能代谢不完全，会产生丙酮酸等酸性物质，进而损伤大脑、神经、心脏等器官，由此出现的疲乏无力、肌肉酸痛、头痛、失眠、食欲不佳、心动过速、多发性神经炎、水肿等一系列症状，总称为"脚气病"。

3. 摄入量及食物来源

（1）推荐摄入量　依据《中国居民膳食营养素参考摄入量（2013版）（DRIs）》，中国居民膳食维生素$B_1$参考摄入量如表1-16所示。

表1-16 中国居民膳食维生素B₁参考摄入量（DRIs） 单位：mg/d

| 人群 | 维生素B₁ | | | | 人群 | 维生素B₁ | | | |
| --- | --- | --- | --- | --- | --- | --- | --- | --- | --- |
| | EAR | | RNI | | | EAR | | RNI | |
| | 男 | 女 | 男 | 女 | | 男 | 女 | 男 | 女 |
| 0岁~ | — | | 0.1（AI） | | 50岁~ | 1.2 | 1.0 | 1.4 | 1.2 |
| 0.5岁~ | — | | 0.3（AI） | | 65岁~ | 1.2 | 1.0 | 1.4 | 1.2 |
| 1岁~ | 0.5 | | 0.6 | | 80岁~ | 1.2 | 1.0 | 1.4 | 1.2 |
| 4岁~ | 0.6 | | 0.8 | | 孕妇（早） | — | +0 | — | +0 |
| 7岁~ | 0.8 | | 1.0 | | 孕妇（中） | — | +0.1 | — | +0.2 |
| 11岁~ | 1.1 | 1.0 | 1.3 | 1.1 | 孕妇（晚） | — | +0.3 | — | +0.3 |
| 14岁~ | 1.3 | 1.1 | 1.6 | 1.3 | 乳母 | — | +0.3 | — | +0.3 |
| 18岁~ | 1.2 | 1.0 | 1.4 | 1.2 | | | | | |

注：未制定参考值者用"—"表示；"+"表示在同龄人群参考值基础上额外增加量。

（2）食物来源 维生素B₁含量丰富的食物有粮谷类、豆类、干果、酵母、硬壳果类，尤其在粮谷类的表皮部分含量更高，故碾磨精度不宜过度。动物内脏、蛋类及绿叶菜中含量也较高，芹菜叶、莴笋叶中含量也较丰富。

维生素B₁主要含于谷类和豆类食品中，对于碱、水分、紫外照射等比较敏感，损失率可达50%。因此在储藏过程中最好放置在阴凉干燥的地方，避免紫外线的照射。

（三）维生素B₂（核黄素）

1. 生理功能

（1）参与体内生物氧化与能量代谢，与碳水化合物、蛋白质、核酸和脂肪的代谢有关，可提高机体对蛋白质的利用率，促进机体的生长发育，维护皮肤和细胞膜的完整性。具有保护皮肤毛囊黏膜及皮脂腺的功能。

（2）参与细胞的生长代谢，是机体组织代谢和修复的必须营养素，可强化肝功能、调节肾上腺素的分泌。

（3）参与维生素B₆和烟酸的代谢，是B族维生素协调作用的一个典范。FAD和FMN作为辅基参与色氨酸转化为烟酸、维生素B₆转化为磷酸吡哆醛的过程。

（4）与机体铁的吸收、储存和动员有关。

（5）具有抗氧化活性。

此外，维生素B₂在维持口腔和消化道黏膜的健康、维持眼睛视力、防止白内障方面也有重要作用。

2. 缺乏症

维生素B₂的缺乏时会导致口腔、唇、皮肤、生殖器的炎症和机能障碍，称为核黄素缺乏病，表现为唇炎、口角炎、舌炎、阴囊皮炎、眼睑炎、脂溢性皮炎等症状。严重缺乏时会干扰铁的吸收和脑功能，出现缺铁性贫血和精神性格改变等。

3. 摄入量及食物来源

（1）推荐摄入量　依据《中国居民膳食营养素参考摄入量（2013版）（DRIs）》，中国居民膳食维生素$B_2$参考摄入量如表1-17所示。

表1-17　中国居民膳食维生素$B_2$参考摄入量（DRIs）　　　　单位：mg/d

| 人群 | 维生素$B_2$ EAR 男 | 女 | RNI 男 | 女 | 人群 | 维生素$B_2$ EAR 男 | 女 | RNI 男 | 女 |
|---|---|---|---|---|---|---|---|---|---|
| 0岁~ | — | | 0.4（AI） | | 50岁~ | 1.2 | 1.0 | 1.4 | 1.2 |
| 0.5岁~ | — | | 0.5（AI） | | 65岁~ | 1.2 | 1.0 | 1.4 | 1.2 |
| 1岁~ | 0.5 | | 0.6 | | 80岁~ | 1.2 | 1.0 | 1.4 | 1.2 |
| 4岁~ | 0.6 | | 0.8 | | 孕妇（早） | — | +0 | — | +0 |
| 7岁~ | 0.8 | | 1.0 | | 孕妇（中） | — | +0.1 | — | +0.2 |
| 11岁~ | 1.1 | 0.9 | 1.3 | 1.1 | 孕妇（晚） | — | +0.3 | — | +0.3 |
| 14岁~ | 1.3 | 1.0 | 1.5 | 1.2 | 乳母 | — | +0.3 | — | +0.3 |
| 18岁~ | 1.2 | 1.0 | 1.4 | 1.2 | | | | | |

注：未制定参考值者用"—"表示；"+"表示在同龄人群参考值基础上额外增加量。

（2）食物来源　维生素$B_2$在各类食品中广泛存在，但通常动物性食物中的含量高于植物性食物，如各种动物的肝、肾、心、蛋黄、鳝鱼以及乳类等。植物性食物中以豆类和绿叶蔬菜含量较多，谷类和蔬菜一般含量较少。

维生素$B_2$不耐受碱和光照等条件，如牛乳在太阳光照射2h情况下，其前体核黄素破坏可达到一半以上。

（四）维生素$B_6$

1. 生理功能

（1）维生素$B_6$除参与神经递质、糖原、神经鞘磷脂、血红素、类固醇和核酸的代谢外，还参与所有氨基酸代谢，参与烟酸的形成。

（2）维生素$B_6$与神经系统，神经系统中涉及许多5-磷酸吡哆醛参与的酶促反应，使神经递质水平升高，保持精神健康。

（3）能提高机体免疫功能，补充维生素$B_6$，有利于淋巴细胞的增殖。维生素$B_6$缺乏会损害DNA的合成，这个过程对维持适宜的免疫功能是非常重要的。

2. 缺乏症

人体缺乏维生素$B_6$可致眼、鼻与口腔周围皮肤脂溢性皮炎，还伴有虚弱、失眠、周围神经性炎、唇干裂、口炎等症状。

经食物摄入大量维生素$B_6$没有副作用。通过补充品给予大剂量维生素$B_6$会引起严重副作用，通常表现为感觉神经疾患。

3. 摄入量及食物来源

（1）推荐摄入量　依据《中国居民膳食营养素参考摄入量（2013版）（DRIs）》，中国居民膳食维生素$B_6$参考摄入量如表1-18所示。

表1-18 中国居民膳食维生素$B_6$参考摄入量（DRIs）　　　　　　　　　单位：mg/d

| 人群 | 维生素$B_6$ | | | 人群 | 维生素$B_6$ | | |
| --- | --- | --- | --- | --- | --- | --- | --- |
| | EAR | RNI | UL | | EAR | RNI | UL |
| 0岁~ | — | 0.2（AI） | — | 50岁~ | 1.3 | 1.6 | 60 |
| 0.5岁~ | — | 0.4（AI） | — | 65岁~ | 1.3 | 1.6 | 60 |
| 1岁~ | 0.5 | 0.6 | 20 | 80岁~ | 1.3 | 1.6 | 60 |
| 4岁~ | 0.6 | 0.7 | 25 | 孕妇（早） | +0.7 | +0.8 | 60 |
| 7岁~ | 0.8 | 1.0 | 35 | 孕妇（中） | +0.7 | +0.8 | 60 |
| 11岁~ | 1.1 | 1.3 | 45 | 孕妇（晚） | +0.7 | +0.8 | 60 |
| 14岁~ | 1.2 | 1.4 | 55 | 乳母 | +0.2 | +0.3 | 60 |
| 18岁~ | 1.2 | 1.4 | 60 | | | | |

注：未制定参考值者用"—"表示；"+"表示在同龄人群参考值基础上额外增加量。

（2）食物来源　维生素$B_6$的食物来源很广泛，动植物中均含有，但一般含量不高。含量最高的为白肉类（如鸡肉和鱼肉）；其次为动物肝、豆类和蛋黄等；水果和蔬菜中维生素$B_6$含量也较多；含量最少的是柠檬类水果、乳类等。

维生素$B_6$的形式和含量会受到热加工、浓缩、脱水等的影响。对许多加工食品维生素$B_6$的分析表明：罐头制作时蔬菜中维生素$B_6$的损失为70%左右，海味和肉类罐头损失约为45%左右，冷冻水果和果汁平均损失15%左右。

（五）维生素$B_{12}$

1. 生理功能

（1）参与甲硫氨酸等的合成，可促进蛋白质的生物合成，缺乏时影响婴幼儿的生长发育。

（2）以辅酶的形式存在，可以增加叶酸的利用率，促进碳水化合物、脂肪和蛋白质的代谢，保护叶酸在细胞内的转移和储存。

（3）参与胆碱的合成，减少胆碱会影响脂肪代谢，产生脂肪肝。

（4）维护心血管功能。

2. 缺乏症

缺乏维生素$B_{12}$可能引起人的精神忧郁，舌、口腔、消化道的黏膜发炎。维生素$B_{12}$缺乏会引起巨幼红细胞贫血和大细胞性癫痫，即恶性贫血及神经系统损伤，并伴有疲倦、抑郁、记忆衰退、手足震颤等症状。

3. 摄入量及食物来源

（1）推荐摄入量　依据《中国居民膳食营养素参考摄入量（2013版）（DRIs）》，中国居民膳食维生素$B_{12}$参考摄入量如表1-19所示。

表1-19　中国居民膳食维生素B₁₂参考摄入量（DRIs）　　　　　单位：mg/d

| 人群 | 维生素B₁₂ EAR | 维生素B₁₂ RNI | 人群 | 维生素B₁₂ EAR | 维生素B₁₂ RNI |
|---|---|---|---|---|---|
| 0岁~ | — | 0.3（AI） | 50岁~ | 2.0 | 2.4 |
| 0.5岁~ | — | 0.6（AI） | 65岁~ | 2.0 | 2.4 |
| 1岁~ | 0.8 | 1.0 | 80岁~ | 2.0 | 2.4 |
| 4岁~ | 1.0 | 1.2 | 孕妇（早） | +0.4 | +0.5 |
| 7岁~ | 1.3 | 1.6 | 孕妇（中） | +0.4 | +0.5 |
| 11岁~ | 1.8 | 2.1 | 孕妇（晚） | +0.4 | +0.5 |
| 14岁~ | 2.0 | 2.4 | 乳母 | +0.6 | +0.8 |
| 18岁~ | 2.0 | 2.4 | | | |

注：未制定参考值者用"—"表示；"+"表示在同龄人群参考值基础上额外增加量。

（2）食物来源　维生素B₁₂主要来源于动物性食物，如肉类、动物内脏、鱼、禽、贝壳类及蛋类，乳及乳制品中含量较少。植物性食物中基本不含有维生素B₁₂。

（六）烟酸（维生素PP、维生素B₅等）

1. 生理功能

（1）烟酸在生物氧化还原反应中起载体或递氢体作用，在动物的能量利用及脂肪、蛋白质和碳水化合物的合成与分解方面都起着重要作用。

（2）葡萄糖耐量因子的组成成分，有增加葡萄糖的利用及促进葡萄糖转化为脂肪的作用。能促进消化系统的健康，减轻胃肠障碍。

（3）保护心血管，有降低胆固醇、甘油三酯和$\beta$-脂蛋白浓度的作用，可扩张血管、促进血液循环和降血压。

（4）帮助细胞的形成，维持正常发育和中枢神经系统的发育。

2. 缺乏症

烟酸缺乏可以起癞皮病。缺乏时可出现体重减轻、疲劳乏力、记忆力差、失眠等，如不及时治疗，则可出现皮炎、腹泻和痴呆。

典型皮肤症状常见在肢体暴露部位，如手背、腕、前臂、面部、颈部、足背、踝部出现对称性皮炎。消化系统症状，主要有口角炎、舌炎、腹泻等，腹泻是本病的典型症状，早期多患便秘，其后由于消化腺体的萎缩及肠炎的发生常发生次数不等的腹泻。初期神经系统症状很少出现，至皮肤和消化系统症状明显时出现。轻症患者可有全身乏力、烦躁、抑郁、健忘及失眠等。重症则有狂躁、幻听、神志不清、木僵，甚至痴呆。

3. 摄入量及食物来源

（1）推荐摄入量　依据《中国居民膳食营养素参考摄入量（2013版）（DRIs）》，中国居民膳食烟酸参考摄入量如表1-20所示。

表1-20　中国居民膳食烟酸参考摄入量（DRIs）　　　　　　　　　单位：mgNE/d

| 人群 | 烟酸 EAR 男 | 烟酸 EAR 女 | 烟酸 RNI 男 | 烟酸 RNI 女 | 烟酸 UL | 人群 | 烟酸 EAR 男 | 烟酸 EAR 女 | 烟酸 RNI 男 | 烟酸 RNI 女 | 烟酸 UL |
|---|---|---|---|---|---|---|---|---|---|---|---|
| 0岁~ | — | — | 2（AI） | — | — | 50岁~ | 12 | 10 | 14 | 12 | 35 |
| 0.5岁~ | — | — | 3（AI） | — | — | 65岁~ | 11 | 9 | 14 | 11 | 35 |
| 1岁~ | 5 | 5 | 6 | 6 | 10 | 80岁~ | 11 | 8 | 13 | 10 | 30 |
| 4岁~ | 7 | 6 | 8 | 8 | 15 | 孕妇（早） | — | +0 | — | +0 | 35 |
| 7岁~ | 9 | 8 | 11 | 10 | 20 | 孕妇（中） | — | +0 | — | +0 | 35 |
| 11岁~ | 11 | 10 | 14 | 12 | 25 | 孕妇（晚） | — | +0 | — | +0 | 35 |
| 14岁~ | 14 | 11 | 16 | 13 | 30 | 乳母 | — | +2 | — | +3 | 35 |
| 18岁~ | 12 | 10 | 15 | 12 | 35 | | | | | | |

注：未制定参考值者用"—"表示；"+"表示在同龄人群参考值基础上额外增加量；烟酸当量（NE，mg）。

（2）食物来源　烟酸广泛存在于动植物食物中，良好的来源为动物肝、肾、瘦肉、全谷、豆类等，乳类、绿叶蔬菜也有相当含量。烟酸除了直接从食物中摄取外，也可以在体内由色氨酸转化而来，平均约60mg色氨酸转化1mg烟酸。

烟酸是比较稳定的一种水溶性维生素，在食品和食品加工中也相当稳定。耐热，对光、氧、酸、碱也很稳定，易溶于水，易随水流失。

（七）叶酸

1. 生理功能

（1）作为体内生化反应中一碳单位转移酶系的辅酶，起着一碳单位传递体的作用，参与核酸的合成，参与氨基酸代谢，参与血红蛋白及甲基化合物如肾上腺素、胆碱、肌酸等的合成。

（2）对细胞分裂、增殖和组织生长起着重要作用。

（3）叶酸是胎儿形成、正常发育所必需的维生素。

（4）预防心血管疾病。

2. 缺乏症

叶酸摄入不足或吸收不良引起巨幼红细胞性贫血，引起胎儿神经管畸形。叶酸摄入不足也会对心血管造成损害。

3. 摄入量及食物来源

（1）推荐摄入量　依据《中国居民膳食营养素参考摄入量（2013版）（DRIs）》，中国居民膳食叶酸参考摄入量如表1-21所示。

表1-21　中国居民膳食叶酸参考摄入量（DRIs）　　　　　　　　　　　　单位：μgDFE/d

| 人群 | 叶酸 | | | 人群 | 叶酸 | | |
|---|---|---|---|---|---|---|---|
| | EAR | RNI | UL | | EAR | RNI | UL |
| 0岁~ | — | 65（AI） | — | 50岁~ | 320 | 400 | 1000 |
| 0.5岁~ | — | 100（AI） | — | 65岁~ | 320 | 400 | 1000 |
| 1岁~ | 130 | 160 | 300 | 80岁~ | 320 | 400 | 1000 |
| 4岁~ | 150 | 190 | 400 | 孕妇（早） | +200 | +200 | 1000 |
| 7岁~ | 210 | 250 | 600 | 孕妇（中） | +200 | +200 | 1000 |
| 11岁~ | 290 | 350 | 800 | 孕妇（晚） | +200 | +200 | 1000 |
| 14岁~ | 320 | 400 | 900 | 乳母 | +130 | +150 | 1000 |
| 18岁~ | 320 | 400 | 1000 | | | | |

注：未制定参考值者用"—"表示；"+"表示在同龄人群参考值基础上额外增加量；叶酸当量（DFE，mg）。

（2）食物来源　叶酸广泛存在于各种动植物食物中。富含叶酸的食物为动物肝、肾、鸡蛋、豆类、酵母、绿叶蔬菜、水果及坚果类。由于叶酸是水溶性的维生素，对热、光线均不稳定，食物中的叶酸烹调加工后损失率可达50%~90%。在食品储藏中适当地添加抗坏血酸即可保护叶酸。

（八）泛酸

1. 生理功能

（1）泛酸在辅酶A的帮助下在从糖、淀粉和脂肪中释放能量的过程中起着关键的作用。

（2）泛酸可以提高人体的免疫力，在增强记忆力、维护头发、皮肤及血液健康等方面有重要作用。

（3）泛酸可以预防一些关节炎、神经炎、前列腺炎、经前综合征等，能帮助有效地减少老化，降低患感冒等感染疾病的风险。

2. 缺乏症

泛酸缺乏的早期症状首先会导致机体因能量不足而容易疲劳，神经功能也会衰退，引起各种胃肠功能障碍，如食欲不振、恶心、腹痛、胃下垂、溃疡、便秘等胃肠疾病。

而泛酸缺乏严重时最显著的特征是出现肢体神经痛综合征，这种病主要表现为脚趾麻木，脚感到烧灼性疼痛，步行时摇晃，周身酸痛、易疲倦、下半身腿部灼热疼痛等。

若是缺乏症的情况继续恶化下去，则会产生易怒、易与人吵架、脾气暴躁、神经质、闷闷不乐、没有精神、失眠等精神官能症的症状。

3. 摄入量及食物来源

（1）推荐摄入量　依据《中国居民膳食营养素参考摄入量（2013版）（DRIs）》，中国居民膳食泛酸参考摄入量如表1-22所示。

表1-22 中国居民膳食泛酸参考摄入量（DRIs）　　　　　　　　　　　　单位：mg/d

| 人群 | 泛酸 AI | 人群 | 泛酸 AI |
|---|---|---|---|
| 0岁~ | 1.7 | 50岁~ | 5.0 |
| 0.5岁~ | 1.9 | 65岁~ | 5.0 |
| 1岁~ | 2.1 | 80岁~ | 5.0 |
| 4岁~ | 2.5 | 孕妇（早） | +1.0 |
| 7岁~ | 3.5 | 孕妇（中） | +1.0 |
| 11岁~ | 4.5 | 孕妇（晚） | +1.0 |
| 14岁~ | 5.0 | 乳母 | +2.0 |
| 18岁~ | 5.0 | | |

注：未制定参考值者用"—"表示；"+"表示在同龄人群参考值基础上额外增加量。

（2）食物来源　泛酸广泛分布于食物中，如未精制的谷物、绿叶蔬菜、玉米、豌豆、花生、蘑菇、蛋黄、坚果类、蜜糖、瘦肉、动物内脏等。

（九）生物素（维生素H）

1. 生理功能

（1）生物素能构成视觉细胞内的感光物质。当维生素H缺乏时，顺视黄醛得不到足够的补充，杆细胞不能合成足够的视紫细胞，从而出现夜盲症。

（2）生物素是维持机体上皮组织健全所必需的物质。维生素H缺乏时，可引起黏膜与表皮的角化、增生和干燥，产生干眼病，严重时角膜角化增厚、发炎，甚至穿孔导致失明。皮脂腺及汗腺角化时，皮肤干燥，发生毛囊丘疹和毛发脱落。由于消化道、呼吸道和泌尿道上皮细胞组织不健全，易于感染。

（3）生物素能增强机体的免疫反应和感染的抵抗力，稳定正常组织的溶酶体膜，维持机体的体液免疫、细胞免疫并影响一系列细胞因子的分泌。

（4）维持机体正常生长发育。生物素缺乏时，生殖功能衰退，骨骼生长不良，胚胎和幼儿生长发育受阻。

（5）生物素有防止白发、谢顶、缓解肌肉疼痛、减轻皮炎等作用。

（6）用于治疗动脉硬化、中风、脂类代谢失常、高血压、冠心病和血液循环障碍性的疾病。

（7）用于化妆品，可提高血液在皮肤血管中的循环速度，在0.1%~1.0%的浓度范围内，易与配方中的油相混合。在护肤雪花膏、运动药液、脚用止痛膏、刮胡须液、洗发液中均可使用。

2. 缺乏症

生物素缺乏的体征包括皮炎、湿疹、萎缩性舌炎、感觉过敏、肌肉痛、倦怠、厌食、轻度贫血和脱发等。

3. 摄入量及食物来源

（1）推荐摄入量　依据《中国居民膳食营养素参考摄入量（2013版）(DRIs)》，

中国居民膳食生物素参考摄入量如表1-23所示。

表1-23　中国居民膳食生物素参考摄入量（DRIs）　　　　　单位：mg/d

| 人群 | 生物素 AI | 人群 | 生物素 AI |
|---|---|---|---|
| 0岁~ | 5 | 50岁~ | 40 |
| 0.5岁~ | 9 | 65岁~ | 40 |
| 1岁~ | 17 | 80岁~ | 40 |
| 4岁~ | 20 | 孕妇（早） | +0 |
| 7岁~ | 25 | 孕妇（中） | +0 |
| 11岁~ | 35 | 孕妇（晚） | +0 |
| 14岁~ | 40 | 乳母 | +10 |
| 18岁~ | 40 | | |

注："+"表示在同龄人群参考值基础上额外增加量。

（2）食物来源　生物素广泛存在于天然食物中，在干酪、肝、肾、大豆、糙米、小麦、草莓、柚子、葡萄、啤酒、肝、蛋、瘦肉、乳品等中含量丰富。精致谷类和水果中含量较少。

（十）胆碱

1. 生理功能

（1）促进脑发育和提高记忆能力。

（2）保证信息传递。

（3）调控细胞凋亡。

（4）促进脂肪代谢。

（5）降低血清胆固醇含量。

2. 缺乏症

长期摄入缺乏胆碱膳食的主要结果包括肝、肾、胰腺病变、记忆紊乱和生长障碍等症状。

3. 摄入量及食物来源

（1）推荐摄入量　依据《中国居民膳食营养素参考摄入量（2013版）(DRIs)》，中国居民膳食胆碱参考摄入量如表1-24所示。

表1-24　中国居民膳食胆碱参考摄入量（DRIs）　　　　　单位：μg/d

| 人群 | 胆碱 AI 男 | 胆碱 AI 女 | UL | 人群 | 胆碱 AI 男 | 胆碱 AI 女 | UL |
|---|---|---|---|---|---|---|---|
| 0岁~ | 120 | | — | 50岁~ | 500 | 400 | 3000 |
| 0.5岁~ | 150 | | — | 65岁~ | 500 | 400 | 3000 |
| 1岁~ | 200 | | 1000 | 80岁~ | 500 | 400 | 3000 |
| 4岁~ | 250 | | 1000 | 孕妇（早） | — | +20 | 3000 |

续表

| 人群 | 胆碱 | | | 人群 | 胆碱 | | |
|---|---|---|---|---|---|---|---|
| | AI | | UL | | AI | | UL |
| | 男 | 女 | | | 男 | 女 | |
| 7岁~ | 300 | | 1500 | 孕妇（中） | — | +20 | 3000 |
| 11岁~ | 400 | | 2000 | 孕妇（晚） | — | +20 | 3000 |
| 14岁~ | 500 | 400 | 2500 | 乳母 | — | +120 | 3000 |
| 18岁~ | 500 | 400 | 3000 | | | | |

注：未制定参考值者用"—"表示；"+"表示在同龄人群参考值基础上额外增加量。

（2）食物来源　胆碱广泛存在于各种食物中，特别是肝、蛋黄、花生、蔬菜中含量较高。

### 三、维生素在食品加工中营养价值的变化

1. 食品加工的前处理

食品加工必须进行清理、修整和漂洗处理。如谷类经碾磨去壳，可改善食品的感官性质，便于食用和易于消化，但一部分维生素受到损失。碾磨去除越精，营养损失越大。淘米时也会造成水溶性维生素的损失。

在蔬菜和水果的前处理中，营养素大量流失，特别是水溶性维生素，损失取决于浸泡的时间和水温。蔬菜切碎后，维生素的损失巨大。去皮也会造成维生素的损失，因为大多数果蔬的表皮和皮下组织的维生素含量高于其他部位，如苹果皮中的维生素C含量比果肉高3~10倍，蔬菜叶的维生素含量也较高。

2. 热处理

食品加工的热处理包括烫漂、预热、油炸、浓缩、杀菌、烹饪（煮、蒸、炒、炸等），这个过程中容易造成各种维生素的损失。加热是导致维生素损失的重要因素。水溶性维生素对热的敏感性要比脂溶性维生素强。通常温度越高，时间越长，维生素的损失越大。

3. 脱水干燥

脱水干燥的目的是脱去原料中的一定量水分，使其在适当条件下储藏，防止细菌性变质，但是在脱水过程中，食品的一些营养物质也在随之流失，尤其是造成维生素的损失，脱水时最不稳定的是维生素C。

4. 冷冻处理

一般冷冻处理对维生素的影响较小。有些食品在冷冻过程中有大量的维生素损失，与食品原料在冷冻前的预处理、包装材料、冷冻条件等因素有关。冻藏温度对维生素C影响很大。

5. 碱处理

食用碱可破坏B族维生素和维生素C。

6. 储存

新鲜的果蔬长时间存放会使维生素损失较多。谷物储存温度越高，本身含水量越大，维生素的损失越严重。

7. 碾磨

谷物的维生素大部分分布在谷胚芽和糊粉层中，所以碾磨越精细，维生素损失越多。

---

### 知识拓展

### 其他类维生素物质

1. 肌醇

肌醇主要存在于动植物细胞内，分别以肌醇磷脂和植酸形式存在，主要生理功能有：降低胆固醇；促进健康毛发的生长，防止脱发；帮助体内脂肪的再分配（重新分布）；镇静；肌醇和胆法素一起结合，制成卵黄素；在供给脑细胞营养上有重要作用；有代谢脂肪和胆固醇的作用、降低胆固醇，有助预防动脉硬化；帮助清除肝内的脂肪；促进健康毛发的生长，防止脱发、防止湿疹等。富含肌醇的食物：动物肝、啤酒酵母、白花豆、牛脑和牛心、美国甜瓜、葡萄柚、葡萄干、麦芽、未精制的糖蜜、花生、甘蓝菜、全麦谷物等。

2. 黄酮类

黄酮类广泛存在于自然界，色泽艳丽，一般与糖形成苷，也有以游离形式存在的。主要生理功能有：调节毛细血管的脆性与渗透性，保护心血管系统；作为自由基有效清除剂、金属螯合剂、维生素C增效剂、抗癌作用、抑制细菌作用等。

3. 褪黑素

褪黑素是由人体松果体分泌的一种激素，是调节生物钟的活性物质，主要生理功能有：助睡眠、防衰老、保持青春活力；提高免疫力；抗病毒；抗肿瘤、降血压防血栓等。

4. L-肉碱

L-肉碱的化学结构类似胆碱，主要生理功能有：促进脂肪酸运输与氧化；提高机体的耐受力，减轻疲劳感；加速精子成熟并提高活力等。

5. 皂苷

皂苷是存在于植物、海洋生物中的一类特殊苷类，主要生理功能有：溶血、降低胆固醇、抗菌等。

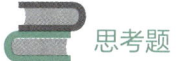 思考题

1. 简述维生素的分类及主要作用。
2. 脂溶性维生素有哪些？都有哪些生理功能？
3. 水溶性维生素主要有哪些？都有哪些生理功能？
4. 如何避免食物中维生素的损失？
5. 举例说明常见维生素的推荐摄入量及食物来源。

## 项目五　矿物质

### 学习目标

1. 了解矿物质的种类及其主要的生理功能；
2. 掌握常量、微量元素的生理功能、缺乏症；
3. 了解矿物质在食品加工中变化及如何预防；
4. 掌握矿物质的摄入量及食物来源。

### 案例分析

案例：矿物质缺乏引发或加剧某些慢性病（2015年8月，中国新闻网）

世界卫生组织和联合国粮农组织把膳食中维生素、矿物质（微量营养素）缺乏称为"隐性饥饿"，是现今全球主要的营养问题。"隐性饥饿"不仅会引起多种营养缺乏症，还可能增加癌症、糖尿病、心血管疾病等多种慢性疾病发生的潜在风险。全球有25亿人正遭受着"隐性饥饿"的困扰，危及全球1/3人口的健康。

在中国，"隐性饥饿"问题也比较普遍。2015年6月30日最新发布的《中国居民营养与慢性病状况报告（2015）》的结果显示，中国普通民众的膳食结构多存在不合理，营养不均衡的现象，且每日多种维生素、矿物质的摄入均未达到推荐摄入量，"隐性饥饿"同样也在危害着中国城镇居民的健康状况。

"隐性饥饿"与多种慢性病有关，一方面某些慢性病患者因疾病本身或使用药物导致维生素、矿物质缺乏，另一方面，维生素、矿物质的缺乏又可能引

发或加剧某些慢性病。

那么，什么是矿物质，它有哪些生理功能呢？

—— 必备知识 ——

## 一、矿物质概述

### 1. 矿物质定义及种类

矿物质是构成人体组织和维持正常生理功能必需的各种元素的总称。人体中含有的各种元素，除了碳、氧、氢、氮等主要以有机物的形式存在以外，其余的各种元素统称为矿物质（也称为无机盐）。

钙、镁、钾、钠、磷、硫、氯7种元素含量较多，在机体内含量均占人体总质量的0.01%以上，称为常量元素。其他元素如铁、铜、碘、锌、硒、锰、钼、钴、铬、锡、钒、硅、镍、氟共14种，存在数量极少，在机体内含量少于0.01%，被称为微量元素。

### 2. 矿物质的生理功能

（1）构成机体组织的重要成分，如钙、磷、镁构成骨骼和牙齿，蛋白质中含有硫、磷等。

（2）为多种酶的活化剂、辅因子或组成成分，如钙是凝血酶的活化剂，锌是多种酶的组成成分。

（3）某些具有特殊生理功能物质的组成部分，如甲状腺素含碘，含铁血红蛋白可携带氧，呼吸酶含铁和铜等。

（4）维持机体的酸碱平衡及组织细胞渗透压，酸性（氯、硫、磷）和碱性（钾、钠、镁）无机盐适当配合，加上重碳酸盐和蛋白质的缓冲作用，维持着机体的酸碱平衡；无机盐与蛋白质一起维持组织细胞的渗透压；缺乏铁、钠、碘、磷可能会引起疲劳等。

（5）维持神经肌肉兴奋性和细胞膜的通透性，钾、钠、钙、镁是维持神经肌肉兴奋性和细胞膜通透性的必要条件。

人体内矿物质不足可能出现许多症状。但矿物质如果摄取过多，也容易引起过剩症及中毒，所以一定要注意矿物质的适量摄取。

## 二、常量元素生理功能、缺乏症、摄入量及食物来源

### （一）钙（Ca）

#### 1. 生理功能

（1）构成牙齿和骨骼的主要成分。

（2）强化神经系统的传导功能，参与肌肉的收缩，如减轻腿抽筋、帮助肌肉放松等。

（3）维持所有细胞的正常生理状态，如钙可以调节心脏搏动，保持心脏连续交替地作收缩和舒张运动。

（4）降低神经细胞的兴奋性，可以说钙是一种天然的镇静剂。
（5）降低（调节）细胞核毛细血管的通透性。
（6）促进体内多种酶的活性。
（7）参与血液的凝固过程，血的凝固过程需要有钙来激活。
（8）调节人体的酸碱值。

2. 缺乏症

钙缺乏主要影响骨骼与牙齿的发育，可导致婴幼儿佝偻病、成人骨软化症与骨质疏松症的发生；血清钙含量不足，可使神经肌肉的兴奋性提高，引起抽搐；血清钙含量过高，则可抑制神经、肌肉的兴奋性。不同年龄的缺钙表现如表1-25所示。

表1-25 不同年龄的缺钙表现

| 年龄 | 缺钙表现 |
| --- | --- |
| 儿童 | 夜惊、夜啼、烦躁、盗汗、厌食、佝偻病、骨骼发育不良、免疫力低下、易感染等 |
| 青少年 | 腿软、抽筋、体育成绩不佳、疲倦乏力、烦躁、精力不集中、偏食、厌食、牙齿发育不良、龋齿、"O型腿"（罗圈腿）、易感冒、易过敏等 |
| 青壮年 | 经常性的倦怠、乏力、抽筋、腰酸背痛、易感冒、过敏等 |
| 孕产妇 | 小腿痉挛、腰酸背痛、关节痛、浮肿、妊娠高血压等 |
| 中老年 | 腰酸背痛、小腿痉挛、骨质疏松、骨质增生、骨质软化、各类骨折、高血压、心脑血管病等 |

3. 摄入量及食物来源

（1）推荐摄入量 依据《中国居民膳食营养素参考摄入量（2013版）（DRIs）》，中国居民膳食钙参考摄入量如表1-26所示。

表1-26 中国居民膳食钙参考摄入量（DRIs） 单位：mg/d

| 人群 | 钙 | | | 人群 | 钙 | | |
| --- | --- | --- | --- | --- | --- | --- | --- |
| | EAR | RNI | UL | | EAR | RNI | UL |
| 0岁~ | — | 200（AI） | 1000 | 50岁~ | 800 | 1000 | 2000 |
| 0.5岁~ | — | 250（AI） | 1500 | 65岁~ | 800 | 1000 | 2000 |
| 1岁~ | 500 | 600 | 1500 | 80岁~ | 800 | 1000 | 2000 |
| 4岁~ | 650 | 800 | 2000 | 孕妇（早） | +0 | +0 | 2000 |
| 7岁~ | 800 | 1000 | 2000 | 孕妇（中） | +160 | +200 | 2000 |
| 11岁~ | 1000 | 1200 | 2000 | 孕妇（晚） | +160 | +200 | 2000 |
| 14岁~ | 800 | 1000 | 2000 | 乳母 | +160 | +150 | 1000 |
| 18岁~ | 650 | 800 | 2000 | | | | |

注：未制定参考值者用"—"表示；"+"表示在同龄人群参考值基础上额外增加量。

（2）食物来源　钙质的补充主要应从膳食中得到，钙的食物来源以乳和乳制品为最好，乳制品不仅含钙量高，而且容易被人体吸收利用。同时，乳制品还提供优质蛋白质、丰富的维生素，可供生长发育所需。

大豆和豆制品含有丰富的钙，也容易被人体所利用，而且价格便宜，来源丰富。

绿叶蔬菜尤其是有深绿色叶子的蔬菜是人体补充钙的重要来源之一，但有些食物则不宜多吃，如菠菜、笋、莴苣、茭白等因含草酸较多，易和钙结合形成不溶于水的草酸钙，影响钙的吸收。

此外，芝麻酱、小鱼、小虾、海带、紫菜中都含有丰富的钙，尤其是虾皮含钙量最高，青少年应多食用这些食物以补充钙。

（二）磷（P）

1. 生理功能

（1）磷是构成骨骼和牙齿的主要成分。

（2）参与能量代谢，参与碳水化合物和脂肪的吸收和代谢，以高能磷酸键的形式储存能量。

（3）构成生命物质，磷是核酸、磷蛋白、磷脂等的主要成分。

（4）是酶的重要成分，是构成核苷酸辅酶类的辅酶。

（5）调节酸碱平衡，血中磷酸盐是血液缓冲体系的重要组成成分。

2. 缺乏症

人类的食物中有很丰富的磷，肌体对磷的吸收比钙容易，因此，一般不会出现磷缺乏症。磷摄入或吸收的不足可以出现低磷血症，引起红细胞、白细胞、血小板的异常，软骨病；因疾病或过多的摄入磷，将导致高磷血症，使血液中血钙降低导致骨质疏松。

3. 摄入量及食物来源

（1）摄入量　依据《中国居民膳食营养素参考摄入量（2013版）（DRIs）》，中国居民膳食磷参考摄入量如表1-27所示。

表1-27　中国居民膳食磷参考摄入量（DRIs）　　　　　　　　　　　　　单位：mg/d

| 人群 | 磷 | | | 人群 | 磷 | | |
| --- | --- | --- | --- | --- | --- | --- | --- |
| | EAR | RNI | UL | | EAR | RNI | UL |
| 0岁~ | — | 100（AI） | — | 50岁~ | 600 | 720 | 3500 |
| 0.5岁~ | — | 180（AI） | — | 65岁~ | 590 | 700 | 3500 |
| 1岁~ | 250 | 300 | — | 80岁~ | 590 | 670 | 3500 |
| 4岁~ | 290 | 350 | — | 孕妇（早） | +0 | +0 | 3500 |
| 7岁~ | 400 | 470 | — | 孕妇（中） | +0 | +0 | 3500 |
| 11岁~ | 540 | 640 | — | 孕妇（晚） | +0 | +0 | 3500 |
| 14岁~ | 590 | 710 | — | 乳母 | +0 | +0 | 3500 |
| 18岁~ | 600 | 720 | 3500 | | | | |

注：未制定参考值者用"—"表示；"+"表示在同龄人群参考值基础上额外增加量。

（2）食物来源　磷在食物中分布很广，无论是动物性食物还是植物性食物，在其细胞中都含有丰富的磷，动物的乳汁中也含有磷，所以磷是与蛋白质并存的。瘦肉、蛋、乳、动物的肝、肾中磷的含量都很高，海带、紫菜、芝麻酱、花生、干豆类、坚果、粗粮中含磷量也较丰富。但粮谷中的磷为植酸磷，不经过加工处理，吸收利用率低。

（三）钾（K）

1. 生理功能

（1）维持糖、蛋白质的正常代谢。

（2）维持细胞内正常渗透压。

（3）维持神经肌肉的应激性和正常功能。

（4）维持心肌的正常功能。

（5）维持细胞内外正常的酸碱平衡。

（6）降低血压。

2. 缺乏症

一般饮食含钾都比较丰富，故只要能正常进食，机体就不致缺钾。当体内缺钾时（疾病、高温作业等），会造成全身无力、疲乏、心跳减弱、头昏眼花，严重缺钾还会导致呼吸肌麻痹而死亡。此外，低钾会使胃肠蠕动减慢，导致肠麻痹，加重厌食，出现恶心、呕吐、腹胀等症状。

3. 摄入量及食物来源

（1）推荐摄入量　依据《中国居民膳食营养素参考摄入量（2013版）（DRIs）》，中国居民膳食钾参考摄入量如表1-28所示。

表1-28　中国居民膳食钾参考摄入量（DRIs）　　　　　　　　　　　单位：mg/d

| 人群 | 钾 | | 人群 | 钾 | |
| --- | --- | --- | --- | --- | --- |
| | AI | PI | | AI | PI |
| 0岁~ | 350 | — | 50岁~ | 2000 | 3600 |
| 0.5岁~ | 550 | — | 65岁~ | 2000 | 3600 |
| 1岁~ | 900 | — | 80岁~ | 2000 | 3600 |
| 4岁~ | 1200 | 2100 | 孕妇（早） | +0 | 3600 |
| 7岁~ | 1500 | 2800 | 孕妇（中） | +0 | 3600 |
| 11岁~ | 1900 | 3400 | 孕妇（晚） | +0 | 3600 |
| 14岁~ | 2200 | 3900 | 乳母 | +400 | 3600 |
| 18岁~ | 2000 | 3600 | | | |

注：未制定参考值者用"—"表示；"+"表示在同龄人群参考值基础上额外增加量。

（2）食物来源　大部分食物都含有钾，进食蔬菜和水果是摄入钾最好的渠道。每100g谷类中含钾100~200mg，每100g豆类中含钾600~800mg，每100g蔬菜和水果中含钾200~500mg，每100g肉类中含钾约为150~300mg，每100g鱼类中含钾200~300mg，每100g食物含钾高于800mg以上的食物有紫菜、黄豆、冬菇等。

### (四) 钠 (Na)

**1. 生理功能**

(1) 维持酸碱平衡。

(2) 调节体内水分与渗透压。

(3) 钠与ATP的生产和利用、肌肉运动、心血管功能、能量代谢都有关。

(4) 维持血压正常，钠泵作用。

(5) 增强神经肌肉兴奋性。

**2. 缺乏症**

人体钠一般不会缺乏，当体内缺钠时（疾病、高温作业等），早期症状不明显，缺钠严重时，会出现倦怠、淡漠、无神、甚至起立时昏倒等现象。失钠达0.5g/kg体重以上时，可出现恶心、呕吐、血压下降、痛性肌肉痉挛，尿中无氯化物检出等现象。当失钠达0.75~1.2g/kg体重时，可出现恶心、呕吐、视力模糊、心率加速、脉搏细弱、血压下降、肌肉痉挛、疼痛反射消失，以至于淡漠、木僵、昏迷、外周循环衰竭、休克等症状。正常情况下，钠摄入过多并不蓄积于体内，但某些情况下，如误将食盐当作食糖加入婴儿乳粉中喂哺，则可引起婴儿中毒甚至死亡。急性钠中毒时，可出现水肿、血压上升、血浆胆固醇升高、脂肪清除率降低、胃黏膜上皮细胞受损等。

**3. 摄入量及食物来源**

(1) 推荐摄入量　依据《中国居民膳食营养素参考摄入量（2013版）(DRIs)》，中国居民膳食钠参考摄入量如表1-29所示。

表1-29　中国居民膳食钠参考摄入量（DRIs）　　　　　　　　　单位：mg/d

| 人群 | 钠 | | 人群 | 钠 | |
|---|---|---|---|---|---|
| | AI | PI | | AI | PI |
| 0岁~ | 170 | — | 50岁~ | 1400 | 1900 |
| 0.5岁~ | 350 | — | 65岁~ | 1400 | 1800 |
| 1岁~ | 700 | — | 80岁~ | 1300 | 1700 |
| 4岁~ | 900 | 1200 | 孕妇（早） | +0 | 2000 |
| 7岁~ | 1200 | 1500 | 孕妇（中） | +0 | 2000 |
| 11岁~ | 1400 | 1900 | 孕妇（晚） | +0 | 2000 |
| 14岁~ | 1600 | 2200 | 乳母 | +0 | 2000 |
| 18岁~ | 1500 | 2000 | | | |

注：未制定参考值者用"—"表示；"+"表示在同龄人群参考值基础上额外增加量；1g食盐含有400mg钠。

(2) 食物来源　人体钠来源主要为食盐（钠），加工、制备食物过程中加入的钠或含钠的复合物以及酱油、腌制肉或烟熏食品、酱菜类、发酵豆制品、咸味休闲食品等。

## （五）镁（Mg）

### 1. 生理功能

（1）镁作为多种酶的激活剂，参与300多余种酶促反应。

（2）维护骨骼生长和神经肌肉的兴奋性。

（3）维护胃肠道和激素的功能。

（4）镁也是高血压、高胆固醇、高血糖的"克星"，它还有助于防治中风、冠心病和糖尿病。

### 2. 缺乏症

缺镁早期表现常有厌食、恶心、呕吐、衰弱及淡漠。缺镁加重可有记忆力减退、精神紧张、易激动、神志不清、烦躁不安等。严重缺镁时，可有癫痫样发作。缺镁与血压升高、骨质疏松也有关系。因缺镁时常伴有缺钾及缺钙，故很难确定哪些症状是由缺镁引起的。

### 3. 摄入量及食物来源

（1）推荐摄入量　依据《中国居民膳食营养素参考摄入量（2013版）（DRIs）》，中国居民膳食镁参考摄入量如表1-30所示。

表1-30　中国居民膳食镁参考摄入量（DRIs） 单位：mg/d

| 人群 | 镁 | | 人群 | 镁 | |
|---|---|---|---|---|---|
| | EAR | RNI | | EAR | RNI |
| 0岁~ | — | 20（AI） | 50岁~ | 280 | 330 |
| 0.5岁~ | — | 65（AI） | 65岁~ | 270 | 320 |
| 1岁~ | 110 | 140 | 80岁~ | 260 | 310 |
| 4岁~ | 130 | 160 | 孕妇（早） | +30 | +40 |
| 7岁~ | 180 | 220 | 孕妇（中） | +30 | +40 |
| 11岁~ | 250 | 300 | 孕妇（晚） | +30 | +40 |
| 14岁~ | 270 | 320 | 乳母 | +0 | +0 |
| 18岁~ | 280 | 330 | | | |

注：未制定参考值者用"—"表示；"+"表示在同龄人群参考值基础上额外增加量。

（2）食物来源　紫菜含镁最多，居各种食物之首，被誉为"镁元素的宝库"。其他富含镁的食物主要有：谷类（小米、玉米、荞麦面、高粱面等）、豆类（黄豆、黑豆、蚕豆、豌豆、豆腐等）、绿叶蔬菜（苋菜、荠菜、辣椒干、蘑菇等）、水果（杨桃、桂圆、核桃仁等）、虾米、花生、芝麻、芝麻酱等。

## （六）氯（Cl）

### 1. 生理功能

（1）与钠离子一起维持细胞外液的容量与渗透压。

（2）维持体液酸碱平衡。

（3）参与将血液中二氧化碳输送至肺进而排出体外的过程。

（4）参与胃液中的胃酸形成，促进维生素$B_{12}$和铁的吸收。

（5）激活唾液淀粉酶分解淀粉，促进食物消化。

（6）刺激肝脏功能，促使肝中代谢废物排出。

2. 缺乏症

一般情况下身体不易缺乏氯。进食不合理的膳食或是大量出汗、严重腹泻、呕吐者或因治病需要使用利尿剂、体内严重失水者，都可能出现不同程度的氯缺乏。氯缺乏经常伴有钠缺乏，严重时可造成低氯性代谢碱中毒，易导致胃酸不足、消化吸收不良，可加剧脱发、牙齿脱落甚至肌肉收缩不良，影响机体生长发育。

3. 摄入量及食物来源

（1）推荐摄入量　依据《中国居民膳食营养素参考摄入量（2013版）（DRIs）》，中国居民膳食氯参考摄入量如表1-31所示。

表1-31　中国居民膳食氯参考摄入量（DRIs）　　　　　　　　　　　　单位：mg/d

| 人群 | 氯 AI | 人群 | 氯 AI |
| --- | --- | --- | --- |
| 0岁~ | 260 | 50岁~ | 2200 |
| 0.5岁~ | 550 | 65岁~ | 2200 |
| 1岁~ | 1100 | 80岁~ | 2000 |
| 4岁~ | 1400 | 孕妇（早） | +0 |
| 7岁~ | 1900 | 孕妇（中） | +0 |
| 11岁~ | 2200 | 孕妇（晚） | +0 |
| 14岁~ | 2500 | 乳母 | +0 |
| 18岁~ | 2300 | | |

注：未制定参考值者用"—"表示；"+"表示在同龄人群参考值基础上额外增加量。

（2）食物来源　人体一般通过膳食获得氯。主要来源是氯化钠，另有少量氯来自氯化钾，常见于食盐、酱油等调味品以及酱菜等盐渍腌制品、熏卤咸味等食品中。天然水中也含有氯，摄入量往往大于需要量。

三、微量元素生理功能、缺乏症、摄入量及食物来源

（一）铁（Fe）

1. 生理功能

（1）组成血红蛋白以参与氧的运输和存储。

（2）组成肌红蛋白、脑红蛋白，二者与血红蛋白结构近似，是携氧、储氧球蛋白。

（3）维持正常造血功能，铁与红细胞形成和成熟有关。

（4）直接参与人体能量代谢。

（5）人体细胞内呼吸的氧化呼吸链中，很多酶是含血红素铁酶。

（6）对人体免疫系统有影响，人体内的铁无论是缺乏还是过量都会对人体的健康构成威胁，只有正常含量的铁才能保证人体健康。

2. 缺乏症

铁缺乏可使血红蛋白含量和生理活性降低，引起血红蛋白携带的氧明显减少，从而影响大脑中营养素和氧的供应。人体长期缺乏铁，会引发缺铁性贫血。表现症状为食欲减退、面色苍白、心悸头晕、免疫功能下降、容易疲乏、注意力不集中、记忆力减退等。

3. 摄入量及食物来源

（1）推荐摄入量　依据《中国居民膳食营养素参考摄入量（2013版）（DRIs）》，中国居民膳食铁参考摄入量如表1-32所示。

表1-32　中国居民膳食铁参考摄入量（DRIs）　　　　　　　　　　单位：mg/d

| 人群 | 铁 | | | | | 人群 | 铁 | | | | |
| --- | --- | --- | --- | --- | --- | --- | --- | --- | --- | --- | --- |
| | EAR | | RNI | | UL | | EAR | | RNI | | UL |
| | 男 | 女 | 男 | 女 | | | 男 | 女 | 男 | 女 | |
| 0岁~ | — | | 0.3（AI） | | — | 50岁~ | 9 | 9 | 12 | 12 | 42 |
| 0.5岁~ | 7 | | 10 | | — | 65岁~ | 9 | 9 | 12 | 12 | 42 |
| 1岁~ | 6 | | 9 | | 25 | 80岁~ | 9 | 9 | 12 | 12 | 42 |
| 4岁~ | 7 | | 10 | | 30 | 孕妇（早） | — | +0 | — | +0 | 42 |
| 7岁~ | 10 | | 13 | | 35 | 孕妇（中） | — | +4 | — | +4 | 42 |
| 11岁~ | 11 | 14 | 15 | 18 | 40 | 孕妇（晚） | — | +7 | — | +9 | 42 |
| 14岁~ | 12 | 14 | 16 | 18 | 40 | 乳母 | — | +3 | — | +4 | 42 |
| 18岁~ | 9 | 15 | 12 | 20 | 42 | | | | | | |

注：未制定参考值者用"—"表示；"+"表示在同龄人群参考值基础上额外增加量。

（2）食物来源　动物肝、全血、畜禽肉类、鱼类含铁量较高，豆类、黑木耳、芝麻酱、蛋黄、红糖、干果也含有丰富的铁，蔬菜类一般含铁量不高，油菜、苋菜、菠菜、韭菜虽然含铁但是利用率不高。对面粉和酱油等食品进行铁强化，可使总铁摄入量明显增加。膳食中如果铁不够，应补充硫酸亚铁、葡萄糖酸亚铁等铁剂。

（二）碘（I）

1. 生理功能

碘在人体中的作用主要是构成甲状腺素，碘的生理功能通过甲状腺素的作用表现出来。

（1）促进生物氧化。甲状腺素能促进三羧酸循环中的生物氧化，协调生物氧化和磷酸化的偶联、调节能量转换。

（2）调节蛋白质合成和分解。当蛋白质摄入不足时，甲状腺素有促进蛋白质合成作用；当蛋白质摄入充足时，甲状腺素可促进蛋白质分解。

（3）促进糖和脂肪代谢。甲状腺素能加速糖的吸收利用，促进糖原和脂肪分解氧化，调节血清胆固醇和磷脂浓度等。

（4）调节水盐代谢。甲状腺素可促进组织中水盐进入血液并从肾排出，缺乏时可引起组织内的水盐潴留，在组织间隙出现含有大量黏蛋白的组织液，发生黏液性水肿。

（5）促进维生素的吸收利用。甲状腺素可促进烟酸的吸收利用，使胡萝卜素转化为维生素A及核黄素合成核黄素腺嘌呤二核苷酸等。

（6）增强酶的活力。甲状腺素能活化体内100多种酶，如细胞色素酶系、琥珀酸氧化酶系、碱性磷酸酶等。

（7）促进生长发育。甲状腺素促进骨骼的发育和蛋白质合成，维护中枢神经系统的正常结构。

2. 缺乏症

碘缺乏病主要病因是环境缺碘，人体摄取碘不足所致。本病分布广泛，国内多省区均有分布。该病主要多见于远离沿海及海拔高的山区，流行地区的土壤、水和食物中含碘量极少。人体缺碘时会出现甲状腺肿大，俗称大脖子病。孕妇、乳母缺碘会导致婴幼儿呆小病或称为地方性克汀病（生长和智力受损病）。

碘缺乏病可以通过食用碘盐来预防，碘盐中所包含的碘可以满足人体每日的碘需求量，坚持食用碘盐，可以防治碘缺乏病。

碘摄入量过高也会引起碘中毒或甲状腺肿大，因此也要注意防止加碘过量。

3. 摄入量及食物来源

（1）推荐摄入量　依据《中国居民膳食营养素参考摄入量（2013版）(DRIs)》，中国居民膳食碘参考摄入量如表1-33所示。

表1-33　中国居民膳食碘参考摄入量（DRIs）　　　　　　　　　　　　单位：μg/d

| 人群 | 碘 | | | 人群 | 碘 | | |
| --- | --- | --- | --- | --- | --- | --- | --- |
| | EAR | RNI | UL | | EAR | RNI | UL |
| 0岁~ | — | 85（AI） | — | 50岁~ | 85 | 120 | 600 |
| 0.5岁~ | — | 115（AI） | — | 65岁~ | 85 | 120 | 600 |
| 1岁~ | 65 | 90 | — | 80岁~ | 85 | 120 | 600 |
| 4岁~ | 65 | 90 | 200 | 孕妇（早） | +75 | +110 | 600 |
| 7岁~ | 65 | 90 | 300 | 孕妇（中） | +75 | +110 | 600 |
| 11岁~ | 75 | 110 | 400 | 孕妇（晚） | +75 | +110 | 600 |
| 14岁~ | 85 | 120 | 500 | 乳母 | +85 | +110 | 600 |
| 18岁~ | 85 | 120 | 600 | | | | |

注：未制定参考值者用"—"表示；"+"表示在同龄人群参考值基础上额外增加量。

（2）食物来源　人类所需的碘，主要来自食物，其次来自饮用水与食盐。海洋生物含碘量很高，如海带、紫菜、海鲜鱼、干贝、淡菜、海蜇、龙虾等，而远离海洋的内陆山区或不易被海风吹到的地区，土壤和空气中含碘量较少，这些地区的食物含碘量不高。陆地食品含碘量中动物性食物高于植物性食物，蛋、乳含碘量相对稍高，其次为肉类，淡水鱼的含碘量低于肉类。植物含碘量是最低的，特别是水果和蔬菜。

（三）锌（Zn）

1. 生理功能

（1）锌是许多金属酶的组成成分或一些酶的激活剂。目前已经明确的是锌参与18种酶的合成，并可激活80余种酶，在组织呼吸和物质代谢中起重要作用。

（2）增强机体免疫力。锌能促进淋巴细胞有丝分裂，能促使T细胞的功能增强，补体和免疫球蛋白增加等。

（3）加速创伤愈合。锌为合成胶原蛋白所必需。

（4）促进维生素A代谢，保护夜间视力。锌为视黄醛酶的主要成分，该酶促进维生素A合成和转化为视紫红质。

（5）改善味觉，促进食欲。唾液蛋白是一种味觉素，也是含锌的蛋白质。

（6）提高智力。锌是胱氨酸脱羧酶的抑制剂，也是脑细胞中含量最高的微量元素，它使脑神经兴奋性提高，思维敏捷。

2. 缺乏症

人体缺锌时，表现为儿童生长发育迟缓、身材矮小、性器官发育不良、味觉异常、异食癖、厌食和创伤难愈合。

3. 摄入量及食物来源

（1）推荐摄入量　依据《中国居民膳食营养素参考摄入量（2013版）（DRIs）》，中国居民膳食锌参考摄入量如表1-34所示。

表1-34　中国居民膳食锌参考摄入量（DRIs）　　　　　　　　　　　单位：mg/d

| 人群 | 锌 | | | | UL | 人群 | 锌 | | | | UL |
| --- | --- | --- | --- | --- | --- | --- | --- | --- | --- | --- | --- |
| | EAR | | RNI | | | | EAR | | RNI | | |
| | 男 | 女 | 男 | 女 | | | 男 | 女 | 男 | 女 | |
| 0岁~ | — | | 2.0（AI） | | — | 50岁~ | 10.4 | 6.1 | 12.5 | 7.5 | 40 |
| 0.5岁~ | 2.8 | | 3.5 | | — | 65岁~ | 10.4 | 6.1 | 12.5 | 7.5 | 40 |
| 1岁~ | 3.2 | | 4.0 | | 8 | 80岁~ | 10.4 | 6.1 | 12.5 | 7.5 | 40 |
| 4岁~ | 4.6 | | 5.5 | | 12 | 孕妇（早） | — | +1.7 | — | +2.0 | 40 |
| 7岁~ | 5.9 | | 7.0 | | 19 | 孕妇（中） | — | +1.7 | — | +2.0 | 40 |
| 11岁~ | 8.2 | 7.6 | 10.0 | 9.0 | 28 | 孕妇（晚） | — | +1.7 | — | +2.0 | 40 |
| 14岁~ | 9.7 | 6.9 | 11.5 | 8.5 | 35 | 乳母 | — | +3.8 | — | +4.5 | 40 |
| 18岁~ | 10.4 | 6.1 | 12.5 | 7.5 | 40 | | | | | | |

注：未制定参考值者用"—"表示；"+"表示在同龄人群参考值基础上额外增加量。

（2）食物来源　锌在食物中含量有很大差异，牡蛎、鲱鱼等海产品含锌量丰富，其次为肉、肝、蛋类食品，糙米、黄豆、花生、核桃、杏仁、白萝卜等锌含量也较多，但吸收率低。因此，海鱼、牛肉及其他红色肉类是锌的良好来源。

（四）硒（Se）

1. 生理功能

（1）硒被赞誉为"抗癌之王"，补充微量元素硒可以防止很多种癌症的发生。

（2）由于硒具有高抗氧化作用，适量补充硒能起到防止器官老化与病变的作用，延缓机体衰老。

（3）有机硒能清除体内自由基，有排除体内毒素的作用，也具有抗氧化作用，能有效地抑制过氧化脂质的产生，防止血凝，清除胆固醇，增强人体免疫功能。

（4）预防糖尿病。硒是构成谷胱甘肽过氧化物酶的活性成分，它能防止胰岛 $\beta$ 细胞被氧化破坏，使胰腺功能正常，促进糖代谢、降低血糖和尿糖，改善糖尿病患者的症状。

（5）预防心血管疾病。硒是维持心正常功能的重要元素，对心肌有保护和修复的作用。

（6）预防克山病、大骨节病、关节炎等。缺硒是克山病、大骨节病两种地方性疾病的主要原因。补硒能防止骨髓端病变，促进其修复，而在蛋白质合成中促进二硫键对抗金属元素从而解毒。硒对这两种地方性疾病和关节炎都有很好的预防和治疗作用。

（7）解毒、排毒。硒与金属的结合力很强，能抵抗镉对肾、生殖腺和中枢神经的毒害。硒与体内的汞、铅、锡、铊等重金属结合，形成金属硒蛋白复合物从而起到解毒、排毒的作用。

（8）硒可保护视网膜，提高视力，有防止白内障的作用。

（9）硒能降低放化疗的毒副作用，改善癌症晚期患者的生活质量，延长患者生命。

2. 缺乏症

缺硒可导致克山病的发生，其主要症状是心脏扩大、发生心源性休克或心力衰竭、心律失常等。硒缺乏还易患大骨节病、关节炎、不孕不育等。

过量的硒可导致硒中毒，症状为脱发、脱甲，少数病人有神经症状。

3. 摄入量及食物来源

（1）推荐摄入量　依据《中国居民膳食营养素参考摄入量（2013版）（DRIs）》，中国居民膳食硒参考摄入量如表1-35所示。

表1-35　中国居民膳食硒参考摄入量（DRIs） 单位：µg/d

| 人群 | 硒 | | | 人群 | 硒 | | |
| --- | --- | --- | --- | --- | --- | --- | --- |
| | EAR | RNI | UL | | EAR | RNI | UL |
| 0岁~ | — | 15（AI） | 55 | 50岁~ | 50 | 60 | 400 |
| 0.5岁~ | — | 20（AI） | 80 | 65岁~ | 50 | 60 | 400 |
| 1岁~ | 20 | 25 | 100 | 80岁~ | 50 | 60 | 400 |

续表

| 人群 | 硒 | | | 人群 | 硒 | | |
|---|---|---|---|---|---|---|---|
| | EAR | RNI | UL | | EAR | RNI | UL |
| 4岁~ | 25 | 30 | 150 | 孕妇（早） | +4 | +5 | 400 |
| 7岁~ | 35 | 40 | 200 | 孕妇（中） | +4 | +5 | 400 |
| 11岁~ | 45 | 55 | 300 | 孕妇（晚） | +4 | +5 | 400 |
| 14岁~ | 50 | 60 | 350 | 乳母 | +15 | +18 | 400 |
| 18岁~ | 50 | 60 | 400 | | | | |

注：未制定参考值者用"—"表示；"+"表示在同龄人群参考值基础上额外增加量。

（2）食物来源　含硒丰富的食物有芝麻、动物内脏、大蒜、蘑菇、海米、鲜贝、淡菜、金针菇、海参、鱿鱼、苋菜、鱼粉、黄油、啤酒酵母、小麦胚和龙虾。含硒较多的食物有海蟹、干贝、带鱼、松花鱼、黄鱼、龙虾、羊油、豆油、猪肾、全小麦粒（粉）、螃蟹、猪肉和羊肉等。植物性食物的含硒量决定于当地水土中的硒含量，不同产地的食物其硒含量差别较大。

（五）铜（Cu）

1. 生理功能

（1）作为金属酶的组成成分，直接参与机体代谢。

（2）维持铁的正常代谢，有利于血红蛋白的合成和红细胞的成熟。

（3）参与骨骼的合成。

（4）维护中枢神经系统的健康。

（5）促进黑色素合成。

（6）清除超氧负离子。

2. 缺乏症

正常饮食可满足机体对铜的需要，一般不易缺乏。人体缺乏铜时，表现为缺铜性贫血、骨质疏松、运动障碍等。缺铜还可能引发冠心病、白癜风病等病症，女性缺铜还有可能导致不孕症的出现。铜摄入量过多也会引起中毒。

3. 摄入量及食物来源

（1）推荐摄入量　依据《中国居民膳食营养素参考摄入量（2013版）（DRIs）》，中国居民膳食铜参考摄入量如表1-36所示。

表1-36　中国居民膳食铜参考摄入量（DRIs）　　　　　　　　　　　　　　单位：mg/d

| 人群 | 铜 | | | 人群 | 铜 | | |
|---|---|---|---|---|---|---|---|
| | EAR | RNI | UL | | EAR | RNI | UL |
| 0岁~ | — | 0.3（AI） | — | 50岁~ | 0.60 | 0.8 | 8 |
| 0.5岁~ | — | 0.3（AI） | — | 65岁~ | 0.60 | 0.8 | 8 |
| 1岁~ | 0.25 | 0.3 | 2 | 80岁~ | 0.60 | 0.8 | 8 |
| 4岁~ | 0.30 | 0.4 | 3 | 孕妇（早） | +0.10 | +0.1 | 8 |
| 7岁~ | 0.40 | 0.5 | 4 | 孕妇（中） | +0.10 | +0.1 | 8 |
| 11岁~ | 0.55 | 0.7 | 6 | 孕妇（晚） | +0.10 | +0.1 | 8 |

续表

| 人群 | 铜 | | | 人群 | 铜 | | |
|---|---|---|---|---|---|---|---|
| | EAR | RNI | UL | | EAR | RNI | UL |
| 14岁~ | 0.60 | 0.8 | 7 | 乳母 | +0.50 | +0.6 | 8 |
| 18岁~ | 0.60 | 0.8 | 8 | | | | |

注：未制定参考值用"—"表示；"+"表示在同龄人群参考值基础上额外增加量。

（2）食物来源 含铜量丰富的食物有牡蛎和贝类等海产品、坚果类、瘦肉等，其他含铜的食物还有马铃薯、豌豆、蘑菇、番木瓜、苹果等。茶叶、米饭和鸡肉中含铜较少，但因人们对它们的摄入量多，也可为人体提供足量的铜。另外，天然水中也含铜。每日膳食基本能满足人体对铜的需要。食品中的氨基酸有利于铜的吸收，而铁、钼、锌及维生素C则影响铜的吸收。

（六）氟（F）

1. 生理功能

（1）氟与骨骼的形成和结构有关。适量氟有利于机体对钙和磷的利用及钙、磷在骨骼中沉积，刺激新骨的生长，加速骨骼的形成，增加骨骼的硬度。因此，氟对儿童骨骼的生长发育起促进作用，对老年人的骨质疏松症起预防作用。

（2）预防龋齿。氟是牙齿的重要成分，氟被牙釉质中羟磷灰石吸附后，在牙釉质中形成坚硬的氟磷灰石保护层，减低牙釉质在酸中的溶解性，抵抗酸性腐蚀牙釉质，也能抑制嗜酸性菌的活性，从而防止龋齿的发生。

（3）防治缺铁性贫血。氟还能促进肠道对铁的吸收和利用，因而有利于防治缺铁性贫血。

2. 缺乏症

氟摄入不足时，会引起龋齿、骨质疏松等症，但如果长期摄入过多氟会引起氟中毒，主要有氟斑牙、氟骨症等症。

3. 摄入量及食物来源

（1）推荐摄入量 依据《中国居民膳食营养素参考摄入量（2013版）（DRIs）》，中国居民膳食氟参考摄入量如表1-37所示。

表1-37 中国居民膳食氟参考摄入量（DRIs） 单位：mg/d

| 人群 | 氟 | | 人群 | 氟 | |
|---|---|---|---|---|---|
| | AI | UL | | AI | UL |
| 0岁~ | 0.01 | — | 50岁~ | 1.5 | 3.5 |
| 0.5岁~ | 0.23 | — | 65岁~ | 1.5 | 3.5 |
| 1岁~ | 0.6 | 0.8 | 80岁~ | 1.5 | 3.5 |
| 4岁~ | 0.7 | 1.1 | 孕妇（早） | +0 | 3.5 |
| 7岁~ | 1.0 | 1.7 | 孕妇（中） | +0 | 3.5 |

续表

| 人群 | 氟 | | 人群 | 氟 | |
|---|---|---|---|---|---|
| | AI | UL | | AI | UL |
| 11岁~ | 1.3 | 2.5 | 孕妇（晚） | +0 | 3.5 |
| 14岁~ | 1.5 | 3.1 | 乳母 | +0 | 3.5 |
| 18岁~ | 1.5 | 3.5 | | | |

注：未制定参考值者用"—"表示；"+"表示在同龄人群参考值基础上额外增加量。

（2）食物来源　饮用水是氟的重要来源。一般情况下，动物性食物中的氟含量高于植物性食物中的氟含量，海洋动物中的氟含量高于淡水及陆地食品中的氟含量，鱼和茶叶中的氟含量很高。此外，红枣、莲子、海带和紫菜中含氟量也较高。

（七）铬（Cr）

1. 生理功能

（1）加强胰岛素的作用。在糖代谢中，铬作为一个辅助因子，对启动胰岛素有作用，添加铬能刺激机体对葡萄糖的摄取，使胰岛素充分地发挥作用。

（2）预防动脉粥样硬化。铬可能对血清胆固醇的内环境有稳定作用。

（3）促进蛋白质代谢和生长发育。铬在核酸的代谢中发挥作用。

（4）铬对个体生长也是必要的，缺铬动物生长发育停滞。

（5）铬对提高免疫力、抑制肥胖基因表达、提高机体应激性等有作用。

2. 缺乏症

一般膳食结构合理不会发生铬缺乏现象。缺铬可引起动脉硬化、视力降低、体重下降、糖尿病等症。

3. 摄入量及食物来源

（1）推荐摄入量　依据《中国居民膳食营养素参考摄入量（2013版）（DRIs）》，中国居民膳食铬参考摄入量如表1-38所示。

表1-38　中国居民膳食铬参考摄入量（DRIs）　　　　　　　　　　单位：μg/d

| 人群 | 铬 | 人群 | 铬 |
|---|---|---|---|
| | AI | | AI |
| 0岁~ | 0.2 | 50岁~ | 30 |
| 0.5岁~ | 4.0 | 65岁~ | 30 |
| 1岁~ | 15 | 80岁~ | 30 |
| 4岁~ | 20 | 孕妇（早） | +1.0 |
| 7岁~ | 25 | 孕妇（中） | +4.0 |
| 11岁~ | 30 | 孕妇（晚） | +6.0 |
| 14岁~ | 35 | 乳母 | +7.0 |
| 18岁~ | 30 | | |

注：未制定参考值者用"—"表示；"+"表示在同龄人群参考值基础上额外增加量。

（2）食物来源　铬以小剂量分布在食物中，膳食中的铬主要来源于谷类、肉类及鱼贝类。全谷类食物中含有的铬高于水果和蔬菜。在食物的加工过程中铬可能被添加或去除。精制糖和面粉中的铬低于未加工过的农产品。加工过的肉类中铬含量较高。

（八）锰（Mn）

1. 生理功能

（1）通过含锰酶或锰激活酶发挥生理作用，参与体内物质代谢。

（2）影响胰岛素合成和分泌，调节糖代谢。

（3）促进造血功能。锰可刺激造血功能。

（4）影响生殖能力。

（5）促进生长和正常的成骨作用。

（6）维持正常脑功能，与智能发展、思维、情感、行为均有一定关系。

2. 缺乏症

锰在人们食用的多种食物中都有存在。一般正常膳食不会缺锰。锰缺乏可影响生殖能力，有可能使后代出现先天性畸形、骨和软骨的形成不正常及葡萄糖耐量受损。另外，锰的缺乏可引起神经衰弱综合征，影响智力发育。锰缺乏还将导致胰岛素合成和分泌的降低，影响糖代谢。

3. 摄入量及食物来源

（1）推荐摄入量　依据《中国居民膳食营养素参考摄入量（2013版）（DRIs）》，中国居民膳食锰参考摄入量如表1-39所示。

表1-39　中国居民膳食锰参考摄入量（DRIs）　　　　　　　　　单位：mg/d

| 人群 | 锰 | | 人群 | 锰 | |
| --- | --- | --- | --- | --- | --- |
| | AI | UL | | AI | UL |
| 0岁~ | 0.01 | — | 50岁~ | 4.5 | 11 |
| 0.5岁~ | 0.7 | — | 65岁~ | 4.5 | 11 |
| 1岁~ | 1.5 | — | 80岁~ | 4.5 | 11 |
| 4岁~ | 2.0 | 3.5 | 孕妇（早） | +0.4 | 11 |
| 7岁~ | 3.0 | 5.0 | 孕妇（中） | +0.4 | 11 |
| 11岁~ | 4.0 | 8.0 | 孕妇（晚） | +0.4 | 11 |
| 14岁~ | 4.5 | 10 | 乳母 | +0.3 | 11 |
| 18岁~ | 4.5 | 11 | | | |

注：未制定参考值者用"—"表示；"+"表示在同龄人群参考值基础上额外增加量。

（2）食物来源　含锰最丰富的食物是动物的肝、肾、肌肉以及莴苣、菠菜、干果、谷物和茶叶等，但海产品、鱼、肉、根菜、胡萝卜中含锰很少。动物性食物如牛乳、山羊乳及乳制品中含锰量虽然较低，但是其以有机态存在，在人体内吸收利用率高，是人体中锰的来源之一。植物性食物虽然锰的含量不少，但在人体内是以无机态形式存在的，在人体内吸收利用率很差。

### （九）钼（Mo）

1. 生理功能

（1）有助于机体对蛋白质分解产物的排出。

（2）增强牙齿健康，并可减少龋齿的风险。

（3）可消除自由基及亚硝酸盐对身体的危害。

2. 缺乏症

目前尚无任何已知的缺乏症状，除非有过量的铜和硫酸盐干扰钼的有效利用，动物缺乏钼元素时会出现呼吸困难和神经错乱的症状。

3. 摄入量及食物来源

（1）推荐摄入量　依据《中国居民膳食营养素参考摄入量（2013版）（DRIs）》，中国居民膳食钼参考摄入量如表1-40所示。

表1-40　中国居民膳食钼参考摄入量（DRIs）　　　　　　　　　　　　　单位：µg/d

| 人群 | 钼 | | | 人群 | 钼 | | |
|---|---|---|---|---|---|---|---|
| | EAR | RNI | UL | | EAR | RNI | UL |
| 0岁~ | — | 2（AI） | — | 50岁~ | 85 | 100 | 900 |
| 0.5岁~ | — | 15（AI） | — | 65岁~ | 85 | 100 | 900 |
| 1岁~ | 35 | 40 | 200 | 80岁~ | 85 | 100 | 900 |
| 4岁~ | 40 | 50 | 300 | 孕妇（早） | +7 | +10 | 900 |
| 7岁~ | 55 | 65 | 450 | 孕妇（中） | +7 | +10 | 900 |
| 11岁~ | 75 | 90 | 650 | 孕妇（晚） | +7 | +10 | 900 |
| 14岁~ | 85 | 100 | 800 | 乳母 | +3 | +3 | 900 |
| 18岁~ | 85 | 100 | 900 | | | | |

注：未制定参考值者用"—"表示；"+"表示在同龄人群参考值基础上额外增加量。

（2）食物来源　植物中的钼含量变化较大，与其所生长的土壤有关。膳食中摄入的钼主要来源于动物内脏、肉类、全谷类、麦胚、蛋类、叶类蔬菜和酵母。由于人体对钼的需要量很少，一般从膳食中即可满足。

### 四、矿物质在食品加工中营养价值的变化

食品中矿物质的损失与其他营养素（如维生素）的损失不同，常常不是由化学反应引起的，而是通过矿物质的丢失或与其他物质形成一种不适宜人体和动物体吸收利用的化学形式而损失的。食品加工中的清洗、整理、去除下脚料、烫漂、蒸煮等手段是矿物质损失的主要途径。食品加工中矿物质的增加，可能是由于加工用水、食品添加剂的加入而导致的，或是接触金属容器和包装材料所造成的。

1. 烫漂的影响

食品在烫漂或蒸煮时，若与水接触，则食品中的矿物质损失可能很大，这主要是因为烫漂后沥滤的结果。至于矿物质损失程度的差别则与它们的溶解度有关。

2. 烹调的影响

烹调对不同食品的不同矿物质含量影响不同。尤其是在烹调过程中，矿物质很容易从汤汁内流失。如豆子煮熟后矿物质的损失非常显著，而马铃薯在烹调时的铜含量随烹调类型的不同而有所差别。

3. 碾磨的影响

谷物是矿物质的一个重要来源，谷物的胚芽和糊粉层中富含矿物质，所以谷物在碾磨时会损失大量的矿物质，损失量随碾磨的精度而增加，且各种矿物质的损失有所不同。

食品中矿物质损失的另一途径是与食品中其他成分的相互作用而导致生物利用率的下降。一些多价阴离子，如广泛存在于植物性食物中草酸、植酸等就能与二价金属离子如铁、钙等形成相应的盐，而这些盐是非常不易溶解的，在消化道中被机体吸收利用的程度很低，从而造成矿物质营养吸收质量下降。

### 知识拓展

#### 一、矿物质的生物有效性及影响因素

矿物质的生物有效性也称矿物质的生物利用率，是指食品中矿物质被机体吸收、利用的程度，它取决于食品中矿物质的含量及可吸收程度，也与机体机能状态有关。一种食品中矿物质的含量尚不足以评价其营养价值的高低，因为食物中矿物质含量并不能决定人体的吸收和利用情况。矿物质的营养价值在很大程度上取决于促进和抑制吸收的因素，有些矿物质的可吸收利用程度比绝对含量更为重要。影响食物中矿物质的生物有效性的因素有很多。

（1）食物的可消化性　一般来说，食物矿物质的生物有效性与食物的可消化性成正比。一般来说，动物性食物中的矿物质吸收利用程度高于植物性食物中的矿物质，这是由于一方面植物性食物中矿物质含量较低，另一方面植物性食物中存在的抑制性因子太多。

（2）矿物质的化学与物理状态　矿物质的化学状态对矿物质的生物有效性影响很大，况且有的矿物质只有某一化学形态下才具有营养价值，许多矿物质成分在不同的食物中，其化学形态也有差别，生物有效性相差很大。矿物质的物理状态对其生物有效性也有很大的影响，矿物质必须呈溶解状态才能被吸收，溶解度低则吸收差。矿物质颗粒的大小也会影响其可消化性和可溶解性，从而影响生物有效性。

（3）螯合作用　螯合物的形成可能提高或降低矿物质的生物有效性，如EDTA能促进铁的吸收，草酸抑制钙的吸收，植酸抑制铁、锌和钙的吸收等。

（4）矿物质与其他营养素的相互作用　可提高或降低矿物质的生物有效

性。如钙抑制铁的吸收，铁抑制锌的吸收；氨基酸可促进铁的吸收，维生素A、维生素C也有利于铁的利用，乳酸可促进钙的利用。

（5）加工方法也影响矿物质的生物有效性　磨细可提高难溶元素的生物有效性。发酵后的面团中锌、铁的生物有效性显著提高。

（6）个体年龄不同也影响矿物质的生物有效性　一般随年龄增长吸收功能下降，生物有效性也随之降低。

## 二、酸性食物和碱性食物

我们日常摄取的食物可大致分为酸性食物和碱性食物。从营养的角度看，酸性食物和碱性食物的合理搭配是身体健康的保障。

营养学上划分食物酸碱性的标准，不是根据食物的口味，而是根据食物在人体内分解最终代谢产物的酸碱性来划分的。凡是在体内分解的最终代谢产物是酸性的，就称为酸性食物，反之就是碱性食物。

一般认为，鱼、肉、禽、蛋、大米、面粉、油脂、糖类等都是酸性食物；而蔬菜、水果、豆制品、牛乳等都是碱性食物。食醋虽然是酸的，但在人体代谢过程中不会产生酸性物质，而是产生$CO_2$和$H_2O$，所以醋也是一种碱性食物。

碱性食物主要包括蔬菜、水果类；海藻类；坚果类；发过芽的谷类、豆类等。

酸性食物主要包括淀粉类；动物性食物；甜食；精制加工食品（如白面包等）；油炸食物或奶油类；豆类（如花生）等。

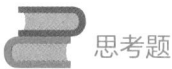
思考题

1. 简述矿物质的定义及分类。
2. 简述食品加工对矿物质含量的影响。
3. 简述钙、磷、铁、硒的生理功能。
4. 碘摄入过多或过少可出现哪些症状？
5. 什么是酸性食品、碱性食品？

## 项目六 水

> **学习目标**
> 1. 了解水的生理功能；
> 2. 了解水的摄入量及来源；
> 3. 掌握水的选择。

**案例分析**　案例：不要等口渴了再喝水（2015年5月，健康网）

喝水不仅仅是为了解渴，更重要作用是为了健康。如果有口渴的感觉，说明你的身体已经出现了较严重的脱水现象。"口渴"是身体脱水的一种紧急信号，此时肌体内水分平衡已经严重被破坏，细胞开始脱水，当然应该迅速补水。

科学研究表明，渴了才喝水，会加速衰老的进程。由于人体的细胞大部分都是由水构成的，人体缺水不仅容易损害肾和肝，还会增高血液黏稠度，影响血液循环。成年人每天平均需水量在2700mL以上，其中约1500~2000mL来源于直接饮水，余下的则是从食物中摄取的。为了避免人体缺水，不管是否口渴，我们每天都要多喝水，温开水最佳，不要喝含高糖和咖啡因的饮料。

—— 必备知识 ——

### 一、水的生理功能

水是机体中含量最多的组成成分，是维持人体正常生理活动的重要营养素，一个人若没有食物，可生存3周；没有水，可生存3天；没有空气，只可生存3分钟。可见，水对于人体是仅次于空气的重要物质。可以说，人体的一切生理功能都离不开水。水的生理功能包括如下。

**1. 构成细胞组织**

水是细胞组织的组成成分。生物体体内的水大部分与蛋白质结合形成胶体，这种结合出的胶体使组织细胞具有一定的形态、硬度和弹性。水是构成细胞胶态原生质的重要成分，失掉了水，细胞的胶态即无法维持，各种代谢就无法进行。

**2. 参与物质代谢，促进生化反应**

水是生物体体内代谢物质的主要溶剂。水是促代谢反应的物质，一切生物的氧化和酶促反应都有水参加。水是生物体内生化反应的原料，又是生化反应的产物。物质在生物体体内的消化、吸收、分解、合成、氧化还原以及细胞呼吸过程等都有水的参与。

3. 维持体液平衡

水是维持体液平衡的重要物质。体液是指存在于动物体内的水和溶解于水中的各种物质（如无机盐、葡萄糖、氨基酸、蛋白质等）所组成的液体。它广泛地存在于细胞内外，构成动物体的内环境。水能稀释细胞内容物和体液，使物质能在细胞内、体液内和消化道内保持相对的自由运动，保持体内矿物质的离子平衡，保持物质在体内的正常代谢。水不仅在消化道排出大量不能被消化利用的物质过程中起着重要作用，而且在尿液、汗液排出代谢产物过程中也起着重要作用。

4. 调节机体温度

水有调节体温的作用。水的比热容大，热容量也大，蒸发热量大，热传导性强。因此，水能以呼出潮气或以出汗形式起到调节体温的作用。动物体内的水能储蓄较多热量，即使机体产热过多，也能被水吸收，使机体温度保持平衡。

5. 润滑器官，减缓磨损

水具有润滑作用，通过体液的循环，还可加强各器官联系，减少体内关节和器官间的摩擦和损伤，并可使器官运动灵活。

## 二、人体水缺乏与水中毒

1. 水缺乏

当人体丢失2%体重的水分时才会感到口渴，这常常会使大多数人饮水不足。身体脱水的早起症状有疲劳、食欲不佳、皮肤潮红、胃部发热、轻微头痛、口干、嗓子干、热耐受不良等。损失体重10%的水分就会损害人体，出现恶心、虚弱、高热等临床症状。严重脱水的症状表现为吞咽困难、身体笨拙、皮肤起皱、眼睛下沉和视力模糊、排尿疼痛、皮肤麻木、肌肉痉挛等。损失水分超过体重的20%时就会危及生命。

2. 水中毒

水中毒是指体内水分滞留过多导致细胞内水含量过多引起细胞功能紊乱，同时引起体内电解质紊乱。健康人水喝多了不会引起水中毒，水中毒通常见于严重肾病引起的少尿或无尿以及输低张液过多过快，会有生命危险。水中毒对人体损害很大，特别是对大脑细胞的损害较重，会出现一系列的神经刺激症状，如头痛、嗜睡、呼吸及心跳减慢，严重者还会产生昏迷、抽搐甚至危害生命。

## 三、水的摄入量及来源

1. 推荐摄入量

水的需要量随体重、年龄、气候、运动和劳动强度、膳食代谢情况而异，变化较大。夏季高温、劳动强度大都会增大需水量，人体每天摄入的水量应该和机体经过各种途径排出的水量保持动态平衡。

依据《中国居民膳食营养素参考摄入量（2013版）(DRIs)》，中国居民膳食水适宜摄入量（AI）如表1-41所示。

表1-41　中国居民膳食水适宜摄入量（AI）　　　　　　　　　　　　单位：L/d

| 人群 | 饮水量 男 | 饮水量 女 | 总摄入量 男 | 总摄入量 女 | 人群 | 饮水量 男 | 饮水量 女 | 总摄入量 男 | 总摄入量 女 |
|---|---|---|---|---|---|---|---|---|---|
| 0岁~ | — | — | 0.7 | 0.7 | 50岁~ | 1.7 | 1.5 | 3.0 | 2.7 |
| 0.5岁~ | — | — | 0.9 | 0.9 | 65岁~ | 1.7 | 1.5 | 3.0 | 2.7 |
| 1岁~ | — | — | 1.3 | 1.3 | 80岁~ | 1.7 | 1.5 | 3.0 | 2.7 |
| 4岁~ | 0.8 | 0.8 | 1.6 | 1.6 | 孕妇（早） | — | +0.2 | — | +0.3 |
| 7岁~ | 1.0 | 1.0 | 1.8 | 1.8 | 孕妇（中） | — | +0.2 | — | +0.3 |
| 11岁~ | 1.3 | 1.1 | 2.3 | 2.0 | 孕妇（晚） | — | +0.2 | — | +0.3 |
| 14岁~ | 1.4 | 1.2 | 2.5 | 2.2 | 乳母 | — | +0.6 | — | +1.1 |
| 18岁~ | 1.7 | 1.5 | 3.0 | 2.7 | | | | | |

注：总摄入量包括食物中的水及饮水中的水；未制定参考值者用"—"表示；"+"表示在同龄人群参考值基础上额外增加量。

2. 水的来源

水的来源主要有三个途径。

（1）饮水和其他饮料，占人体水分总量的一半以上，包括茶、咖啡、汤和其他各种饮料。

（2）固体食物中水和与食物同时摄入的水分（如饭菜、水果等），占人体水分总来源的30%～40%；许多固体食物中含有大量的水分，可供机体使用。它们主要存在于各种食物中，其中一部分水以结晶水的形成存在，另一部分则以结合水的形成存在，都可以被人体吸收。

（3）另外有10%的水来自机体内物质的生物氧化过程。代谢水是由营养素在体内氧化反应后生成的。如每100g蛋白质完全氧化产生41mL水，100g碳水化合物产生55mL水，100g脂肪氧化产生107mL水，可见脂肪产水最多。

四、饮水的选择

1. 居民日常饮水种类

目前我国居民日常饮用的水有以下几种。

（1）地下水　指泉水或人工开采的井水，通常水中含矿物质硬度较高，远离工业区及人畜活动场所的地下水污染少，如果取水过程没有受到微生物污染，则可以饮用。

（2）自来水　以地下水或地表水（来自江河及湖泊的水）为水源，经过澄清、消毒等一系列处理，其水质符合国家饮用水的标准，但在流往卫生状况较差的住宅水箱时，可能造成二次污染，所以不可直接饮用，须煮开后再喝。

（3）天然矿泉水　来自地下深部循环的天然泉水或经人工开采的地下水，其中含有一定量的矿物盐或微量元素及二氧化碳，国家标准对其有极严格的规定，在开采和灌装过程中应保证水的卫生安全指标。

（4）纯净水　是指以符合生活饮用水水质标准的水为原料，通过离子交换法、蒸馏法等适当的加工方法进行处理，不含任何添加物而可直接饮用的水，其特点是在加工过程中不仅降低无机盐的浓度，而且去除水中的悬浮物，如细菌、病毒等，使水得到净化。

（5）白开水　即煮沸水，它可以沉淀一些矿物质，使水的硬度降低，可使低沸点的有机物蒸发，并杀死细菌。煮沸水是我国居民最常用，也最习惯用的饮用水。

2. 饮水注意事项

（1）少量多次，一般每次饮水300～500mL，不要等口渴时一次性大量饮水，以免造成体内体液浓度的突然变化。

（2）要选择温度适宜的水，尤其是夏季不可饮用与体温相差过大的水，如冰冻饮料。冰冻饮料虽然入口痛快，但可以刺激胃肠神经引起腹痛、消化不良甚至腹泻。

（3）为了提高居民家庭饮水质量，亦可使用合格的家用净水器。瓶装矿泉水、纯净水饮用方便，但应注意水的质量及水瓶、饮水机的污染问题。

（4）饮水首选白开水。白开水中含有一定的钙、镁等矿物质，尽管不是主要的，但也可以为机体提供一些矿物质。白开水容易透过细胞膜进入细胞促进人体的新陈代谢，增加血液中的血红蛋白含量，增强机体免疫功能，提高人体抗病能力，是最符合人体需要的饮用水，并且干净卫生、制作简单、经济实惠，是饮品中的最佳选择。对儿童来说，大量饮用碳酸饮料或果汁饮料将影响其健康成长。

■ 知识拓展 ■

**包装饮用水新国家标准——《食品安全国家标准 包装饮用水》**

在GB 19298—2003《瓶（桶）装饮用水卫生标准》及GB 17324—2003《瓶（桶）装饮用纯净水卫生标准》的基础上，整合修订形成了GB 19298—2014《食品安全国家标准 包装饮用水》。该标准由国家卫生计生委于2014年12月24日批准发布，自2015年5月24日起实施，标准中对包装饮用水的标签标识要求自2016年1月1日起实施，在此以前生产的包装饮用水可以继续销售至保质期。根据规定，除了天然矿泉水外，市面上在售的包装饮用水只分为饮用纯净水和其他饮用水两类。包装饮用水的产品名称不得标注"活化水""小分子团水""功能水""能量水"以及其他不科学的内容。

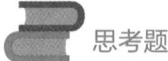 思考题

1. 水有哪些生理功能?
2. 饮用水都有哪些来源?
3. 我们该如何合理选用饮用水?
4. 饮水都需要注意哪些问题?
5. 查找包装饮用水新国标——《食品安全国家标准包装饮用水》(GB 19298—2014),并了解其相关内容。

## 项目七 膳食纤维

**学习目标**

1. 了解膳食纤维的定义及类别;
2. 了解膳食纤维的生理功能;
3. 掌握维生素的推荐摄入量及食物来源。

**案例分析** 案例:居民膳食纤维摄入量不足(2015年4月,中国食品报)

如今,细心的消费者会发现,市场中越来越多的食品打上了含有膳食纤维的标签。与此同时,膳食纤维到底是什么的问题,也开始受到消费者关注。膳食纤维在植物中广泛存在,对人体预防"三高"症的出现有积极作用。

膳食纤维与蛋白质、碳水化合物等一样,同属人体必需的七大营养物质之一。目前,我国居民对前六大营养物质的摄入比较充分,而在膳食纤维摄入方面则较为不足。公众对膳食纤维的不了解,在一定程度上也加剧了其摄入不足情况的出现。

常见的粗粮食物、果皮和粗纤维蔬菜均属于常见的膳食纤维食物来源。其具有降低胆固醇从而减少心血管疾病的发生、阻碍糖类被快速吸收以减缓血糖过快上升等功能。最大的功能在于它对肠道类疾病的预防具有显著的效果。另据新营养杂志发布数据显示，对比相关标准，我国居民的膳食纤维摄入量明显不足且存在逐年下降的趋势。

与营养学会推荐的居民每日膳食纤维摄入量25g相比，目前我国居民每日摄入量仅在11.8g左右，二者相差明显。在食品生产和加工中，应增加膳食纤维物质，提高居民摄入量。

那么膳食纤维都包括哪些食品，都有哪些生理功能呢？

---- 必备知识 ----

一、膳食纤维定义及分类

1. 膳食纤维的定义

膳食纤维是植物性食物中含有的一类不能被人体消化酶分解利用的多糖，既不能被胃肠道消化吸收，也不能产生能量，为营养学界补充认定为第七类营养素和传统的六类营养素——蛋白质、脂肪、碳水化合物、维生素、矿物质和水并列。

2. 膳食纤维的分类

根据溶解性不同分为可溶性和不可溶性两类。

（1）水溶性膳食纤维是可溶于温水或热水，主要是细胞壁内的储存物质及分泌物，另外还包括微生物多糖和合成多糖，其组成主要是一些胶类物质，如果胶、树胶和黏液等，还有半乳甘露糖、葡聚糖、海藻酸钠、羧甲基纤维素和真菌多糖等，部分半纤维素。

（2）不溶性膳食纤维是不溶于温水或热水的那部分纤维，主要是细胞壁的组成部分，包括纤维素、部分半纤维素、木质素、原果胶、角质、壳聚糖、植物蜡和二氧化硅及不溶性灰分等。

另外根据来源不同，膳食纤维可以分为谷物类纤维、豆类纤维、水果纤维、蔬菜纤维、生化合成或转化类纤维等。

此外，功能性低聚糖和抗性淀粉也普遍认为属于膳食纤维。

二、膳食纤维的生理功能

（1）刺激肠道蠕动，减少慢性便秘。

（2）可增加胃内容物容积而有饱腹感，有利于控制体重而起到减肥的作用。

（3）可延缓或阻碍食物中脂肪和葡萄糖的吸收，降低血脂和血糖水平。

（4）可降低血液中胆固醇的浓度，对预防心血管疾病有一定作用。

（5）膳食纤维能够延缓和减少重金属等有害物质的吸收，减少和预防有害化学物质对人体的毒害作用。

（6）可改善肠道菌群，发挥免疫作用，有利于人体健康。

### 三、膳食纤维的摄入量和食物来源

1. 推荐摄入量

依据《中国居民膳食营养素参考摄入量（2013版）（DRIs）》，中国成人膳食纤维特定建议值（SPL）为25（AI）g/d。

但必须指出，膳食纤维虽然对身体有很多益处，但过多的膳食纤维会引起腹部不适感，也能对蛋白质、维生素等营养素的吸收造成一定影响，这是它不利的一方面。

2. 食物来源

富含膳食纤维的食物有粗粮（如玉米、高粱、糙米、全麦粉等）、豆类、蔬菜、水果等，此外还有多种高膳食纤维功能性食品。

一般来说，谷物加工越精细，膳食纤维含量就越低。

### 知识拓展

### 一、功能性低聚糖

功能性低聚糖具有糖类某些共同特性，而人体胃肠道内没有水解功能性低聚糖酶系统，也不被人体胃酸降解，不在小肠吸收，可直接进入大肠内优先被双歧杆菌所利用，是一类性能优良的双歧杆菌增殖因子。

1. 功能性低聚糖的生理功能

（1）促进双歧杆菌生长，调整肠道菌群平衡。双歧杆菌对各种低聚糖几乎都可以利用，而一些有害细菌对大多数益生元几乎都不能利用或很难利用。双歧杆菌是人类肠道菌群中唯一一种既不产生内毒素又不产生外毒素，无致病性且具有生理功能的有益微生物，对人体有保健作用。由于它可有效促进双歧杆菌生长，故又被称作双歧因子。

（2）促进钙质吸收。功能性低聚糖不仅能促进人体对钙的吸收，而且能提高骨密度，减少骨质疏松的危险。

（3）提高免疫力。有利于人体肠内双歧杆菌的增加，同时可抑制肠内有害菌及腐败物质的形成，增加体内维生素的量，提高机体免疫力。

（4）预防龋齿，高纯度低聚糖不能被造成龋齿的链球菌利用，也不能被口腔酶液分解，具有预防龋齿的功效。

（5）可作为功能性食品的配料。低聚糖是一种难消化性糖类，不被人体消化酶分解，有一定的甜度，人体摄入后基本上不增加血糖、血脂。

2. 典型功能性低聚糖

（1）大豆低聚糖　大豆低聚糖是广泛存在于豆类植物中的碳水化合物。大豆低聚糖的热稳定性强，140℃下不分解，在pH=3的条件下加热，其稳定性优于蔗糖。它的保湿、吸湿性比蔗糖小，在食品中起到很好的保鲜、保湿作用。大豆低聚糖还有明显的抑制淀粉老化的作用。目前可应用到饮料、酸乳、冰淇淋、面包、糕点、糖果等食品工业中。

（2）低聚木糖　低聚木糖是有效摄入量最少的益生元物质，也是人体难消化性糖，在机体内产生热量值极低，不会影响血糖浓度，甜度纯正，类似蔗糖。与其他低聚糖相比，对热和酸的稳定性好，不易被酵母利用，同时还有降低水分活度的作用。目前主要应用于酸乳、乳酸菌饮料和碳酸饮料等酸性饮料的生产中。

（3）低聚果糖　又称低聚蔗果糖，在环境pH为中性时，热稳定较好，在pH=3的酸性条件下，温度超过70℃以后极易分解，稳定性下降。低聚果糖还有抑制淀粉老化、保水性强等特性。目前主要用于饮料、糕点、糖果、火腿等食品的生产过程中。

（4）低聚异麦芽糖　低聚异麦芽糖甜味温和，甜度是蔗糖的30%~50%，随聚合度的增加，甜味下降甚至消失，耐酸、耐热性较好，适合应用于饮料、罐头等食品的加工中。有很好的保水性，可防止淀粉老化和结晶糖的析出，在食品加工中可添加到面包、糕点等以淀粉为主的食品中，延长食品的保藏期。

### 二、抗性淀粉

抗性淀粉又称抗酶解淀粉或难消化淀粉。在小肠中不能被酶解，但在人的结肠中可以与挥发性脂肪酸起发酵作用。抗性淀粉存在于某些天然食品中，如马铃薯、香蕉、大米等都含有抗性淀粉，特别是高直链淀粉的玉米淀粉含抗性淀粉高达60%。这种淀粉较其他淀粉难降解，在体内消化缓慢，吸收和进入血液都较缓慢。其性质类似溶解性纤维，所以具有一定的瘦身效果。

抗性淀粉的特性与淀粉基本相似，添加到食品中后，它不会像膳食纤维那样影响食品的感官和质构。首先其颜色为白色，添加到食品中不会使食品呈现出令人讨厌的颜色。其次，其持水力低，吸水性差，适合用于焙烤食品，如饼干、曲奇等。第三，容易磨成细小的颗粒添加到食品饮料中，不会产生沙粒感。第四，它和普通淀粉一样，可膨化，且膨化后不影响其抗消化性，因此可以作为膨化食品的添加物。第五，糊化温度较高，几乎可添加到任何热加工食品中而不影响其抗消化功能。抗性淀粉在食品工业中的应用主要如下。

（1）抗性淀粉可作焙烤食品优良的膳食纤维营养强化剂　抗性淀粉已成功应用于面包与糕点中。添加抗性淀粉制得的主食白面包，不仅膳食纤维成分得到了强化，而且在气孔结构、均匀性、体积和颜色等感官品质方面均比添加其他传统膳食纤维的营养强化面包好。

抗性淀粉用于饼干和烘烤糕点，可带来理想的脆性质构和很好的口感。饼干糖油含量较多，水分含量相对低，加之饼干加工对面粉筋力质量要求较低，也便于较大比例地添加抗性淀粉，故有利于制作以抗性淀粉功能为主的多种保健饼干。糕点在制作中含有大量水分，而水分过多则不利于糕点烘焙品质的提高，会使产品松软，影响质量。加入抗性淀粉，因其有一定的持水力，可吸附一定量的水分，这将有利于产品凝固和保鲜，同时有很好的保健功能。

（2）抗性淀粉可提高挤压谷物和小吃食品的膨化系数　抗性淀粉除了可改善食品的质构特性外，还可提高挤压谷物和小吃食品的膨化系数，添加抗性淀粉可改善挤压食品的膨化情况，减少其他纤维对食品膨化的负面影响。

（3）抗性淀粉可以作为食品增稠剂使用抗性淀粉具有较好的黏度稳定性、很好的流变特及低持水性，可以作为食品增稠剂使用，还可以应用于汤料、乳制品中。在黏稠不透明的饮料中可用抗性淀粉来增加饮料的不透明度及悬浮度，它不会产生沙砾感，也不会掩盖饮料风味。

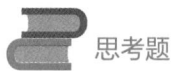

思考题

1. 什么是膳食纤维？有哪些生理功能？
2. 膳食纤维在功能性食品中有哪些应用？
3. 膳食纤维与人体健康有哪些关系？
4. 膳食纤维主要存在于哪些食物中？
5. 抗性淀粉在食品工业中有哪些应用？

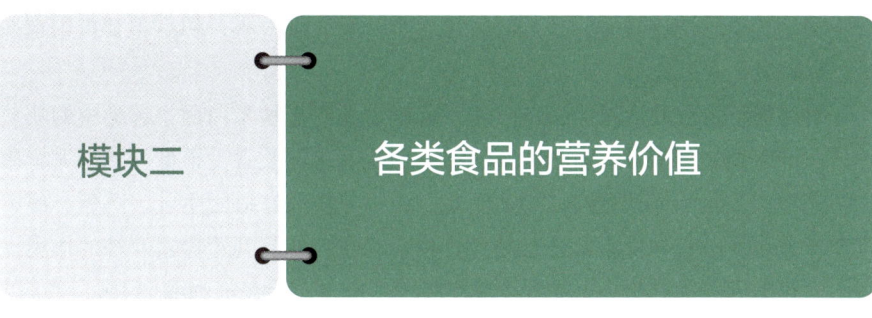

## 模块二　各类食品的营养价值

### 项目一　谷类和薯类

> **学习目标**
> 1. 掌握谷类和薯类食品的营养价值特点；
> 2. 理解食品加工对谷类和薯类营养价值的影响；
> 3. 了解谷类和薯类的营养价值的评价。

**案例分析**　　案例：薯类食物怎么吃营养最丰富

中学生王强的爷爷退休多年，自己开了点荒地，收获了一些红薯。奶奶做饭连续几天，餐餐是红薯，红薯当饭也当菜。王强吃了一天，感觉还可以，后来几天就受不了，嚷嚷要吃米饭和肉鱼。爷爷教训王强，说爷爷奶奶小时候有红薯吃就算好生活，不要忘了本。

说起马铃薯、红薯、木薯等薯类食物的营养，多数人想到的是膳食纤维。膳食纤维可以帮助减肥，可是你知道怎么吃薯类食物，能获得最佳营养吗？

蒸煮食用保留薯类维生素C的营养。《中国食物成分表》中的数据显示，每100g马铃薯中维生素C含量约为20mg，红薯约为33mg，高于大多数的根茎、鲜豆和茄果类蔬菜，如竹笋约为7mg、番茄约为19mg、黄瓜约为15mg、茄子约为7mg。从维生素C的保留率来讲，在烹饪过程中，食物中的维生素C会因水浸、受热、氧化等因素而产生不同程度的损失。为了保护维生素C，薯类最好的吃法是洗净后带皮蒸煮。烹炒马铃薯时不要切太细太小，切后不要再用水冲洗，以免维生素C通过切口大量流失。

薯类搭配蛋白质含量丰富的食物一起吃。相对于精米白面，薯类中的胡萝卜素、维生素、烟酸等含量都要高一些，但是其蛋白质含量很低。如果完全用它替代主食，容易导致蛋白质摄入不足。所以薯类最好搭配牛乳、鸡蛋、瘦肉或者鱼类等蛋白质含量丰富的动物性食物一起吃，能起到营养素互补的作用。它们为薯类提供优质蛋白，薯类丰富的膳食纤维也正是它们所缺乏的。

薯类每日摄入量为80g左右为宜。每天吃薯类食品（马铃薯、红薯、芋头）大约应在80g。其次是荤素搭配好，只要搭配好，就可以在享受美食的同时，达到保持苗条身材的目的。在吃薯类时，要相应地减少主食的摄取。如果每天吃80g左右的薯类食品，可能有助于降低中风的危险。早餐选择薯类作为主食，加上全脂牛乳、酸乳、一小把坚果和一盘绿叶菜，营养均衡丰富，低脂肪高纤维、热量适中，直到下午两点都不会觉得太饿。但是晚餐用薯类当作主食，容易出现反酸，尤其是胃不好的人或者消化功能差的老年人。因为薯类膳食纤维含量高，不好消化，吃多了胀气，再加上晚上身体活动量少，严重的还会影响到睡眠。

王强的爷爷收获了一些红薯，想节约怕浪费，所以天天吃红薯。这种想法是好的，但红薯不能长期当主食，可以荤素搭配变些花样来吃，这样营养更丰富，口味多样口感更好。

―― 必备知识 ――

按照食物的营养特点将其分为五大类，包括：谷类和薯类、动物性食物、豆类及其制品、蔬菜水果类、纯热能食物。食品的营养价值是指食品中所含营养素种类、质量、数量及其比例所能满足人体营养素需要的程度，它是衡量食品中所含营养素被机体消化、吸收和利用程度高低的相对指标，是相对值，没有一种食品能在营养素的质和量上满足人体生理的全部需要，所以，人体需要从多种食品中才能获取身体所需的各种营养素，要科学合理地安排每日膳食。

### 一、谷类食物的营养价值及其在食品加工中的营养价值变化

在中国传统膳食中，将谷类食物及其制品称为主食，谷类的种类很多，可分为细粮、粗粮和杂粮，细粮通常指我们平常吃的最多的大米、小麦，粗粮和杂粮主要是玉米、小米、高粱、大麦、燕麦、荞麦等，占膳食结构比例的49.7%，人体每天所需热量的50%～70%及蛋白质的50%～55%均来自谷类及其制品，也是B族维生素和一些矿物质的主要来源。

（一）谷类食物的结构和营养素分布

1. 结构

谷类种子除了形态大小不一以外，其他结构基本上都是相似的，谷类都有

相似的结构，其最外层是谷壳，主要起到保护谷粒的作用。谷粒去壳后即为谷皮、糊粉层、胚乳和胚芽四部分。四个部分的重量分别占到谷类的重量的13%~15%、3%~5%、83%~87%和2%~3%。如图2-1所示。

2. 营养素分布

（1）谷皮　谷皮是种子的最外层，又称谷壳，主要由纤维素、半纤维素等组成，含有一定量的蛋白质、脂肪、维生素和无机盐，不含淀粉。谷皮在磨粉、碾米时成为麸皮，被用作饲料和高纤维食品的原料。

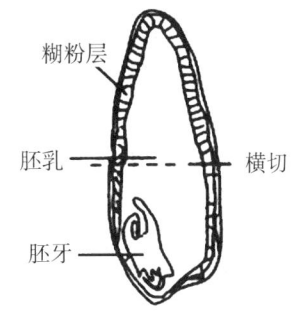

图2-1　水稻种子的纵切面示意

（2）糊粉层　糊粉层介于谷皮和胚乳之间，里面含有比较多的蛋白质、脂肪、磷和丰富的B族维生素以及一些无机盐，此层营养素含量相对较高。由于它是胚乳的外层挨着谷皮比较近，因此在碾磨的时候容易和谷皮同时被碾磨掉。

（3）胚乳　胚乳是谷类的最主要的部分，当中含有大量的淀粉和一定量的蛋白质，而脂肪、维生素和纤维素等含量都很低。

（4）胚芽　胚芽所占质量最小，位于谷粒的一端，含有比较丰富的蛋白质（包括一些酶类）、脂肪、无机盐和维生素，尤其是维生素$B_1$和维生素E含量较多。

（二）谷类食物的营养成分

1. 蛋白质

谷类的蛋白质含量一般为7%~16%，大部分的谷类食物所含的蛋白质都在10%以下。谷类所含的蛋白质数量不少，但质量较差，必需氨基酸的数量和种类皆存在一定的缺陷，其中最常见的是谷类普遍存在赖氨酸的缺乏，这就导致机体对谷类蛋白质的生物利用率低，尤其不利于儿童的生长发育。我们可以通过和豆类食物来一起吃来达到互补的作用。例如，小麦中缺乏赖氨酸，但大豆中的赖氨酸的含量特别高，只要把小麦和大豆制品合一起吃，就可解决小麦中赖氨酸不足的问题，使小麦中的蛋白质充分发挥其生物学作用，既经济又有效。

2. 碳水化合物

谷类的碳水化合物主要成分是淀粉，占总量的70%~80%，其余的20%~30%是糊精、戊聚糖、葡萄糖和果糖等。淀粉又分为直链淀粉和支链淀粉（二者分别占20%~30%和70%~80%）。直链淀粉是比较易溶于水的，而且比较黏稠容易消化。支链淀粉恰恰相反，不溶于水而且不容易消化，我们平常吃的糯米当中含比较多的支链淀粉，所以糯米要少吃，吃多了不好消化。谷类中所含少量的单糖在食品加工上却有重要意义，当制作面包在第一次发酵时，谷类中的单糖是供给酵母发酵最直接的碳原。

3. 脂类

谷类中脂肪含量约为1%~4%，比较低，大米和小麦就更低了（1%~

2%），玉米和小米中的脂肪含量稍微多一点，可达到4%。谷类食物当中的这些脂肪、脂类主要集中在糊粉层和胚芽里面，如小麦胚芽油中不饱和脂肪酸占80%以上，其中60%为亚油酸；玉米油中必需脂肪酸的含量为80%以上，其中50%为亚油酸；米糠油中必需脂肪酸含量为70%，其中44%为亚油酸。谷类油脂中还含有有益健康的成分，包括丰富的卵磷脂和植物固醇。卵磷脂在体内可形成传递神经信号的物质即脑磷脂乙酰胆碱，对大脑活动有帮助，对心血管也具有保健作用。植物固醇能够抑制胆固醇的吸收，对降低体内胆固醇的含量有益。谷类中的糊粉层和胚芽在加工的时候比较容易丢失掉。杂粮、全麦粉和粗粮的上述成分如果丢失少些，其营养价值就高些。

4. 矿物质

谷类矿物质含量在1.5%~3%，主要存在于谷皮和糊粉层中，在谷类食物当中的矿物质主要是钙和磷，在加工中大部分丢失，这种钙和磷大多数都是以不溶性的植酸盐形式存在的，其消化吸收性差，谷类食物含铁比较少。

5. 维生素

谷类是膳食中B族维生素的重要来源，主要包括维生素$B_1$、维生素$B_2$、烟酸、维生素$B_6$和泛酸等。小麦胚芽中含有丰富的维生素E，谷类食物当中一般不含有维生素C、维生素D和维生素A。维生素主要是分布在糊粉层和胚芽，因此谷类在加工时的精度越高，胚芽、糊粉层损失就越多，维生素的损失也就越多。另外在玉米和小米当中还含有少量的胡萝卜素，所以如果需要补充胡萝卜素或者需要补充维生素A的时候，可以适当地选择玉米和小米来补充胡萝卜素。小米、糜子、高粱、荞麦和燕麦等杂粮如不过多研磨，其维生素保存比较多，维生素$B_1$、维生素$B_2$的含量都高于我们日常所吃的大米、白面，是膳食中维生素$B_1$、维生素$B_2$很好的补充。所以说经常吃些粗杂粮对身体大有益处。

（三）常见谷类食物及其营养价值

1. 大米

大米中蛋白质含量一般约为7%~12%，主要成分为谷蛋白；碳水化合物含量为77%左右；脂类含量为2.6%~3.9%，还含有B族维生素和矿物质。大米的营养价值与其加工精度有直接的关系，精白米的营养价值低于糙白米，以精白米为主食的地区，易患脚气病等B族维生素缺乏症。

2. 小麦

小麦中蛋白质含量一般为12%~14%；碳水化合物含量为74%~78%；脂类含量与小麦品种有关，还含有B族维生素和矿物质。小麦面粉中的矿物质和维生素与小麦粉的出粉率或加工精度有关，面粉加工精度越高，面粉越白，所含维生素和矿物质含量就越低，长期以精白粉为主食，能引起多种营养素缺乏。

3. 玉米

现代科技发展已培育出香玉米、甜玉米、糯玉米、嫩玉米，甚至黑色玉米，品种繁多。玉米含有多种营养成分，蛋白质含量一般为8.5%左右，普通玉米中赖氨酸和色氨酸含量较低。胡萝卜素、维生素$B_2$、脂肪含量居谷类之首，脂肪含量是米、面的2倍，其脂肪酸的组成中必需脂肪酸（亚油酸）占50%以上，并含较多的卵磷脂和植物固醇及丰富的维生素E（玉米胚芽中），因此玉米具有降低胆固醇，防止动脉粥样硬化和高血压的作用，并能刺激脑细胞，增强脑力和记忆力。玉米中还含有大量的膳食纤维，能促进肠道蠕动，缩短食物在消化道的时间，减少毒物对肠道的刺激，因此可预防肠道疾病。玉米的成分与功能，对于减肥有利。食用鲜玉米以六七分熟为好，太嫩水分太多，太老淀粉增加蛋白质减少，口味也欠佳。玉米除食用和作为饲料外，还可用于工业原料。

4. 小米

小米的蛋白质、脂肪含量均比大米多，还含有一定量的维生素$B_1$、维生素$B_2$和胡萝卜素，同时，小米还含较多的维生素A和维生素E，这恰是其他谷类所缺少的。所以，在谷类中小米含的营养成分比较全面。还值得一提的是，小米含"必需氨基酸"中的色氨酸，能起到催眠、安眠作用。由于小米营养丰富，它不仅可以强身健体，而且还可防病去病，据《神农本草经》记载，小米具有养肾气、除胃热、止消渴（糖尿病）、利小便等功效。小米耐储存，其消化率也较高。

5. 荞麦

荞麦的营养价值比米、面都要高，其蛋白质含量高于大米、小麦粉和玉米面，一般为7.8%~10.8%，且氨基酸构成比较平衡，赖氨酸、苏氨酸的含量较丰富；荞麦种子中的淀粉含量在70%左右，与一般谷物淀粉比较，荞麦淀粉食用后易被人体消化吸收；荞麦种子的总膳食纤维含量为3.4%~5.2%，其中20%~30%是可溶性膳食纤维；荞麦面含有脂肪2%~3%，其中对人体有益的油酸、亚油酸含量也很高；荞麦含镁量高，含铁、锰、钠、钙的量也比较高；维生素$B_1$、维生素$B_2$和胡萝卜素含量相当高，还含有如叶绿素、苦味素、荞麦碱、芦丁、槲皮素等多种独特的成分，不但可预防心血管疾病，还对糖尿病、青光眼、贫血等有较好的疗效。

6. 燕麦

燕麦是世界上公认的营养价值很高的杂粮之一。1997年美国FDA认定燕麦为功能性食物，具有降低胆固醇、平稳血糖的功效。美国《时代》杂志评选的"全球十大健康食物"中燕麦位列第五，是唯一上榜的谷类。每百克燕麦所释放的能量相当于同等数量肉类的能量。燕麦含糖分少、蛋白质多、纤维素高，是心血管疾病和糖尿病患者的理想保健食品。燕麦富含的膳食纤维具有清理肠道垃圾的作用。

（四）不同的加工和烹调方式对于谷类食物营养价值的影响

1. 加工方式

谷类的蛋白质、脂肪、无机盐、维生素大部分都是在谷粒的周围和胚芽当中存在的，如果出米或者出粉率低（加工精细），口感就特别好。如果加工过细，糊粉层和胚芽的损失就比较多，导致谷类营养素的损失比较多，特别是B

族维生素损失更加明显；反之，如果出米和出粉率高（加工粗），口感比较粗糙，纤维素、植酸的含量也比较高，消化率就变低了。因此，为了保留谷类食物的各种营养成分，谷类在加工时，加工精度不宜过高。选择合理的加工方式，既能保持良好的感官性状和利于消化吸收，又能最大限度地保留各种营养素。也提倡粗细粮混食、对米面的营养强化等方法来克服精白米面的营养缺陷。

2. 烹调方式

大米要进行淘洗，淘洗大米的次数，浸泡的时间，还有用水量的多少、水温的高低，对谷类当中的水溶性维生素和无机盐的损失都有较大影响。淘洗的次数越多，浸泡的时间越长，水溶性的维生素溶解到水里面而丢失越多。烹调方式如油煎、蒸煮、炒、炸，对谷类中B族维生素的影响很严重。B族维生素跟温度有关，温度越高丢失越多。选择合理的烹调方法可减少谷类食物中营养素特别是B族维生素和矿物质的损失，如减少大米的淘洗次数、浸泡时间，不宜用高温水浸泡，不采用加碱煮、油炸等方法。

二、薯类食物的营养价值及其在食品加工中的营养价值变化

薯类是仅次于谷类的碳水化合物的主要来源，薯类具有高碳水化合物和高水分的特点，通常作为主食，也可作为蔬菜食用，薯类的营养主要储存在根茎里。常见的薯类包括马铃薯、甘薯、木薯等。薯类除富含淀粉外，还含有大量的纤维素、半纤维素，但蛋白质、脂肪、矿物质和维生素的含量相对较低。

（一）薯类食物的结构和营养素分布

1. 结构

由于薯类植物的营养主要储存在根部或者茎部，它们的根或茎变形膨大称作块根或块茎。它们的大小形状颜色各异。块根、块茎可作种子繁殖。

2. 营养素分布

块根、块茎皮主要由纤维素、半纤维素和无机盐等组成。皮内肉质主要含有水和碳水化合物，还有较多的膳食纤维、矿物质和维生素。

（二）薯类食物的营养成分

1. 碳水化合物

淀粉是碳水化合物的重要来源，薯类食物中含有优质的淀粉，尤其是由木薯生产的淀粉极易消化，常适宜于婴儿及病弱者食用，并且，淀粉又是烹调中上浆、挂糊、勾芡的主要原料。

2. 蛋白质

薯类的蛋白质质量高于一般谷类，特别是马铃薯的蛋白质主要由盐溶性球蛋白和水溶性白蛋白组成，其中球蛋白占2/3，几乎含有人体所必需的8种氨基酸，其中赖氨酸含量超过93mg/100g，色氨酸也达32mg/100g，这两种人体必需氨基酸是其他谷类所缺乏的，如每天适当选择薯类食物和谷类食物搭配食用，

可以使蛋白质达到互补作用，以增加食物的营养价值，均能显著提高蛋白质生物学价值。

而红薯、山药、芋头中的黏性物质是由甘露聚糖和球蛋白结合而成的黏蛋白，具有预防脂肪在心血管壁上沉积、保持血管壁的弹性、预防心脏病、防止肝肾结缔组织萎缩、防止关节炎等疾病。

3. 脂肪

薯类食物的脂肪含量极低，用无油或者少油的方法加工、烹制薯类，可在增加饱腹感、提供能量的同时，减少脂肪的摄入，起到控制肥胖和代谢性疾病发生的作用。

4. 膳食纤维

薯类食物中含有丰富的纤维素、半纤维素、果胶等膳食纤维，有利于肠道蠕动，食物消化。薯类食物中丰富的可溶性膳食纤维对血糖、血脂代谢都起着一定的改善作用，特别是山药和马铃薯中富含抗性淀粉。不仅具有一般膳食纤维的生理功能，还可延缓淀粉在消化道的水解速度，从而控制餐后血糖的升高。薯类食物的膳食纤维大多数含量高于一般的谷类和蔬果，特别是魔芋精粉中的膳食纤维含量高达74.4%。

5. 维生素

薯类食物中的维生素含量丰富，其中胡萝卜素含量与一般蔬菜、水果含量相当，而在谷类食物中基本上不含有胡萝卜素，薯类中的胡萝卜素含量平均高出谷类数十倍之多。薯类中的维生素$B_1$和维生素$B_2$的含量也是大米含量的6~10倍。特别是维生素C含量与一般叶菜含量相当，对不含有维生素C的谷类和豆类更是无法与薯类相比。维生素C和胡萝卜素都是重要的抗氧化物质。所以多吃薯类食物也就增加了人体抗氧化、抗自由基、抗突变的功能。

6. 矿物质

薯类食物富含丰富的矿物质，钙、磷、钾、镁、铁、硅等大多高于蔬菜。薯类食物中钙、铁的含量较高，分别为谷类食物的5~10倍。

此外，薯类食物中含有某些特殊的营养保健成分，如所含有的黏体蛋白（即一种多糖蛋白的混合物），可以预防心血管系统的脂肪沉积，保持动脉血管弹性，防止动脉粥样硬化过早发生。同时，对于减少眼干燥症的发生和预防某些癌症有着重要作用。

（三）常见薯类食物及其营养价值

1. 马铃薯

马铃薯的营养成分非常丰富，马铃薯淀粉占8%~29%，由直链淀粉和支链淀粉组成，支链淀粉占80%左右。马铃薯淀粉中含有较多的磷，黏度较大。由于淀粉含量高、颗粒大、黏度强，马铃薯可加工成淀粉及粉丝、粉条和粉皮等产品，也可用作方便食品、休闲食品的原料。除了淀粉外，马铃薯还含有葡萄糖、果糖、蔗糖等碳水化合物，使其具有甜味，经过储藏后糖分会增加。

马铃薯蛋白质质量较好，含有人体必需的8种氨基酸，尤其是谷类作物中缺乏的赖氨酸和色氨酸含量丰富，是植物性蛋白质良好的补充，还含有特殊的黏蛋白，不但有润肠作用，还有脂类代谢作用，能帮助胆固醇代谢。

马铃薯含有丰富的维生素，尤其是维生素C和胡萝卜素含量每百克可达25mg和40μg视黄醇当量，可与蔬菜媲美，是天然抗氧化剂的来源。此外，维生素$B_1$、维生素$B_2$、维生素$B_6$含量也很丰富。

马铃薯块茎中的矿物质含量为0.4%~1.9%，以钾含量最高，占2/3以上。其他无机元素如磷、钙、镁、钠、铁等元素含量较高，在体内代谢后呈碱性，对平衡食物的酸碱度有重要作用。

马铃薯脂肪含量低于1%，是减肥者比较理想的食物。

事实上，马铃薯加全脂牛乳就可提供完全平衡的膳食，可见马铃薯是一种营养成分较全面的食物，所以，营养学家将马铃薯列为"十全十美"的食品。

2. 甘薯

甘薯，是我国人民喜爱的粮、菜兼用的大众食品，有极高的营养和保健价值。甘薯中膳食纤维的含量较面粉和大米高，可促进胃肠蠕动，预防便秘，并有很好的降胆固醇和预防心血管疾病的作用。

甘薯中含有丰富的维生素，尤其是胡萝卜素和维生素C，这些抗氧化营养素的存在是甘薯具有抗癌功效的重要原因。此外，甘薯中含有较多的维生素$B_1$、维生素$B_2$和烟酸。矿物质中钙、磷、铁等元素含量较多。

甘薯中蛋白质含量约为2%，赖氨酸含量丰富，红薯与米面混吃正好可发挥蛋白质的互补作用，提高营养价值。

甘薯最大的特点是能供给人体大量由胶原蛋白和黏液多糖类形成的黏液物质，它对人体的消化系统、呼吸系统和泌尿系统各器官的黏膜有特殊的保护作用。

3. 木薯

在我国南亚热带地区，木薯是仅次于水稻、甘薯、甘蔗和玉米的第五大作物。它在作物布局、饲料生产、工业应用等方面具有重要作用，已成为广泛种植的主要的加工淀粉和饲料作物。

木薯块根并非是营养平衡的食物，因为木薯干物质中绝大部分是淀粉，在鲜薯中淀粉含约25%~30%，在薯干中约80%。木薯块根含氮量少，在1.5%~4%，其中50%左右为非蛋白氮，以亚硝酸和硝酸态氮居多，在氨基酸组成上，赖氨酸及色氨酸相对较多，而缺乏蛋氨酸和胱氨酸。木薯块根粗纤维含量少（1%~2%），脂肪含量低，钙、钾含量高而磷低，含有植酸和少量的维生素C、维生素A、维生素$B_1$、维生素$B_2$。木薯最主要的用途是作粮食，在热带地区的发展中国家，木薯是最大的粮食作物。木薯中含有氰苷，食用前要去除干净，否则有可能中毒。

4. 魔芋

魔芋含淀粉35%，蛋白质3%，以及多种维生素和钾、磷、硒等矿物质元素，还含有人类所需要的魔芋多糖，即葡甘露聚糖高达30%。魔芋属的一些种类块茎富含魔芋多糖,尤其是白魔芋、花魔芋品种含量高达50%~65%。魔芋是一种理想的天然食品,其碳水化合物为甘露聚糖,不能被人体消化液中的酶分解,少食即有饱腹感,是比较理想的减肥食品。另外,魔芋的营养保健作用就是发挥膳食纤维对营养不平衡的调节作用,如防治便秘、降血脂、降血糖、减肥健美等。

(四)不同的加工和烹调方式对于薯类食物营养价值的影响

1. 加工方式

薯类有脱水薯片、速煮甘薯、甘薯粉丝、甘薯淀粉、甘薯制酒等。这些加工方式使维生素类物质损失比较大,无机盐也有一定量的损失。

2. 烹调方式

薯类最好用蒸、煮、烤的方式,这样可以保留较多的营养素,尽量少用油炸的方式减少食物中油和盐的含量。最后应该注意的是由于薯类蛋白质含量偏低,对于生长发育期的儿童不应该长期过多的食用,避免对其生长发育不利。

### 知识拓展

五谷杂粮是个"大家族",诸如有籼米、秫米、小米、玉米、荞麦、黑豆、蚕豆、红豆、绿豆及甘薯等。据营养学家分析,五谷杂粮比起精制的面粉和稻米,其营养价值更高,并具有防癌抗癌等诸多功效。

中医古籍《黄帝内经》很早就指出"五谷为养,五果为助,五畜为益,五菜为充"。这"五谷为养"是提示我们谷类在人类饮食中的基础地位,但从另外一个角度去理解"五谷为养",它也告诉我们谷类食物不应只局限于小麦和稻米,而是五种谷物都要吃。当然以前只有五种谷类,现在的食物更加的丰富了,所以各种谷物都要吃。除了大米小麦之外,把玉米、荞麦、燕麦、小米、高粱等粗粮也应列入您的饮食范畴。最好做到面包、荞麦面条、玉米面粥、玉米面贴饼子、燕麦片、小米粥等食物轮换着吃。

甘薯除了块根可以食用外,近年来甘薯叶及甘薯嫩芽已成为人们餐桌上的佳肴。甘薯叶及其嫩芽是营养丰富的保健蔬菜,含有较多的蛋白质、胡萝卜素、维生素$B_2$、维生素C、铁和钙。测定发现,甘薯叶与菠菜、韭菜等十四种常食蔬菜相比,蛋白质、胡萝卜素、钙、磷、铁、维生素C等含量均占首位。甘薯叶所含的维生素$B_1$、维生素$B_2$、维生素$B_6$、钙、铁均为菠菜的两倍多,而所含草酸仅为菠菜的一半。因此,美国把甘薯列为非常有开发前景的保健长寿菜之一。日本、美国、中国台湾等地将甘薯列为"长寿食品",香港、法国等地称甘薯叶、尖为"蔬菜皇后"。

马铃薯有丰富的营养价值和保健作用,但是马铃薯本身也含有一些毒素,如果食用不当,也会造成食物中毒。马铃薯中的茄素有剧毒,主要存在于未成熟块茎的外皮中，中心的肉部含量很少，选择成熟的马铃薯去皮后食用是安全的。龙葵素是马铃薯中的另一类毒素，也主要存在于外皮中，可导致溶血和神经症状。通常情况下，含量低不会影响其使用。但当马铃薯储藏不当而发芽、变绿或腐烂时，龙葵素含量大幅上升，食用后导致中毒。所以在挑选马铃薯时要注意，发绿的芽苞部位和霉烂的马铃薯决不可食用。烹调时放点醋有中和龙葵素的作用。

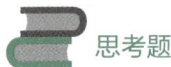思考题

1. 简述谷类食物有哪些营养特点。
2. 简述薯类食物的有哪些营养特点。
3. 加工、烹调及贮存如何影响谷类营养价值？
4. 为什么说糙米口感不好，但它比精米的营养价值高？
5. 为什么说薯类食物不能当主食？

## 项目二　动物性食物

**学习目标**

1. 掌握畜禽肉类、鱼类、乳及乳制品类、蛋类的营养价值特点；
2. 理解动物性食物中所含的营养素对人体所起的作用；
3. 熟悉和识别动物性食物的常见种类。

**案例分析　案例：素食主义者真的更健康么？**

众所周知，日常的饮食习惯会对我们的健康产生影响。在当下社会，反对肉食的呼声此起彼伏，而蔬菜则成了健康食品的代名词。很多人开始修改自己的食谱，希望让自己多吃些青菜，少吃点肉。更有很多人成为了素食主义者，从此和肉类说再见。

然而，奥地利一个研究小组的研究成果却为崇尚素食的人士敲响了警钟：

吃素，可能未必如你想象的那么美。这一研究由奥地利格拉茨医学院社会医学研究院的研究人员完成，研究结果2014年2月发表在《Plos One》上。

沃夫冈·菲德尔（Wolfgang Freidl）和同事的研究样本来自奥地利政府于2006年3月至2007年2月进行的奥地利健康状况调查（Austrian Health Interview Survey，AT-HIS）。受调查者包括以下六类人群：严格素食者，占总人数的0.2%；会食用牛乳和鸡蛋的素食者，占0.8%；会食用牛乳、鸡蛋和鱼肉的素食者，占1.2%；会食用大量水果和蔬菜的杂食者，占23.6%；相对来说肉类的食用量较素食略少的杂食者，占48.5%；以及食用大量肉类的杂食者，占25.7%。

由于素食者占整个人群中极小的比例，研究人员将所有的素食者合并为一组进行调查。并与另外三组杂食人群进行对比。这项研究总共涉及1320名参与者，每组共330人。

研究人员主要采取一对一走访调查的方式进行研究——他们逐个调查被访者，调查并评估他们的人口统计学特征、健康状况、疾病情况、医疗情况以及心理健康。

调查结果显示，在自评健康状况、身体损伤情况、慢性病以及心血管疾病四个主要的指标中，纯粹素食主义者获得的评价都显著低于其他三组——这意味着，他们自认为自己健康状况较差，身体易于患病，且受慢性疾病和心血管病困扰的可能更高。而三个杂食组之间的健康状况差异并不明显。

在对患病状况的深入调查中，研究人员发现的结果同样对素食者不利——接受调查的素食者中有30.6%的人出现过敏反应，而三个杂食组中此项数据分别为18.2%、20.3%以及16.7%。癌症的患病人群在接受调查的素食者中占到了4.8%，而杂食组则分别为3.3%、1.2%和1.8%。与此同时，素食者人群中出现精神疾病如焦虑症和抑郁症等的比率也高于其他三组，为9.4%，杂食组的数据分别为4.8%、5.8%和4.5%。

此外，研究人员还使用生存质量测定量表（WHOQOL）对参与者的生活质量进行了调查，这项调查包括4个指标：生理健康、心理健康、社会关系和环境。调查结果显示，四个组别的整体生活质量并没有明显差异，但在生理健康、社会关系和环境三个单项的调查中，素食者的状况都略差于其他三组。

根据该研究小组的结论，纯粹素食主义者的整体生活状态并不像人们所想象的那么美好。尽管这一研究存在样本量过小和部分操作性定义不明确等原因，但仍对我们的日常生活具有参考价值。至少它告诉我们，吃蔬菜并非保持身体健康的单一途径，而过量的食用乃至改变自己的食谱，还可能会起到反效果。均衡的摄入各类营养元素，制定平衡合理的食谱，才是健康生活的最好办法。

—— 必备知识

动物性食物包括畜禽肉、鱼类、乳及乳制品、蛋类等，动物性食物是人体优质蛋白质、脂类、脂溶性维生素、B族维生素和矿物质的主要来源。

一、畜禽肉类的营养价值

（一）畜肉类的营养价值

畜肉类指猪、牛、羊等牲畜的肌肉、内脏、头、蹄、骨、血及其制品，因畜肉类肌色较深，呈暗红色，所以有"红肉"之称。总体而言，畜肉类富含蛋白质、脂肪、矿物质和维生素，但营养素的分布因动物种类、年龄、肥瘦程度及部位不同而异。在肥瘦不同的肉中，脂肪和蛋白质差异大。相对而言，内脏脂肪少，蛋白质、维生素、矿物质和胆固醇较高。

1. 蛋白质

畜肉类的蛋白质大部分存在于肌肉组织中，占10%~20%。其中，牛羊肉的蛋白质含量20%高于猪肉蛋白质含量15%。同一家畜，不同部位的蛋白质含量也有所不同。以猪肉为例，猪里脊肉的蛋白质含量大约是21%，猪后臀尖约为15%，猪肋条肉约10%，而猪奶脯肉含量很低，仅仅只有8%。

一般来说，心、肝、肾等内脏器官的蛋白质含量较高，而脂肪含量较少。不同内脏的蛋白质含量也存在着差异。肝脏蛋白质含量较高，为18%~20%，心、肾含蛋白质为14%~17%。

畜类血液中的蛋白质含量：猪血约为12%，牛血约为13%，羊血约为7%。畜血血浆蛋白质含有8种人体必需氨基酸和组氨酸，营养价值高。

畜肉类的蛋白质为完全蛋白质，含人体必需的氨基酸，含量十分充足，而且种类和比例接近人体的需要。因此易被人体消化吸收，充分利用，营养价值很高，为优质蛋白质。然而，在结缔组织中，如猪皮和筋腱，虽然蛋白质含量也较高，可达35%~40%，但缺乏色氨酸和甲硫氨酸等人体必需氨基酸，被人体利用率低，为不完全蛋白质。因此，以猪皮和筋腱为主要原料的食物，常常需要搭配其他食物来补充必需氨基酸。

2. 脂肪

畜肉类的脂肪含量因家畜的种类、年龄不同而有较大的差异。总体而言，猪肉中的脂肪含量最高，平均约为18%，羊肉次之，牛肉中的脂肪含量最低。脂肪含量也因家畜的肥瘦程度和部位不同有较大的差异。以猪肉为例，猪里脊肉的脂肪含量仅7.9%，远远低于猪前肘（31.5%）和猪五花肉（35.3%），而猪肥肉的脂肪含量最高，达90%。

畜肉中的脂肪以饱和脂肪酸为主，90%为中性脂肪，即甘油三酯，还有少量卵磷脂、胆固醇和游离脂肪酸。此外需注意的是，家畜内脏中的胆固醇含量远远高于畜肉。因此，对于血脂异常，胆固醇、血胆固醇比较高的人群，在日常膳食摄入中要尽量减少动物内脏的摄入量。膳食中动物脂肪的主要作用是提供人体所需的能量，所以应合理控制，防止能量过多的摄入，引起机体的肥胖和其他慢性疾病，如心血管疾病。

3. 碳水化合物

畜肉中的碳水化合物主要以糖原形式存在于肌肉和肝脏中，含量极少。瘦猪肉的含量为1%~2%，瘦牛肉为2%~6%，羊肉为0.5%~0.8%，兔肉为0.2%

左右。而且在动物屠宰后，含量逐渐降低。

4. 矿物质

畜肉中的矿物质含量约为0.8%~1.2%，其中钾含量最高，磷次之。畜肉是铁和锌的重要来源，肉类中的铁含量较高，以血红素铁形式存在，其生物利用率很高，而且吸收率不受食物中各种干扰物质的影响，如植酸、鞣酸等。肝脏含铁量最高，例如猪肝中的含铁量高达22.6mg/100g。此外，畜血也是膳食中铁的优质来源。畜肉中锌、硒、铜等微量元素较为丰富，且吸收利用率远远高于植物性食物，但畜肉中的钙含量比较低。

5. 维生素

畜肉富含维生素，包括维生素$B_1$、维生素$B_2$、维生素A、维生素E、维生素$B_6$、维生素$B_{12}$、叶酸、烟酸等，其中脂溶性维生素含量较低，而水溶性维生素含量较高。

一般而言，畜肉的B族维生素含量丰富，尤其是猪肉，其硫胺素（维生素$B_1$）含量较高，是牛肉的8倍，羊肉的4倍。

家畜内脏含有多种维生素，不同程度地高于畜肉，特别是维生素D、维生素A和维生素$B_{12}$。我国中医很早就采用羊肝来治疗夜盲症。

（二）禽肉类的营养价值

禽肉类包括鸡、鸭、鹅、鸽、鹌鹑等的肌肉、内脏及其制品，由于禽肉类和水产品的肉色较浅，呈白色，又有"白肉"之称。禽肉类的营养价值与畜肉类相似，可为人体提供蛋白质、脂肪、矿物质和维生素。

1. 蛋白质

禽肉类的蛋白质含量约为20%，鸡肉、鹌鹑肉的蛋白质含量最高，鸭肉次之，鹅肉最低。而各种禽内脏的蛋白质含量更低。禽肉氨基酸组成接近人体需要。禽肉质地较畜肉细嫩且含氮浸出物较多，故禽肉炖汤的味道较畜肉鲜美。

2. 脂肪

禽肉类的脂肪含量较畜肉而言相对较低，以鸭鹅最高，大约在20%，鸡和鸽子的脂肪含量为14%~17%，火鸡和鹌鹑的脂肪含量最低，在3%以下。禽肉脂肪中不饱和脂肪酸比例较高，以单不饱和脂肪酸为主，多不饱和脂肪酸比例较低。

3. 维生素

禽肉类提供多种维生素，以维生素A和B族维生素为主，其中内脏含量高于肌肉。

4. 矿物质

禽肉类也提供多种矿物质，家禽内脏的矿物质含量高于肌肉的矿物质含量。内脏和血液中铁含量十分丰富，是铁的最佳食物来源，其中鸭肝中铁含量最丰富（23mg/100g），对缺铁性人群是补充铁的非常好的食物来源。

## 二、鱼类的营养价值

鱼的种类很多，有2.5万～3.0万种，分淡水鱼和海产鱼。常见的有草鱼、鲢鱼（白鲢和花鲢）、鲫鱼、青鱼、梭鱼、鲈鱼、鲤鱼、鲶鱼、带鱼、鲑鱼等。

### 1. 蛋白质

鱼类中蛋白质含量约为15%～25%，氨基酸组成较为平衡，与人体需要量接近，生物利用率可达85%～90%，属于优质蛋白质，但与畜肉类相比，利用率稍低。此外，鱼肉的肌纤维细、短，间质蛋白少，更易被人体消化吸收。鱼肉中含有丰富的肌溶蛋白、肌凝蛋白、肌浆蛋白和可溶性肌纤维蛋白，易腐败变质。存在于鱼类结缔组织和软骨中的含氮浸出物主要为胶原蛋白和黏蛋白，加水煮沸后溶出，冷却后即成为凝胶状物质。

### 2. 脂肪

鱼类中的脂肪含量很少，不同种类的含量差别较大，在1%～10%。鱼类的脂肪主要分布于皮下和内脏周围，肌肉中含量很低。需要注意的是，鱼类中的胆固醇含量一般为100mg/100g，但鱼子含量较高，因此对于血脂异常、胆固醇含量较高的人群，在食用鱼子时要尤其注意。

鱼类中的脂肪多为不饱和脂肪酸，约占70%～80%，熔点较低，消化吸收率较高，可达95%。多不饱和脂肪酸主要存在鱼油中，主要是二十碳五烯酸（EPA）和二十二碳六烯酸（DHA），在许多婴幼儿辅食或婴幼儿乳粉、代乳品中都添加了EPA和DHA，可以促进大脑神经系统和视觉系统的发育。此外，EPA和DHA可以降低血中低密度脂蛋白，升高高密度脂蛋白，从而防治动脉粥样硬化，预防冠心病的发生。同时，EPA和DHA也可以降低癌症发生的危险。因此常吃鱼，尤其是深海鱼，其心血管疾病和肿瘤的发生率较低。

### 3. 矿物质

鱼类的矿物质含量为1%～2%，高于畜禽肉中的矿物质含量，其中锌和硒含量很丰富，钙、钠、钾、镁等的含量也较多，海水鱼钙的含量比淡水鱼高，海水鱼类含碘、铜丰富。

### 4. 碳水化合物

鱼类的碳水化合物与畜肉、禽肉类一样，含量较低，一般约为1.5%，有些鱼甚至不含有碳水化合物，主要以糖原的形式储藏在肌肉和肝脏中。糖原含量与鱼类的致死方式有关，即捕即杀者糖原含量高，挣扎疲劳后死去的鱼类，糖原消耗多，含量降低。

### 5. 维生素

鱼类是B族维生素和脂溶性维生素的良好来源，含有含量较高的维生素A、维生素D、维生素E、维生素$B_2$。其中，鱼油和鱼肝油是维生素A和维生素D的重要来源，也是维生素E的一般来源。

鱼类因含水分和蛋白质较高，结缔组织少，较畜禽肉更易腐败变质，特别是青皮红肉鱼，如鲐鱼、金枪鱼，其肉质中组氨酸含量高，一旦变质，可产生大量组胺，被人体食用后能引起人体组胺中毒。有些鱼含有极强的毒素，如河豚，虽其肉质细嫩，味道鲜美，但其卵、卵巢、肝脏和血液中甚至有些河豚鱼的肌肉中都含有极毒的河豚毒素，若加工处理不当或误食，可引起人体急性中毒甚至死亡。

其他水产品包括甲壳类和软体动物类，即虾、蟹、贝类、牡蛎、乌贼、章鱼等。这些水产品的蛋白质含量约为15%，其中以河蟹、对虾、章鱼较高，脂肪和碳水化合物含量较低，维生素含量与鱼类近似，矿物质的含量在1.0%~1.5%，其中钙、钾、锌、硒和碘含量非常丰富。一般而言，甲壳类和软体动物类的钙含量在150mg/100g以上，其中虾皮的钙含量很高，可达991mg/100g。微量元素中硒含量最为丰富。此外，牡蛎、扇贝的锌含量较高，河蚌和田螺的铁含量较高。因此，虾皮、牡蛎、扇贝等海产品是补充钙和锌的重要食物来源。

### 三、乳及乳制品的营养价值

乳类是指动物的乳汁，包括牛乳、羊乳、马乳等。乳类经浓缩、发酵等工艺制成的乳制品，有乳粉、酸乳、炼乳等。乳类营养素齐全、比例合理、容易消化吸收，是一种营养价值很高的天然食品。乳类的水分含量为86%~90%，其他营养素如下。

1. 蛋白质

牛乳中蛋白质含量一般为3%~4%，其中80%以上为酪蛋白，其他主要为乳清蛋白。酪蛋白是一种耐热蛋白质，但可在酸性条件下沉淀，酸乳即是以这个原理制造的。酪蛋白是一种优质蛋白，容易为人体消化吸收，并能与谷类蛋白质发生营养互补作用。牛乳所含的蛋白质中有人体生长发育所必需的一切氨基酸。牛乳蛋白质有很多优点，其营养价值远高于植物蛋白质。

2. 脂肪

乳脂肪含量为3%~5%，以微粒状的脂肪球存在，易消化吸收，是脂溶性维生素的载体。与其他动物性食物相比，乳中脂肪含量及胆固醇含量比较低，而且容易消化吸收，给机体造成的负担少。

3. 碳水化合物

乳中碳水化合物含量为3.4%~7.4%，主要为乳糖，乳糖有调节胃酸，促进肠胃蠕动，有益于乳酸菌的繁殖，有利钙、磷、锌的吸收和消化液分泌的作用。有些成年人不经常饮奶，肠道内缺乏乳糖酶，大量食用乳制品后可能引起乳糖不耐症的发生，即乳糖被肠道中微生物分解出现腹泻、胃胀气等不适症。用固定化乳糖酶将乳糖水解为半乳糖和葡萄糖可以解决乳糖不耐的问题，同时可以增加牛乳的风味及甜度。乳糖还与糖的代谢有关，在食物中增加乳制品有利于钙的吸收，有预防小儿佝偻病、中老年人骨质疏松病的功效。

4. 矿物质

牛乳中含有丰富的矿物质，如钙、磷、铁、锌、铜、锰、钼等。特别是含钙较多，而且钙、磷比例合理，吸收率高，是动物性食物中唯一的呈碱性的食品，牛乳中的钙80%以酪蛋白酸钙复合物的形式存在，其他矿物质也主要是以蛋白质结合的形式存在。牛乳中的钙、磷不仅含量高而且比例适中，并有维生素D、乳糖等促进吸收的因子，因此牛乳是膳食中钙的最佳来源。

5. 维生素

乳类是各种维生素的优质来源，含有几乎所有种类的脂溶性和水溶性维生素，可以提供相当数量的核黄素、维生素$B_{12}$、维生素A、维生素$B_6$和泛酸。牛乳中的烟酸含量不高，但由于牛乳中蛋白质中的色氨酸含量高，可以帮助人体合成烟酸。牛乳中还含有少量维生素C和维生素D。目前市售消毒鲜乳普遍强化维生素A和维生素D，成为这两种维生素最方便和廉价的膳食来源之一。牛乳中的淡黄色来自类胡萝卜素和核黄素，其中胡萝卜素的含量受饲料和季节影响，青饲料多时含量增加。维生素A、维生素D、维生素E的含量也受季节的影响。水溶性维生素受季节的影响较小。

### 四、蛋类的营养价值

蛋类是指禽类所产卵，包括鸡蛋、鸭蛋、鹅蛋、鹌鹑蛋、鸽蛋等。蛋制品是指以蛋类作为主要原料制成的食品，如松花蛋、蛋黄酱、咸蛋、蛋粉等。蛋类的营养素含量丰富，而且质量高，是营养价值很高的食物，蛋类主要提供高营养价值的蛋白质，不同品种的蛋类营养成分大致相同。

1. 蛋白质

蛋类还有丰富的优质蛋白，全蛋的蛋白质含量为11%~13%，其中蛋清的蛋白质总量占全蛋的54%，高于蛋黄。蛋类含人体所需的各种氨基酸，且组成模式与合成人体组织所需的蛋白模式最为接近，全蛋蛋白质几乎能被人体完全吸收、利用，是最理想的天然优质蛋白质，因此常被作为参考蛋白质。

2. 脂肪

蛋中的脂肪含量为10%~15%，98%的脂肪集中于蛋黄中。蛋黄中的脂肪颗粒细小，易消化吸收。蛋黄是磷脂的极好来源，主要包括卵磷脂和脑磷脂，卵磷脂可以降低血胆固醇水平，促进脂溶性维生素的吸收。

需要注意的是，蛋中的固醇含量较高，90%为胆固醇，其中以鹅蛋黄中的含量最高，鸭蛋黄、鸡蛋黄次之，鹌鹑蛋黄中含量最低。

3. 碳水化合物

蛋类中的碳水化合物含量非常低，为1%左右，有两种存在状态，一种与蛋白质结合存在，一种游离存在，游离态的98%为葡萄糖，是蛋粉制作中发生美拉德反应的原因之一，因此，蛋粉在干燥之前必须采用葡萄糖氧化酶除去蛋中的葡萄糖，使其在加工储藏过程中不发生褐变。

4. 矿物质

蛋类的矿物质含量丰富，是多种微量元素的良好来源，主要存在于蛋黄中，含量约为1.0%~1.5%，其中磷含量最为丰富，其次为钙，还包括铁、硫、镁、钾等，但需要注意，蛋中的铁以非血红素铁的形式存在，且与磷蛋白结合，因而利用率很低，仅为3%。矿物质含量受饲料影响很大，可通过在饲料中添加某些矿物质而得到富硒蛋、富碘蛋、高锌蛋、高钙蛋等。

5. 维生素

蛋中的维生素含量非常丰富，且品种较为齐全，主要存在蛋黄中，包括所有的B族维生素、维生素A、维生素D、维生素E、维生素K和微量的维生素C，其中以维生素A和核黄素最为突出。鸭蛋和鹅蛋的维生素含量总体而言要高于鸡蛋。蛋中的维生素含量会受到品种、季节和饲料的影响。

■■■ 知识拓展 ■■■

### 健康的饮食方式

首选鱼类和禽类。它们的脂肪含量相对较低，不饱和脂肪酸含量较高，特别是鱼类，含有较多的多不饱和脂肪酸，对预防血脂异常和心血管疾病等具有重要的作用。

少吃畜肉，提倡吃瘦肉。目前我国居民肉类摄入仍然以猪肉为主，平均每天摄入量为50g，占摄入畜禽肉总量的65%左右。猪肉的脂肪含量较高，饱和脂肪酸较多，不利于超重、肥胖和患有心脑血管疾病的人群，因此应降低其摄入比例，而瘦肉中的脂肪含量相对较低，因此提倡吃瘦肉。

适当食用动物内脏。动物内脏中的脂溶性维生素、B族维生素和微量元素含量丰富，适当食用可以改善维生素A、维生素$B_2$缺乏等营养不良的情况。但动物内脏含有大量胆固醇和饱和脂肪酸，大量食用会升高血脂，增加患心脑血管疾病的风险。因此，我们要适当的食用动物内脏。

蛋类不宜食用过多，每天一个即可。蛋类的营养价值较高，蛋黄中维生素和矿物质含量丰富，且种类较为齐全，含一定量卵磷脂。但胆固醇含量高，因此不宜过多食用，正常成年人每天吃一个鸡蛋即可。蛋类不应生吃，生蛋蛋清中，含有抗生物素蛋白和抗胰蛋白酶，不利人体消化吸收。蛋类被沙门菌污染较严重，生吃易生病。

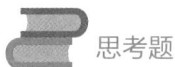 思考题

1. 比较畜肉、禽肉主要的营养价值，说明我们应少吃什么肉。
2. 鱼类的营养价值有哪些特点？
3. 为什么人们常说要多吃鱼，少吃肉？
4. 为什么说蛋类虽有很好的营养，但不宜多吃？
5. 为什么营养专家提倡人们要经常喝牛乳？

## 项目三　豆类及其制品、坚果

**学习目标**

1. 掌握豆类及其制品、坚果食品的营养价值特点；
2. 理解大豆加工成豆制品对营养价值的影响。

**案例分析**　案例：怎样吃豆制品更科学

中学生马敢的妈妈常说，豆腐有营养，要多吃豆腐。他从小习惯了吃豆腐，感觉肉鱼有那么一点腥味，所以很少吃。在学校食堂吃饭时，总要豆腐这道菜。别人花钱买零食吃，他觉得买零食不但费钱还没什么营养，自己在家炒黄豆带学校吃。时间长了，有同学知道了他这个嗜好，开玩笑喊他豆腐马。有一次上课时，马敢放了一个响屁，引得哄堂大笑。这件事使他感觉很茫然。

豆制品是人们最喜爱的食品，但究竟是单独食用好，还是合理与其他食品搭配食用好呢？比较科学的吃法，豆制品不宜"打单身"，还是找个"伴侣"。

食物中蛋白质营养价值的高低，取决于组成蛋白质的氨基酸的种类、数量与相互间的比例。如果蛋白质中的氨基酸种类齐全，数量多，相互间的比例适当，那么这种食物蛋白质的生物价值就高，也就是说它的营养价值高。否则，即便食物中蛋白质的含量很高，它的营养价值也不高。豆制品的蛋白质含量虽高，但由于它的蛋白质中，一种人体必需的氨基酸——甲硫氨酸的含量偏低，所以它的营养价值被大打折扣。如何扬长避短呢？办法也很简单，只需将其他动植物食品与豆制品一起烹调即可。如在豆腐中加入各种肉末，或用鸡蛋裹豆腐油煎，便能更充分利用其中所含的丰富蛋白质，提高其营养价值。

此外，豆制品虽富含钙质，但若单食豆腐，人体对钙的吸收利用率颇低。若为豆制品找个含维生素D高的食物做伴同煮，借助维生素D的作用，便可使人体对钙的吸收率提高20多倍。例如鱼头烧豆腐，此菜不仅味道鲜美，而且搭配得非常科学。因为鱼头内的维生素D可提高人体对豆腐中钙质的吸收利用率。

也可将海带或其他含碘高的海产品与豆制品同煮。豆制品中含有一种皂角苷的物质，此物虽可防止能引起动脉硬化的氧化脂质产生，却会引起体内碘的过多排泄，如果长期食用易引起体内碘的缺乏。故海带与豆腐同煮，可预防碘过多流失。

黄豆含纤维素较多，能使人体肠道里的产气细菌大量繁殖，引起排气。

―― 必备知识 ――

豆类品种繁多，可将豆类分为两大类，一类是大豆，如黄豆、黑豆、青豆等；另一类是除大豆以外的其他豆类，如蚕豆、豌豆、红小豆、绿豆、芸豆等；豆制品是由大豆或其他豆类为原料制作的各类副食品，如豆浆、豆腐、豆豉等。

坚果类是指果皮坚硬的果实种子，也可将坚果类分为两大类，一类是油脂类坚果，富含脂肪和蛋白质，如花生、核桃仁、腰果、松子、榛子、葵花籽等；另一类是淀粉类坚果，含碳水化合物较多而脂肪较少，如白果、栗子和莲子等。

## 一、大豆的营养价值

大豆又称黄豆，被人们美誉为"豆中之王"。嫩大豆是绿色的，有着绒毛外壳，通常叫毛豆。当它们成熟后，豆荚呈褐色，去壳后是干硬黄色或浅绿色豆果，便是成熟的大豆了。

（一）大豆的营养成分

1. 蛋白质

大豆的蛋白质含量一般在35%～40%，是植物性食物中蛋白质含量最高的食品。大豆蛋白质的氨基酸组成接近人体需要，具有较高的营养价值，为优质蛋白，而且富含谷类蛋白较为缺乏的赖氨酸，是谷类蛋白质互补的天然理想食物。大豆作为优质蛋白质的来源，对于我国以植物性食物为主的膳食结构有重要意义。

2. 脂肪

大豆的脂肪含量为15%～20%，以大豆为原料榨成的豆油是我国主要的食用油。大豆油含有丰富的不饱和脂肪酸，如油酸、亚油酸、亚麻酸等，以亚油酸为主，占50%以上。此外，大豆还含有磷脂、少量的胆固醇和具有较强抗氧化能力的维生素E。不饱和脂肪酸和磷脂对于维持细胞膜的正常功能具有重要作用，同时可促进胆固醇在体内的代谢，是高血压、动脉粥样硬化等心血管疾病患者的理想食物。因此，大豆油是少有的优质食用油。

3. 碳水化合物

大豆中的碳水化合物含量相对较少，为25%～30%，其中一半是可供利用的淀粉、阿拉伯糖、半乳糖和蔗糖；另一半是人体不能消化吸收的棉籽糖和水苏糖，又称大豆低聚糖，存在于大豆细胞壁，在肠道细菌作用下发酵产生二氧化碳和氨，可引起腹胀，被称为胀气因子。

4. 矿物质

大豆富含钙、磷、铁等矿物质和微量元素，其中钙含量丰富，比牛、猪肉高数十倍，是正在生长发育中的儿童和易患骨质疏松症老人膳食钙的极好食物来源。同时，大豆是含铁丰富的一类植物性食物，但是大豆中的植酸和膳食纤维，与钙、铁等金属离子结合后影响了其生物利用率，在加工制作成豆制品后，植酸和膳食纤维大部分被除去，使钙和铁的吸收和利用率得到了大大的提高。

5. 维生素

大豆还含有丰富的维生素。B族维生素如维生素$B_1$、维生素$B_2$的含量在植物性食物中相对较高。还含有较多的胡萝卜素和维生素E，是天然的抗氧化剂。大豆几乎不含有维生素C，但发芽后可产生一定量的维生素C。

（二）大豆中的抗营养素因子

1. 蛋白酶抑制剂

大豆、棉籽、花生、油菜籽等植物中都含有蛋白酶抑制剂，是抑制胰蛋白酶、糜蛋白酶、胃蛋白酶等物质的统称。其中以抗胰蛋白酶因子（或称胰蛋白酶抑制剂）存在最普遍，其对人体胰蛋白酶的活性有部分抑制作用，会影响蛋白质的消化与吸收，会造成机体胰腺增重，其对动物有抑制生长作用。采用加热方法，即可破坏生大豆中的抗胰蛋白酶因子，以克服这种不利因子。

2. 豆腥味

大豆中含有很多酶，其中脂肪氧化酶是产生豆腥味及其他异味的主要酶类，于95℃以上加热10~15min或用乙醇处理后减压蒸发、纯化大豆脂肪氧化酶等方法，均可脱去部分豆腥味。

3. 胀气因子

水苏糖和棉籽糖又称大豆低聚糖，存在于大豆细胞壁中，不能被人体消化，但能被肠道微生物发酵产气，引起腹胀，所以又称胀气因子。大豆通过加工制成豆制品时，胀气因子已被除去。另一方面，由于双歧杆菌可利用大豆低聚糖促进其在肠道中的生长繁殖，目前的食品加工中已利用它作为功能性食品的基料替代部分蔗糖，应用于清凉饮料、酸乳、面包等多种食品中。

4. 植酸

大豆中存在的植酸可与锌、钙、镁、铁等元素螯合，而影响其被机体吸收利用。

5. 植物红细胞凝集素

植物红细胞凝集素是能凝集人和动物红细胞的一种蛋白质，也是一种影响动物生长的因素，加热即被破坏。

大豆营养价值虽高，但由于存在以上抗营养因素，其蛋白质消化率只有65%，通过水泡、磨浆、加热、发酵、发芽等湿热处理和远红外线加热处理方法加工成豆制品，合理地处理抗营养因素，可提高大豆蛋白的消化率，充分发挥其营养价值。

另外，大豆中含有的皂苷和异黄酮（主要为金雀异黄素）等活性物质不仅具有抗氧化、降低血脂和血胆固醇的作用，还有雌激素样作用，能有效延缓更年期和绝经期女性因卵巢分泌的激素减少而引起的骨密度降低。常吃豆类及制品的居民肿瘤发生率低于以食肉为主的人群。

## 二、豆制品的营养价值

根据加工制作工艺不同可分为发酵豆制品，如豆腐乳、豆豉、豆瓣酱等；非发酵豆制品，如豆腐及其制品、豆浆、豆芽、腐竹等。大豆经过一系列加工制成的豆制品，营养素含量也会增加，不但与豆类一样富含营养，还更易于消化吸收，营养价值也随之增加。

1. 豆浆

大豆经过清洗、浸泡、磨碎、过滤后即成为豆浆。豆浆蛋白质含量近似牛乳，其中必需氨基酸种类较齐全，消化率为85%左右，铁的含量比牛乳高很多，也是多种营养素含量丰富的传统食品。豆浆的营养素种类与含量比较适合老年人及高血脂的患者饮用，因为豆浆中的脂肪含量低，可以避免牛乳中的高含量的饱和脂肪酸对健康的不利作用。需注意的是，在食用豆浆时必须充分煮沸，避免由于豆中胰蛋白酶抑制剂破坏不充分、蛋白质难以消化吸收而导致恶心、呕吐等不良症状。

2. 豆腐及其制品

向煮沸的豆浆中加入适量的硫酸钙或者卤水、葡萄糖酸内酯，使豆浆中的大豆蛋白凝固，压榨去除其中的大部分水分就成为豆腐。豆腐营养成分有十几种，其中最主要的就是蛋白质。豆腐分南、北豆腐，南豆腐水分含量要高。豆腐蛋白质含量为8%~20%。豆腐中的蛋白质是完全蛋白，不仅含有人体必需的8种氨基酸，而且其比例也接近人体需要。此外，它还含有多种营养成分，如矿物质磷、钙等，这些都对人的健康非常有益。

豆腐干和豆腐相比，豆腐干中的水分含量明显降低，只有65%~78%，因而各种营养素的含量都有所增加；千张又称百叶或豆皮，水分含量更低，蛋白质的含量可达到20%~45%，其他的各种营养素含量均有不同的增加。

3. 豆芽

豆芽是用大豆、绿豆在适宜的水分和温度下发芽生成，大豆在发芽过程中蛋白质分解成氨基酸或多肽，淀粉转化成单糖和低聚糖，同时破坏了抗胰蛋白酶因子，提高了蛋白质的生物利用率。在发芽过程中，由于酶的作用，使矿物质和维生素含量倍增，尤其是维生素C，可作为冬季或某些地区缺乏蔬菜时维生素C的良好来源，尤其在蔬菜供应淡季可起到重要调节作用。

## 三、坚果的营养价值

### （一）坚果的营养成分

1. 蛋白质

油脂类坚果蛋白质含量一般在12%~22%，淀粉类坚果蛋白质含量较低，坚果与其他食物一起食用可发挥蛋白质的互补作用，提高蛋白质的营养价值。

2. 脂肪

脂肪是油脂类坚果的重要成分，含量可达40%以上，是一类高能量食品，其含有的脂肪多为不饱和脂肪，是优质的植物性脂肪。

3. 碳水化合物

淀粉类坚果是碳水化合物的良好来源，含量都在60%以上，还含有低聚糖和多糖类物质。油脂类坚果可消化的碳水化合物含量较少，但是膳食纤维含量却较高。

4. 维生素

坚果是维生素E和B族维生素的良好来源，油脂类坚果含有大量的维生素E，某些坚果如榛子、核桃、花生中含少量的胡萝卜素，一些坚果如鲜板栗和杏仁含有一定量的维生素C。

5. 矿物质

坚果富含钾、镁、磷、钙、铁、锌等元素，是多种微量元素的良好来源，美国杏仁和榛子是钙的较好来源。一般，油脂类坚果矿物质含量高于淀粉类坚果。

(二) 常见坚果

1. 核桃

核桃又称胡桃。核桃营养价值极高，含有多种维生素和无机盐类，尤其是蛋白质和脂肪的含量远比其他果品多，是一种深受喜爱的滋补强壮佳品，用核桃加工成的糖果糕点等食品具有特殊的风味。桃仁中含有40%～50%的脂肪，其中主要是亚油酸甘油酯、糖、蛋白质、维生素A、维生素C、维生素E及磷、镁、铁等矿物质。所以，常吃核桃具有增强记忆力、健脑、乌发、降血脂、抗衰老、滋阴助阳、润肠通便及抗癌防癌等功效。

2. 板栗

板栗又称为栗子。板栗果中含有碳水化合物、淀粉、脂肪、B族维生素、脂肪酶等物质。常食板栗可益气健胃、补肾强腰，如与猪脚、猪肚同煮食，为极好的滋补品。

3. 榛子

榛子中含有很强的抗癌成分，对于卵巢癌、乳腺癌等癌症具有很好的抑制作用。此外，榛子中镁、钙和钾等微量元素的含量很高，长期食用有助于调整血压。

4. 腰果

腰果与榛子、核桃等其他坚果相比，最主要的特点就是含糖量比较高，能占到总营养成分的25%左右。因此，腰果在没加工之前，稍带有一点甘甜的味道。腰果中还含有脂肪、维生素及锌、钙、铁等微量元素。而腰果中的亚油酸、亚麻酸，可预防动脉硬化、脑中风等疾病。

5. 杏仁

杏仁不仅是一种营养素密集的坚果，还含有丰富的不饱和脂肪酸、维生素和钙、铁等矿物质。杏仁可以满足各个年龄段人群的需要，因此在食用上，没有太多的限制。一般来说，每周进食两次杏仁，每次一把（30g左右），大约20粒，长期坚持，患心脏病或冠心病的概率就会降低50%。

6. 松子

松子是红松树所结的种子，蛋白质含量约16%，碳水化合物约9%，还含有挥发油及钙、磷、铁等多种矿物质和维生素。特别是其所含脂肪，大部分为油酸、亚麻油酸等不饱和脂肪酸，对人体有益无损，对预防心血管疾病尤其具有良好作用。因此，经常适量吃些松子，不但可以增加营养，而且可以收到滋补强身、延年益寿的功效。

7. 桂圆

桂圆又称龙眼，俗称圆眼。桂圆内含葡萄糖、蔗糖、酒石酸和维生素A、核黄素、脂肪及鞣质。对体虚过度引起的健忘、失眠、惊悸以及病后、产后体虚、肠风下血等症均有疗效。桂圆肉既能补脾胃之气，又能补血液不足，单用熬膏，或配其他益气补血药均可。

8. 瓜子

瓜子本身营养就很高，维生素、蛋白质、油类含量都属佼佼者。每天吃一把瓜子对安定情绪、防止老化、预防成人疾病有益。瓜子能治失眠、增强记忆力。瓜子还可以预防癌症、高血压、心脏病等疾病。

### 知识拓展

#### 喝奶还是喝豆浆？

豆类的营养价值非常高。我国传统饮食讲究"五谷宜为养，失豆则不良"，意思是说五谷是有营养的，但没有豆子就会失去平衡。现代营养学也证明，每天坚持食用豆类食品，只要两周的时间，人体就可以减少脂肪，增加免疫力，降低患病的几率。因此，很多营养学家都呼吁，用豆类食品代替一定量的肉类等动物性食物，是解决一部分人营养不良和营养过剩双重负担的最好方法。

现在社会上流行一种说法："男士喝牛乳，女人饮豆浆"。这种说法有一定的科学性，因为大豆含有植物雌激素异黄酮，对女性有特殊生理作用，如调节内分泌、使皮肤健美、预防乳腺癌、预防绝经期潮热症等，但并不是说男性喝豆浆或女性喝牛乳就会有什么害处。尤其男士看到大豆雌激素的宣传就产生抵触心理，这是没必要的。大豆是植物性雌激素（异黄酮）的人体唯一有效来源。异黄酮对人体产生作用的机理是取代人体内源性雌激素在体内的受体位置，调节激素水平，减少患与激素有关癌症的风险，如乳腺癌。而男性体内也存在雌激素受体，异黄酮对男性同样能起有益的生理作用，包括降低前列腺癌的发生率。

牛乳的含铁率极低，长期喂养牛乳的儿童易患缺铁性贫血。女性由于特殊生理情况对铁的需要量比男性高，这也是豆浆比牛乳更适合女性饮用的原因。

其实，豆浆的营养价值可以与牛乳媲美，是男女老少都适宜的营养饮品。对于老年人更有预防中风、维持心脏和血管健康、改善肠道功能，有保持青春活力的保健功效。

综上所述，我们该选择牛乳还是豆浆得看自身需要，牛乳也有它的优势：氨基酸含量高，易被消化吸收，钙的含量非常丰富；豆浆当然也毫不逊色，益智、健美、抗癌，预防心血管疾病和骨质疏松症。豆乳或豆浆牛乳轮流喝，更有益健康。

婴幼儿不宜喝豆乳。吃豆乳长大的孩子，成年后引发甲状腺和生殖系统疾病几率很大。成年人经常食用大豆有利无弊，大豆内的成分能使成人体内的胆固醇降低，使体内的激素保持平衡，预防或减少乳腺癌或前列腺癌的发生。但是婴幼儿食用大豆并没有上述益处，这是因为婴幼儿对大豆中高含植物雌激素的反应与成人相比完全不同。婴幼儿摄入体内的植物雌激素只有5%能与雌激素受体结合，使植物雌激素在体内积聚，这样可能对每天大量饮用豆乳的婴幼儿造成性发育危害。

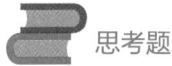 思考题

1. 为什么说大豆的营养价值很高？
2. 为什么要把大豆制成豆制品，豆制品的种类有哪些？
3. 比较牛奶豆浆的营养价值特点。
4. 大豆中的抗营养因子有哪些？
5. 列举一些坚果的营养价值。

# 项目四　蔬菜水果类

> **学习目标**
> 1. 掌握蔬菜水果类食品的营养价值特点；
> 2. 理解食品加工对蔬菜水果类营养价值的影响。

**案例分析**　　**案例：健康饮食=半斤水果+一斤蔬菜**

最近张家口晚报"我有话说"栏目报道：每天半斤水果一斤蔬菜，你达标了吗？根据最新发布的《中国居民营养与慢性病状况报告（2015年）》，十年间居民膳食营养状况总体改善，但也存在谷类、蔬菜方面膳食相对欠缺，脂肪摄入量明显增加的情况，其中平均膳食脂肪供能比超过30%。不均衡的膳食结构会增加人体超重、肥胖以及慢性疾病的风险。

根据最新发布的《中国居民营养与慢性病状况报告（2015年）》显示，2012年全国居民慢性病死亡率已占总死亡人数的86.6%。同时还显示我国居民膳食方面存在蔬菜水果摄入不足、脂肪摄入量明显超标的情况。同时，世界卫生组织的数据显示，19%的胃肠道癌症、31%的缺血性心脏病和11%的脑血管疾病的发生都与果蔬摄入过少有关，而摄入足量的果蔬每年能够拯救170万人的生命。

平衡的膳食是健康的基础，果蔬中所含的营养素，如维生素、膳食纤维和植物化学物质对身体有很大的益处。已经有大量的研究证明：足量的果蔬摄入能够预防恶性肿瘤等诸多的重大疾病，因此建议大众每天能够摄入足量果蔬。"半斤水果一斤蔬菜"是方便大众理解这个问题的一个总的说法。严格来讲，蔬菜水果的摄入应该从量、种类、颜色三个方面考虑，即每天摄入蔬菜200～500g（其中深色占一半）、水果200～400g。保持膳食的平衡，关键在于有平衡膳食的意识。一斤蔬菜，是指烹饪前菜的重量，经过烹饪后的蔬菜往往只能填满两小碗，分配到一日三餐中，很容易就能吃完；我们平时常吃的水果，如香蕉、奇异果等，每个都有100～150g，只要吃2～3个就够250g了，稍微大一些的水果，如苹果和梨，一个就差不多有半斤重。所以，只要有这样的意识，每日摄入半斤水果和一斤菜其实并不难。

---- 必备知识 ----

## 一、蔬菜水果的营养价值

蔬菜按其结构和可食部位不同，可分为叶菜类如白菜、菠菜、苋菜、油菜等；根茎类如萝卜、胡萝卜、藕、竹笋等；瓜茄类如冬瓜、南瓜、茄子、番茄、辣椒等；鲜豆类如毛豆、扁豆、四季豆、豌豆；芽菜如豆芽、花生芽、萝卜芽等。

水果可分为鲜果类和干果类。鲜果种类很多，有苹果、橘子、桃、梨、杏、葡萄、香蕉、菠萝等；干果是新鲜水果经加工制成的果干，如葡萄干、杏干、蜜枣和柿饼等。

蔬菜水果种类繁多，含有人体所需的多种营养成分，含有多达90%以上，无机盐和一些重要的维生素的含量很丰富，还富含有机酸、果胶、纤维素等，但蛋白质和脂肪含量相对很低，在膳食结构中起到增进食欲、帮助消化、维持肠道正常功能、维持体内酸碱平衡及膳食多样化等作用。

### 1. 维生素

蔬菜水果均含有维生素C、维生素$B_1$、维生素$B_2$、维生素$B_{11}$、叶酸、烟酸和胡萝卜素，以叶菜类较多，一般深色蔬菜的含量比浅色蔬菜高。苜蓿维生素C的含量最高，瓜茄类蔬菜以辣椒中维生素C含量最高，其次为苦瓜。番茄中的维生素C含量虽然不是很高，但有机酸的保护，不易损失，也是维生素C的良好来源。含核黄素较多的蔬菜有空心菜、苋菜、油菜、菠菜等。

含维生素C丰富的水果有鲜枣、草莓、猕猴桃、山楂、柑橘等。含胡萝卜素丰富的水果有芒果、柑橘和杏等。胡萝卜素属于植物来源的维生素A，在体内可转化成维生素A。

我国居民普遍存在维生素A摄入不足的问题，而我们的膳食结构又是以植物性食物为主，因此胡萝卜素就成为我国居民维生素A的重要来源。

### 2. 矿物质

蔬菜水果是人体矿物质的重要来源，其中含有丰富的钠、钾、钙、磷、镁等常量元素以及铁、锌、硒、钼等微量元素。尤以钾的含量最高，钾具有多种生理功能，可维持心肌正常功能，并有降低血压作用。蔬菜也是我国居民膳食中钙和铁的良好来源。铁含量以鲜豆类含量较高，但是由于蔬菜含有较多的草酸、植酸和膳食纤维，抑制了钙和铁在肠道的吸收，所以蔬菜中钙和铁的生物利用率并不高。锌、硒等矿物质在根茎类蔬菜如大蒜、芋头以及鲜豆类如蚕豆、豌豆、豆角中含量较高。这些碱性元素对维持机体的酸碱平衡非常重要。

不同种水果间矿物质含量差别很大，如橄榄、山楂、柑橘中含钙较多，葡萄、杏、草莓等含铁较多，香蕉含钾较多。

### 3. 膳食纤维

膳食纤维是指不能被人体的消化酶所消化分解的非淀粉多糖，具有重要的生理功能。蔬菜和水果是膳食中膳食纤维的重要来源。按照溶解性的不同，膳食纤维又分为可溶性纤维和不溶性纤维。不溶性纤维具有吸水膨胀的特性，可增加食物的体积，增强就餐时的饱腹感而减少能量的摄入，并可延缓葡萄糖的吸收，可达到减肥的目的。同时，可增加粪便的体积和重量，刺激肠道的蠕动，可起到润肠通便的作用。同时也促进胆酸的排泄，所以对于糖尿病、动脉粥样硬化和胆石症有很好的预防作用。但是，过多的膳食纤维会影响其他营养素如钙、铁、锌的吸收。

4. 碳水化合物

蔬菜水果所含的碳水化合物主要包括糖、淀粉、纤维素、半纤维素和果胶等。蔬菜类含糖量较多的有胡萝卜、番茄、甜薯、南瓜等，含淀粉较多的有薯类及藕等。水果中仁果类，如苹果、梨等含糖以果糖为主，葡萄糖和蔗糖次之，浆果类如葡萄、草莓、猕猴桃等含糖主要是葡萄糖和果糖，核果类如桃、杏等和柑橘类则蔗糖含量较多。山楂、苹果和柑橘类水果中含有较多果胶，具有很强的凝胶力，可加工成果酱和果冻等食品。

5. 芳香物质、色素

蔬菜种类繁多，色彩纷呈，含有丰富的色素，如胡萝卜素、番茄红素、花青素等。从蔬菜中提取的天然食用色素，具有较高的安全性。近几年的研究发现，这些天然的色素可清除自由基，具有很强的抗氧化活性，在防治与氧化应激有关的慢性病如冠心病、糖尿病、癌症以及延缓衰老方面具有重要作用。蔬菜的风味是由其含有的不同芳香物质所决定的。蔬菜中的芳香物质是由不同挥发性物质组成的混合物，主要包括醇类、醛类、酮类、萜类和酯类，而葱、蒜则是一些含硫的化合物。

水果中存在的油状挥发性化合物中含有醇、酯、醛、酮等物质构成了水果独特的香气，使食物具有诱人香味，可刺激食欲，有助于食物的消化吸收。水果的品种很多，其色、香、味都能给人们以愉快感，对于丰富人类生活，充实膳食内容，增进食欲等方面，都有独特的作用。

6. 有机酸

蔬菜中含有多种有机酸，例如番茄中有柠檬酸和少量苹果酸、琥珀酸等，能刺激胃肠蠕动和消化液的分泌，有促进食欲和帮助消化的作用，同时也有利于维生素C的稳定。水果中含有各种有机酸，主要有苹果酸、柠檬酸和酒石酸等，这些成分一方面可使食物具有一定的酸味，可刺激消化液的分泌，有助于食物的消化；另一方面，使食物保持一定的酸度，对维生素C的稳定性具有保护作用。另外，水果还含有纤维素和果胶，能促进胃肠蠕动和消化液分泌，对提高食欲和帮助消化有重要作用。

7. 具有特殊功能的生理活性物质

蔬菜水果中不仅含有上述多种营养物质，还含有多种抗病异性、抗氧化性、促进抗体生成和正常细胞繁殖、活化巨噬细胞、致死癌细胞、抗紫外线等的生理活性物质。如大蒜含有二烯丙基硫有助于降低血清胆固醇。菠菜中含有大量的抗氧化剂，具有延缓衰老、减缓老年人记忆减退的作用。花茎甘蓝中含有大量抗生素。南瓜能促进胰岛素的分泌，有降血糖的作用。所以，经常食用含丰富蔬菜水果的膳食，对保持健康、增强抗病能力、预防某些癌症等有着非常重要的作用。

## 二、蔬菜水果在食品加工中营养价值的变化

### 1. 加工方式

蔬菜、水果在洗涤、修整、热烫和漂洗加工处理中，水溶性维生素及无机盐易损失和被破坏。所以蔬菜宜先洗后切，避免损失。洗好后的蔬菜，放置时间也不宜过长，以免维生素被氧化破坏，尤其要避免将切碎的蔬菜长时间浸泡在水中。蔬菜水果不宜长时间保存。长时间保存的蔬菜一方面维生素容易损失，如菠菜在20℃时放置一天，维生素C损失就会达到84%；另一方面，长时间保存的蔬菜尤其是白菜中会产生大量的硝酸盐，腐烂后经细菌作用，可转变成亚硝酸盐。

### 2. 烹调方式

蔬菜在烹调时，应旺火、热油、快炒。绿色蔬菜（如油菜、黄瓜、芹菜、蒜苗等）主要由叶绿素构成，是一种不稳定的植物色素，若加温时间过长，叶绿素就会变成脱镁叶绿素，吃起来不脆嫩可口，也会损失很多维生素。有研究证明，蔬菜煮3min，其中维生素C损失5%，煮10min维生素损失达30%。为了减少维生素的损失，烹调时，可加入少量醋和淀粉，以保护维生素C不被破坏。有些蔬菜如菠菜等，为减少草酸对钙吸收的影响，在烹调时，可先将蔬菜放在开水中焯或烫一下后捞出，使其中的草酸大部分溶解在水中。任何烹调加工方式都会造成蔬菜中营养素的损失，所以对于番茄和黄瓜等蔬菜，可采用生吃和凉拌的方式。

■ 知识拓展 ■

**什么时间吃水果最适宜？**

人们一般习惯在饭后食用一些水果，这样做是不科学的。人吃饱饭后，食物进入胃内需要经过1~2h的消化过程，才能缓慢从胃中排出，饭后如果马上吃进很多水果，水果就会被食物阻滞在胃内，如果在胃内停留时间过长，就会引起腹胀、腹泻或便秘等症状，天长日久，将导致消化功能紊乱。如果正餐吃的是一些富含钙质的鱼虾，饭后吃水果，尤其是含鞣酸较多的柿子、石榴、山楂、葡萄、黑枣等水果，鱼虾中的钙质就会与水果中的鞣酸结合生成一种坚硬的物质——鞣酸钙。这不仅降低鱼虾的营养价值，而且还影响胃肠的消化能力，甚至会发生腹胀、腹泻、腹痛、恶心、便秘等不适感觉。饭前空腹吃水果，也是不科学的。这是因为苹果、橘子、葡萄、桃子、梨等水果中含有大量

的有机酸（如苹果酸、柠檬酸、酒石酸等），会刺激胃壁的黏膜，对胃非常不利。尤其是儿童，饭前空腹吃水果，还会影响正餐的进食量。饭前空腹吃水果形成习惯，就会因缺乏营养素而引起营养不良。因此，吃水果的时间最好在饭后2h或在餐前1h左右，最好不要饭前空腹以及饭后立即食用。鱼虾和水果最好分开食用，至少应在吃过鱼虾2h后再吃水果。

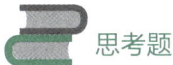 思考题

1. 蔬菜水果的营养价值有哪些？
2. 什么叫酸性食品，碱性食品？
3. 蔬菜应怎样烹调，才使蔬菜中的营养素损失最少？
4. 蔬菜水果在洗涤、修整、热烫和漂洗加工处理中，应怎样才使营养素损失最少？
5. 一般来说蔬菜能生吃的尽量生吃，为什么有些蔬菜要完全炒熟煮透才可食用？

## 项目五　其他类食物

**学习目标**

1. 掌握食用油脂、酒类、饮料、调味品和新资源食品的营养价值特点；
2. 理解食用油脂、酒类、饮料、调味品和新资源食品的分类。

**案例分析　案例：饮食常见误区**

误区一：食物分"好"和"坏"。

就像人们习惯把人分为"好人"、"坏人"，食物也常常被扣上"好食物"或"坏食物"的帽子。美国知名营养师埃莉莎·丽德认为这种说法太武断了，

"没有绝对不好的食物,只有不好的饮食习惯"。武警总医院营养科副主任医师刘庆春对此表示:"最典型的例子就是脂肪。"很多人认为摄入太多脂肪会增加患心脑血管疾病的风险。但这只对脂肪摄入超标的人群具有指导意义,对于偏远、贫困地区营养不良的孩子就不太适用。脂肪也有"好"的一面,适当补充可以促进生长发育,提供能量。

误区二:只吃油,不吃脂。

"脂"指的是动物性脂肪,因其在常温下呈固态而得名,含饱和脂肪酸。"油"指的是植物性脂肪,包括单不饱和脂肪酸和多不饱和脂肪酸。许多人因过于担心动物性脂肪对健康的不利影响而对其敬而远之。其实这样做不符合人体营养的要求,按照合理营养的要求,单不饱和脂肪酸、多不饱和脂肪酸、饱和脂肪酸的比例为1:1:1。所以不要完全排除动物脂肪的摄入,无论是老年人还是青年人,适当摄入一些动物脂肪或肥肉对身体是有益的。

―― 必备知识 ――

一、食用油脂

食用油脂是人类能量的一大来源,通常分为植物性和动物性两种。常见的植物油包括豆油、花生油、芝麻油、玉米油、葵花籽油、茶油等;常见的动物油包括猪油、牛油、羊油、奶油等。

(一)食用油脂的营养价值

1. 提供能量

食用油脂是每天膳食脂肪的主要来源,油脂是高能量食物,人体每天由油脂提供的能量占吸收总能量的20%~30%。

2. 提供必需脂肪酸

必需脂肪酸是细胞膜的重要成分,如果缺乏则细胞膜的通透性增加,婴儿可出现湿疹,必需脂肪酸可合成前列腺素、血栓素等物质,并且对心血管有保护作用。植物油则是必需脂肪酸的良好来源。

3. 提供并有助于脂溶性维生素的吸收

食用油脂是各种脂溶性维生素的载体,可促进脂溶性维生素的消化吸收。

4. 改善食物的感官性状,增强饱腹感

食物经过油脂的煎炒烹炸后能提高色、香、味、形,能增强食欲、促进消化,增强饱腹感,因此人体摄入脂肪含量高的食物后不易饥饿。

(二)常见油脂种类

1. 豆油

豆油是中国人的主要食用油之一,豆油的营养价值较高,含有丰富的不饱和脂肪酸,尤其是亚油酸含量高达50%~55%。其他脂肪酸构成为:油酸22%~

25%，亚麻酸7%～9%，棕榈酸10%～12%。脂肪酸构成较为合理，有显著的降低血清胆固醇含量、预防心血管疾病的功效。大豆中还含有较多的维生素E、维生素D以及丰富的卵磷脂，对人体健康均非常有益。另外，大豆油的人体消化吸收率高达98%，所以大豆油是一种营养价值很高的优良食用油。

但是，豆油具有特殊的豆腥味；热稳定性较差，加热时会产生较多的泡沫。大豆油含有较多的亚麻酸，较易氧化变质并产生"豆臭味"。经过精炼和除臭处理后，豆油中维生素E含量降低，不饱和脂肪酸含量上升，容易氧化酸败，可添加抗氧化剂来延长储存期。

2. 花生油

花生油淡黄透明，色泽清亮，具有独特的花生气味和风味，气味芬芳，滋味可口。花生油含不饱和脂肪酸80%以上（其中含油酸41.2%，亚油酸37.6%）。另外软脂酸、硬脂酸和花生酸等饱和脂肪酸的含量占19.9%。脂肪酸构成合理，易被人体消化吸收。另外，花生油中还含有甾醇、麦胚酚、磷脂、维生素E、胆碱等对人体有益的物质，可以防止皮肤皲裂老化，保护血管壁，防止血栓形成，有助于预防动脉硬化和冠心病。花生油具有良好的氧化稳定性，是使用性能良好的煎炸油，并因合理的脂肪酸组成可与其他植物油调配后制成营养调和油。食用花生油要提防生产者因选料不细而造成黄曲霉毒素污染。

3. 菜籽油

菜籽油一般呈深黄色或棕色，因亚油酸等必需脂肪酸的含量较其他植物油低，所以营养价值比一般植物油低。如能在食用时与富含有亚油酸的优良食用油配合食用，其营养价值将得到提高。

另外，菜籽油中含有大量芥酸和芥子苷等物质，一般认为这些物质对人体的生长发育不利，但现在改良的双低菜籽油可有效降低芥酸和芥子苷的含量。

4. 葵花籽油

葵花籽油是为数不多的高亚油酸油脂之一，富含维生素E和具有抗氧化作用的绿原酸，稳定性较好。

5. 芝麻油

芝麻油是以芝麻为原料所制取的油品。芝麻油的消化吸收率达98%。芝麻油中不含对人体有害的成分，而含有特别丰富的维生素E和比较丰富的亚油酸，同时还含有1%左右的芝麻酚、芝麻素等天然抗氧化剂，稳定性很高。经常食用芝麻油可调节毛细血管的渗透作用，加强人体组织对氧的吸收能力，改善血液循环，促进性腺发育，延缓衰老保持青春。所以芝麻油是食用品质好，营养价值高的优良食用油。

6. 茶油

茶油又称茶籽油、茶树油，是茶籽仁经过压榨或浸出生产的油脂。茶油的脂肪酸构成与橄榄油有类似之处，其中不饱和脂肪酸高达90%以上，油脂稳定性强，不易被氧化，有"东方橄榄油"的美誉。茶油富含油酸，在降低低密度脂蛋白胆固醇的同时不会降低高密度脂蛋白胆固醇水平，对预防心血管疾病有益。精炼茶油的风味良好，耐储存，耐高温，适合作煎炸油。

7. 棕榈油

棕榈油盛产于马来西亚、印度尼西亚和非洲的某些地区。棕榈油的脂肪酸组成中，饱和脂肪酸和不饱和脂肪几乎各占一半，熔点低于大多数的动物脂肪，在常温下呈半液态。目前市售的棕榈油多为分提后的产品，有硬脂、软脂和中间部分。硬脂适合作酥油、人造奶油的原料；软脂是极好的煎炸用油。精炼棕榈油中含有较多的维生素E，不易氧化酸败，性能比较稳定。

8. 猪油

猪油是我国食用量最大的一种动物油脂。猪油具有独特的香味，主要用于烹调使用。猪油中含有较多的胆固醇，饱和脂肪酸含量较高，可配以含亚油酸较高的植物油共同食用以达到脂肪酸合适的比例从而降低胆固醇的不利影响。猪油中天然抗氧化剂维生素E的含量较低，保质期短，需要添加抗氧化剂来延长储存期。

9. 奶油和人造黄油

奶油是由牛乳脂肪分离搅拌而成的，具有独特的奶油香味，但饱和脂肪酸含量较高，不宜过多食用。人造黄油也称氢化油，是用植物油进行氢化反应制成的。半固体人造黄油，制作和储藏都很方便，在人们的日常食品中被广泛应用。但经研究发现，植物油在氢化过程中会产生反式脂肪酸。而反式脂肪酸被证实可升高对人体不利的低密度脂蛋白胆固醇水平和降低对人体有利的高密度脂蛋白胆固醇水平，因而有增加心脏病、脑血管疾病的危险性。此外，反式脂肪酸在油炸食品如炸薯条、炸鸡块、冰淇淋、蛋黄派、蛋糕等食品中含量也较高。美国已明确提出要重视反式脂肪酸的问题，要求产品标签中要标示反式脂肪酸的含量。反式脂肪酸的问题在我国也逐步引起了重视。

10. 色拉油和调和油

色拉油常用作凉拌菜，高温烹调时无油烟，减少了油烟对人及厨房的污染，但色拉油经过精炼后，营养素有了一些损失。调和油是将两种以上经过精炼的油脂（香味油除外）按脂肪酸合理构成比例调配制成。

二、酒类

（一）酒类的营养价值

1. 乙醇

酒对人体产生作用的主要成分是乙醇，人们适量饮用可兴奋神经系统，使人精神兴奋，促进血液循环，舒筋活血，增强物质代谢。但过量饮酒对人体有害，儿童和孕妇不宜饮酒。

2. 蛋白质、氨基酸、微量元素

对人体有较好的滋补作用，且能促进新陈代谢，并有抗病毒的作用。

3. 含有有机酸类物质及苦味、辣味的物质

可以促进食欲、帮助消化。

4. 提供能量

酒中含有的乙醇、糖和微量肽类或氨基酸，是酒的能量来源，提供的能量高效而迅速，吸收利用快。

（二）常见酒的种类

1. 白酒

白酒是以谷物为原料的蒸馏酒，因酒度较高而又被称为"烧酒"。其特点是无色透明、质地纯净、醇香浓郁、味感丰富。白酒种类很多，风味各异，但均以乙醇为其主要成分，白酒具有高热值的营养特点，还有呈香物质。

2. 葡萄酒

葡萄酒是果酒中最有代表性的一种，主要成分有酒精、糖、有机酸、挥发脂、多酚及丹宁，还含有丰富的氨基酸、维生素、矿物质，少量饮用不仅提供多种营养素和热能，而且还有益于健康。

3. 啤酒

啤酒是以大麦、啤酒花等为原料的酿造酒。其特点是具有显著的麦芽和酒花清香，味道纯正爽口营养价值较高，促进食欲，帮助消化。啤酒除了含有乙醇和丰富的二氧化碳外，还含有果糖、葡萄糖、麦芽糖、糊精，多种维生素、矿物质、多种氨基酸和脂肪酸等，啤酒因其营养丰富，素有"液体面包"之称。

4. 黄酒

黄酒是中国生产的传统酒类，是以糯米、大米（一般是粳米）、黍米等为原料的酿造酒，因其酒液颜色黄亮而得名。其特点是醇厚幽香，味感谐和，越陈越香，营养丰富。黄酒含有糖类、糊精、有机酸、脂类、高级醇及多种维生素，大量含氮化合物，氨基酸含量居各种酿造酒之首。黄酒的发热量高于葡萄酒和啤酒。

5. 药酒

药酒是以成品酒（以白酒居多）为原料加入各种中草药材浸泡而成的一种配制酒。药酒是一种具有较高滋补、营养和药用价值的酒精饮料。

## 三、饮料

依据GB 10789—2015《饮料通则》的规定，饮料按原料或产品形状的不同可分为11个类别：碳酸饮料（汽水），果汁和蔬菜汁类，蛋白饮料类，包装饮用水（饮用天然矿泉水，饮用天然泉水，其他天然饮用水，饮用纯净水，饮用矿物质水，其他包装饮用水），茶饮料类，咖啡饮料类，植物饮料类，风味饮料类，特殊用途饮料类，固体饮料类以及其他饮料类等。

饮料的营养价值各有千秋，经过国家认定的功能饮料对人体具有良好的保健作用，以纯天然植物为原料的茶饮料、果饮料也有很高的营养价值。常见的几类饮料的营养价值如下。

1. 瓶装水饮料

以补充人体水分为主要功能。矿泉水能提供一定的微量元素，纯净水因缺少人体必需的矿物质、微量元素和有益菌类，所以不宜经常饮用。

2. 茶饮料

以茶叶汁或其浓缩液、速溶茶粉经加工调配而成，含维生素、无机盐、茶多酚（清除自由基）和咖啡因（提神、醒脑、强心等作用）。绿茶饮料具有抗氧化、抗疲劳作用，是良好的饮料种类，适合长期饮用。

3. 果汁饮料

含果汁量5%～40%，具有丰富的维生素、胡萝卜素等物质，具有抗氧化、助消化和增加体能等作用。

4. 蔬菜饮料

一种或多种蔬菜榨汁或打浆后加入盐或糖配料而成，含维生素和无机盐，具有抗氧化、补充膳食纤维和营养等作用。

5. 含乳饮料

普通含乳饮料蛋白质含量在1%左右，可补充一定的营养素，部分含添加剂的含乳饮料可提供人体所需的钙、维生素等。

6. 植物蛋白饮料

用蛋白质含量较高的植物种子和各种核果类为原料加工成的，含有碳水化合物、无机盐、维生素和蛋白质。杏仁饮料还具有润肺作用，核桃因含有磷脂而具有健脑作用，植物蛋白饮料是健康价值较高的饮料。

7. 碳酸饮料

经过纯化饮用水压入二氧化碳、甜味剂和香精制作而成。除糖外其他营养成分很少或缺乏，因含二氧化碳，有散热、消暑、口感好的特点，可充分补充水分。碳酸饮料因含糖分、咖啡因和磷，所以长期饮用会影响骨骼生长。

选择饮料必须根据自身的健康状况、保健知识和实际需求来决定，口味的偏爱和消费习惯可以适当满足。

四、调味品

调味品是指能增加菜肴的色、香、味，促进食欲，有益于人体健康的辅助食品。它的主要功能是增进菜品质量，满足消费者的感官需要，从而刺激食欲，增进人体健康。从广义上讲，调味品包括咸味剂、酸味剂、甜味剂、鲜味剂和辛香剂等，像食盐、酱油、醋、味精、糖、八角、茴香、花椒、芥末等。大多数调味品除调味价值外，还有一定的营养价值与保健价值。

按照我国调味品的历史沿革，基本上可以分为以下四代。

第一代：单味调味品，如酱油、食醋、酱、腐乳、辣椒及八角等天然香辛料，其盛行时间最长，跨度数千年。

第二代：高浓度及高效调味品，如超鲜味精、甜蜜素、阿斯巴甜、甜叶菊和木糖醇等，还有酵母抽提物、食用香精、香料等。此类高效调味品从20世纪

70年代流行至今。

第三代：复合调味品。现代化复合调味品起步较晚，进入20世纪90年代才开始迅速发展。

第四代：纯天然调味品。纯天然调味品以提纯技术为前提，更以营养健康为重。

调味品的每一个品种，都含有区别于其他原料的特殊成分，这是调味品的共同特点，也是调味品原料具有调味作用的主要原因。调味品中的特殊成分，能除去烹调主料的腥膻异味，突出菜点的口味，改变菜点的外观形态，增加菜点的色泽，并以此促进人们食欲，杀菌消毒，促进消化。下面就人们味觉感受分别介绍几类。

1. 咸味

咸味是化合物中，中性盐所体现的味道，如氯化钠、氯化钾、氯化铵等都有咸味，但同时又有其他异味。各种盐的呈味程度和化合物的分子质量有关，分子质量越大，苦味等异味越重。咸味的主要来源是食盐，食盐的主要成分是氯化钠，由于氯离子和钠离子的特有性质，决定了氯化钠有纯正的味道。

咸味调味品有盐、酱油、酱类制品。肾病患者，在生活中不能多进食食盐，可以用苹果酸钠，谷氨酸钾代替。

2. 甜味

甜味是普遍受欢迎的一种味型。甜味的产生主要是氨羟基等产甜味基团和助甜味基团共同作用的结果。聚合度较低的糖类物质，都有甜味，如蔗糖、麦芽糖、葡萄糖、果糖。

甜味调味品有食糖（包括白糖、红糖）、蜂蜜、饴糖、冰糖等。

3. 酸味

酸味由有机酸和无机酸电离的氢离子所产生。食醋、番茄酱、变质的酱油和酒都可以作为酸味调味剂，常见酸味的主要成分是醋酸（乙酸）、琥珀酸、柠檬酸、苹果酸和乳酸。有机酸，是一种弱酸，能参与人体正常的代谢，一般对人体健康无影响，能溶于水，其酸味远不及无机酸强烈。

4. 辣味

辣味是一些不挥发的刺激成分刺激口腔黏膜所产生的感觉。其成分较复杂，各品种的辣味来源于不同的成分。

辣椒的辣味主要是辣椒碱；胡椒的辣味是辣椒碱和椒脂；生姜的辣味主要是姜油酮、姜辛素；葱蒜的辣味主要是蒜素。

5. 鲜味

味精、鸡精、虾子、蚝油、虾油、鱼露等都有鲜味。虾子、蚝油、鱼露的呈鲜成分是各种酰胺、氨基酸。味精是谷氨酸钠，鸡精是肌苷酸钠。

6. 香味

香味来源于挥发性的芳香醇、芳香醛、芳香酮以及脂类等物质。香味调味品有茴香、桂皮、花椒、料酒、香糟、芝麻油、桂皮酱、酱油、丁香花、玫瑰花等。

7. 苦味

苦味来源于茶叶碱、可可碱，咖啡碱等生物碱有酮类化合物。粗盐中含有氯化镁，硫酸镁等也具有苦味。苦味食物有茶、咖啡、苦瓜、莲芯等。

### 五、新资源食品

在我国新研制、新发现、新引进的无食用习惯的，符合食品基本要求，对人体无毒无害的物品称新资源食品。

第一类：在我国无食用习惯的动物、植物和微生物。具体是指以前我国居民没有食用习惯，经过研究发现可以食用的对人体无毒无害的物质。动物是指禽畜类、水生动物类或昆虫类，如蝎子等。植物是指豆类、谷类、瓜果菜类，如金花茶、仙人掌、芦荟等。微生物是指菌类、藻类，如某些海藻。

第二类：以前我国居民无食用习惯的从动物、植物、微生物中分离出来的食品原料。具体包括从动、植物中分离，提取出来的对人体有一定作用的成分，如植物甾醇、糖醇、氨基酸等。

第三类：在食品加工过程中使用的微生物新品种。例如加入到乳制品中的双歧杆菌、嗜酸乳杆菌等。

第四类：因采用新工艺生产，导致食物原有成分或结构发生改变的食品原料。例如转基因食品等。

食物是人类赖以生存的必要条件。由于人口增长和食物资源的日益短缺，人类为了获取充足的食物，必须开发新的食物资源。

1. 植物资源

新开发的食物资源中的植物资源，如芦荟、银杏叶、杜仲叶、蒲公英、绞股蓝、沙棘、沙枣、山梨、鸡冠花、杭菊、茉莉花、魔芋、蕨根、葛藤等。

2. 动物资源

新开发的食物资源中的动物资源，如蚕蛹、蚂蚁、苍蝇、蚯蚓、蜜蜂、蚂蚱、蜗牛等。

3. 微生物资源

新开发的食物资源中的微生物资源，如细菌、酵母类经培养可制成含蛋白质达70%以上的单细胞蛋白类和用真菌培养的食用菌类等。

4. 海洋生物资源

新开发的食物资源中的海洋生物资源，如海藻类、鱼类、虾类、蟹类、贝类等。

5. 转基因生物资源

新开发的食物资源中的转基因生物资源，如转基因番茄、大豆、玉米、香蕉等。

### 知识拓展

色拉油（salad oil）一词源于西方。色拉是西方人以生蔬菜为主料，辅以各种调味品的凉拌菜。为了增加营养，需要在上面涂上油状涂布物，这就是色拉油。为了保持蔬菜固有的色泽和味道，这种油需要无色无味；又因凉菜做好之后常常需要冷藏，因此，低温时不能出现凝浊现象，44℃时须维持透明液体状态。色拉油就是为了达到这些要求，通过脱酸、脱溶、脱臭、脱水、脱色、脱胶、脱蜡、脱杂这样八道工序，把食物中所含的杂质和有害物质逐步去除后的精炼油。色拉油通常用作凉拌菜，如作烹调用油，可保持菜肴的本色本味，高温烹调无油烟，可减少油烟对人及厨房的污染。但是色拉油经过精炼后，营养素如胡萝卜素、维生素E等有一些损失。

调和油是根据使用需要，将两种以上经精炼的油脂（香味油除外）按脂肪酸合理构成比例调配制成的食用油。常吃单一的某种油，会导致某种或几种脂肪酸的摄入不平衡。一般认为，膳食脂肪酸的构成以饱和脂肪酸：单不饱和脂肪酸：多不饱和脂肪酸＝1∶1∶1的比例最利于人体健康。但是，不同的食用油含有的脂肪酸各不相同，所以就根据食用油的化学成分，以大宗高级食用油为基质油，加入另一种或一种以上具有功能特性的食用油，经科学调配仍可增进调和油的营养功效。目前，国内市场销售的营养调和油多选用大豆色拉油、菜籽色拉油为基质油，加入另一种或一种以上的高油酸型油（如杏仁油）、高亚油酸型（如红花籽油、番茄籽油、麦胚油）、高亚麻酸型油（如核桃仁油）、高维生素E型油（麦胚油），形成脂肪酸配比合理、营养价值高的调和油，此类油有着良好的发展前景。

随着人们物质生活水平的不断提高，人们对各种饮料的需求量也日益增加。这其中，碳酸型饮料凭借其清凉解暑、口味宜人的特点，广泛地被人们所接受。少年儿童更是碳酸型饮料的忠实消费者。碳酸型饮料有足量的二氧化碳在饮料中能起到杀菌、抑菌的作用，还能通过蒸发带走体内热量，起到降温作用。不过，如果碳酸型饮料喝得太多对肠胃是没有好处的，而且还会影响消化。因为大量的二氧化碳在抑制饮料中细菌的同时，对人体内的有益菌也会产生抑制作用，消化系统就会受到严重影响。特别是青少年，喜欢喝汽水，但一下喝太多，汽水释放出的二氧化碳很容易引起腹胀，影响食欲，甚至造成肠胃功能紊乱。碳酸型饮料大部分都含有磷酸。但这种磷酸却会潜移默化地影响你的骨骼，常喝碳酸型饮料就会威胁骨骼健康。一旦钙缺失，磷酸对处在生长过程中的青少年身体发育损害非常大。缺钙无疑意味着骨骼发育缓慢、骨质疏松。有资料显示，常喝碳酸型饮料的青少年发生骨折的危险是其他青少年的3倍，发生齿质腐损的几率增加200%。

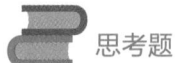 思考题

1. 说说豆油的营养价值。
2. 举例说明我国酒的分类。
3. 为什么说碳酸型饮料喝多了不好？
4. 为什么说奶油和人造黄油不宜多吃？
5. 举例说明我国调味品主要功能及类别。

## 项目六　食品营养素的强化与保健食品

**学习目标**

1. 掌握食品营养素的强化作用与保健食品营养价值特点；
2. 理解食品营养素的强化食品和保健食品的分类。

**案例分析**　案例：吃保健食品就能保健康不生病吗？

佳节临近，在"送礼送健康"理念的影响下，保健食品市场再度火爆。家在武汉的李大妈在这个时候最热衷去医院或者药店买一些保健食品，比如百合粉、茯苓山药茶等，不仅用来辅助治疗自己的糖尿病，还经常买很多送朋友"反正吃了对身体有好处，还能不生病。"李大妈在药店的保健食品打折促销时买得更多，自己吃得也多。一段时间后，李大妈生病了不去医院看病，认为保健食品吃少了，仍在家疯狂地吃保健食品。她儿子知道情况后强行送她去医院看病。医生询问病情疹疗后，告诫李大妈：不要迷信保健食品，饮食要多样，营养要均衡，要多运动。

首先说，"保健食品"这个名称本身就有很大的误导性。消费者喜欢"顾名思义"，而这个名称正好产生了"吃了它就会有保健功能"的暗示。在国外，它们被称为"膳食补充剂"，这就很中性——正常膳食之外的补充而已。

但绝大多数人都不是营养师，也不可能照着营养师们开出的食谱去吃饭，所以很多人担心自己缺这缺那。其实这些营养成分"充足"与"过量"之间的

缓冲范围都比较大，普通人只要注意饮食多样化，参考一下《中国居民膳食指南》大致安排自己的饮食，基本上不用担心缺什么的问题。

有少数的营养成分，在某些人群中比较容易缺乏。比如钙，人体需求量比较大，更年期后的女性、运动员、严格素食者等容易缺乏。某些人群因为饮食中的钙含量不高，或者因为吸收率低，都可能容易处于钙缺乏的状态。维生素D、维生素$B_{12}$、铁等，也都各有一些人群比较容易缺乏。而人体碘、硒等是否缺乏，则与地域有很大关系。这些人群依然可以有意识地加强富含这些营养成分的食物来获得全面营养。

强化食品是次之的选择。所谓强化，就是在某些常规的食品中额外加入某些营养成分，使得人们可以获得相当的量。比如碘盐，可以让中国绝大多数地区的人获得充足的碘而又不致"过量"。而在克山病多发的地区，"加硒盐"也是一种很好的选择。针对许多人铁摄入不足的状况，中国有"铁强化酱油"，可以让常规食用酱油的人每天获得一部分铁，这是一种可行的选择。在国外，许多人的食谱中缺乏蔬菜，这导致一些矿物质和维生素容易缺乏，许多早餐麦片就强化了各种维生素和矿物质。

如果均衡饮食和强化食品都做不到，保健食品也是可以接受的选择。需要强调的是，那些列出来的成分只是人类研究得比较清楚的成分，食物中还有许多研究得不是那么清楚或者没有列出来的营养成分。通过保健食品可以摄入某种或者某几种特定的成分，对一些疾病和慢性病有调理作用，特别是在疾病的治疗过程中适当加以保健食品的调理作用，则治疗效果更佳。保健食品含一定药物成分（生理活性物质），能调节人体机能，具有特定功能。但它们不是药品，不应该认为吃了它们就有疗效，就健康了。

另外，那些保健食品不是人体必需的，人们补充它们是希望获得"保健功能"。这类产品以各种动植物"精华""提取物"为代表，通常以"提高免疫力""抗氧化""抗癌""降血脂""减肥"等功能为号召，在有些商家们的宣传中有些夸大。这类产品处于管理上的灰色地带——它们通常有一些"初步研究"做支持，但在科学上既不能肯定也不能否定，更像是一种"信则灵"的状态。

---- 必备知识 ----

一、食品营养素的强化

为保持食品原有的营养成分，或者为了补充食品中所缺乏的营养素，向食品中添加一定量的食品营养强化剂，以提高其营养价值，这样的食品称为营养强化食品。

（一）我国营养强化食品的发展历史

从1979年国务院批准《食盐加碘防治地方性甲状腺肿暂行办法》，我国食品营养强化工作才真正开启；为了加强管理，1986年卫生部首次公布《食品营养强化使用卫生试行标准》和《食品营养强化剂卫生管理办法》，并于1989年发布了16个婴幼儿食品标准，明确规定了强化的营养素种类及强化数量。而后1994年国务院颁布了《食盐加碘消除碘缺乏危害管理条例》规定除高碘地区外，在全民范围内推广加碘盐的消费，同年卫生部发布并实施《食品营养强化剂使用卫生标准》（GB 14880—1994），这是我国建国以来第一个有关食品营养强化纳入法制管理的文件。为了与国际接轨，1997年卫生部又对1989年发布的婴幼儿食品标准进行了修订，进一步规定了有关配料配比及工艺要求，同时营养强化的品种及数量又有所增加，使营养更丰富更均衡，如婴儿配方奶粉中增加维生素K、维生素$B_6$、维生素$B_{12}$、叶酸、泛酸、胆碱、生物素、牛磺酸等，并于1998年9月1日起在全国强制执行。2010年7月27日，卫生部宣布调整食用盐中的加碘量，从原来的20～50mg/kg（毫克/千克食盐）调整至20～30mg/kg。这个调整引起了社会群众的强烈关注，营养强化食品被这股潮流推到了风口浪尖。自1994年卫生部发布并实施《食品营养强化剂使用卫生标准》（GB 14880—1994）以来，卫生部陆续以公告的形式增补和扩大新批准的营养素品种和使用范围，结合我国居民的最新营养状况和食品营养强化的实际情况对本标准进行修订和完善。随着《中华人民共和国食品安全法》的颁布及实施，相关部门及专家多方面进行研究，组织听证会、研讨会，并充分听取相关部门、行业协会、生产单位以及个人意见，于2012年食品安全国家标准审评委员会第六次主任会议审查通过，标准名称改为《食品安全国家标准 食品营养强化剂使用标准》（GB 14880—2012），自2013年1月1日正式施行。

根据《食品安全国家标准 食品营养强化剂使用标准》的相关规定："营养强化食品是指按照本标准加入了一定量营养强化剂的食品。"从功能上，我们也可将营养强化食品定义为保持食品原有的营养成分，或者为了补充食品中所缺乏的营养素，向食品中添加一定量的食品营养强化剂，以提高其营养价值的一类食品。同时，它也是在现代营养科学理念的指导下，根据居民营养状况，针对不同区域、不同工作、不同生长发育期人群的营养缺乏水平和营养需要，以人群广泛消费的食品作为载体，加入特定营养素生产的食品，以补充人群所缺乏的营养素且不改变人群的饮食习惯的一类食品。

营养强化食品是国家按照科学推荐的营养摄入量的最低标准添加的。它的安全性也是通过大量实验证实的。选择营养强化食品，必须根据食品的营养成分与人体必需营养素的合理构成来决定。食用者必具有食用强化食品的科学根据，应通过医学检验鉴定是否对某种营养素缺乏，才能确定选用何种营养强化食品。此外，食用营养强化食品也要注意适可而止，当身体不缺乏该类营养素的时候应及时停用，否则会造成某种营养素过多而导致不良后果。

20世纪90年代中后期以来，我国营养强化食品得到了进一步的发展，以鲜乳作为载体的各式诸如AD钙奶、高钙奶、铁锌奶、维他奶等强化营养奶得到了很好的发展。2000年2月在马尼拉召开了"食品强化政策"论坛更为我国食品微量营养素的强化注入了新的动力，随后国家发展改革委员会、卫生部等政府部门以及有关协会、企业事业单位、科研院所都在大力推动食品强化的实施，并在国际机构的援助下开展食用油中添加维生素A、面粉中添加多种微量营养素、酱油中添加铁和婴幼儿食品中添加微量营养素等项目的应用研究，并取得较好的效果。近年来，在我国新型的食品营养强化剂诸如共轭亚油酸等亦得到了很好的开发和应用。

（二）食品营养素强化的主要目的和意义

1. 弥补天然食物的营养缺陷

除母乳以外，自然界中没有一种天然食品能满足人体的各种营养素需要。例如，以米、面为主食的地区，除了可能有维生素缺乏外，赖氨酸等必需氨基酸的含量偏低可能影响食物的营养价值。新鲜水果蔬菜含有丰富的维生素C，但其蛋白质和能源物质欠缺。至于那些含有丰富优质蛋白质的乳、肉、禽、蛋等食物，其维生素含量则多不能满足人类向需要，尤其缺乏维生素C。对于居住地区不同的人，由于地球化学的关系，食物可能缺碘，或者缺硒。从此，有针对性地进行食品强化、增补天然食物缺少的营养素，可大大提高食品的营养价值，改善人们的营养和健康水平。

2. 补充食品在加工、储存及运输过程中营养素的损失

多数食品在消费之前需要储存、运输、加工、烹调，才能到达消费者手中。在这一系列过程中，机械的、化学的、生物的因素均会引起食品部分营养素的损失，有时甚至造成某种或某些营养素的大量损失。例如在碾米和小麦磨粉时有多种维生素的损失，而且加工精度越高，损失越大，有的维生素损失可高达70%以上。又如在水果、蔬菜的加工过程中，很多水溶性和热敏性维生素均损失50%以上。因此，为了弥补营养素在食品加工、储存等过程中的损失，满足人体的营养需要，在上述食品中适当增补一些营养素是很有意义的。

3. 简化膳食处理，方便摄食

由于天然的单一食物不可能含有人体所需全部营养素，人们为了获得全面的营养就必须同时进食多种食物。例如，婴儿的膳食处理很繁杂。即使母乳喂养的婴儿，在6个月以后，也必须按不同月龄增加辅助食品，如肝泥、蛋黄、肉末、米粥、面片、菜泥、菜汤和果泥等，用于补充其维生素的不足。原料的购买及制作均较麻烦，且易被忽视，从而影响婴儿的生长、发育和身体健康。若在乳制品中强化多种维生素和矿物质元素等供给婴儿食用，可以很方便地满足婴儿的营养需要。

4. 适应不同人群的营养需要

对于不同年龄、性别、工作性质以及处于不同生理、病理状况的人来说，他们所需的营养是不同的，对食品进行不同的营养强化可分别满足需要。例如，婴儿是人一生中生长发育最快的时期，需要有充足的营养素供给。婴儿以母乳喂养最好，一旦母乳喂养有问题，则需要适当的"代乳食品"。此外，随着孩子长大，不论是以人乳喂养还是牛乳喂养都不能完全满足孩子的需要，都有必要给予辅助食品。人乳化配方乳粉就是以牛乳为主要原料，以类似人乳的

营养素组成为目标，通过强化维生素、添加乳清蛋白、不饱和脂肪酸及乳糖等营养成分，使其组成成分在数量上和质量上都接近母乳，更适合婴儿的喂养。

5. 适应特殊职业的需要军队以及从事矿井、高温、低温作业及某些易引起职业病的工作人员

由于劳动条件特殊，均需要高能量、高营养的特殊食品。而每一种工作对某些特定营养素都有特殊的需要。因而这类强化食品极为重要，已逐渐地被广泛应用。某些强化剂可提高食品的感官质量及改善食品的保藏性能。如维生素E、卵磷脂、维生素C既是食品中主要的强化剂，又是良好的抗氧化剂。

6. 预防营养不良

营养强化是营养干预的主要措施之一，在改善人群的营养状况中发挥着巨大的作用。从预防医学的角度看，食品营养强化对预防和减少营养缺乏病，特别是某些地方性营养缺乏病具有重要的意义。例如对缺碘地区的人采取食盐加碘可大大降低甲状腺肿的发病率，用B族维生素防治食米（精加工的米）地区的B族维生素缺乏病，用维生素C防治维生素C缺乏病等。与营养补充剂或保健食品比较，营养强化食品对于改善营养缺乏不仅效果良好，而且价格低廉，适于大面积推广。在发达国家，营养强化已经具有很长的历史，并取得了很大的成功，积累了很多的先进经验。现在，越来越多的发展中国家也开始重视并采取多种措施，大力推行食品的营养强化。

（三）食品营养强化剂分类

在国内，常规分为四大类：

1. 矿物质类

钙、铁、锌、硒、镁、钾、钠、铜、锰、铬、锶、钒等。

2. 维生素类

维生素A、维生素D、维生素E、维生素C、B族维生素（维生素$B_1$、维生素$B_2$、维生素$B_3$、维生素$B_5$、维生素$B_6$、维生素$B_{12}$）、叶酸、生物素等。

3. 氨基酸类

必需氨基酸、牛磺酸等十八种氨基酸。

4. 其他营养素物质

低聚糖、膳食纤维、卵磷脂、核苷酸、胆碱、左旋肉碱等。

（四）食品营养强化剂强化方法

（1）在原料或必要的食物中添加，如面粉、谷类、米、饮用水、食盐等，这种强化剂都有一定的程度损失。

（2）在食品加工过程中添加，这是食品强化最普遍采用的方法，各类牛乳、糖果、糕点、焙烤食品、婴儿食品、饮料罐头等都采用这种方法，采用这种方法时要注意制定适宜的工艺，以保证强化剂的稳定。

（3）在成品中加入，为了减少强化剂在加工前原料的处理过程及加工中的破坏损失，可采取在成品的最后工序中加入的方法。乳粉类、各种冲调食品类、压缩食品类及一些军用食品都采用这种方法。

（4）用生物学方法添加，先使强化剂被生物吸收利用，使其成为生物有机体，然后再将这类含有强化剂的生物有机体加工成产品或者是直接食用，如碘蛋、乳、富硒食品等，也可以用发酵等方法获取，如维生素发酵制品。

（5）用物理化学方法添加，例如用紫外线照射牛乳使其中的麦角甾醇变成维生素D。

（五）常见的营养强化食品

1. 主食品强化

现在大部分人吃精粮比较多，导致存在于谷物表面的B族维生素、赖氨酸、甲硫氨酸缺乏较多。如"7+1营养"强化面粉含7种基础配方，包括铁、钙、锌、维生素$B_1$、维生素$B_2$、叶酸、烟酸和一种建议配方维生素A。

2. 副食品强化

主要针对人体因矿物质元素、维生素、氨基酸等缺乏而造成的营养不良或疾病，适用于儿童、妇女及其他人群。如（添加碘、钾、锌、硒和钙等元素）强化食盐、铁强化酱油（添加维生素、无机盐、氨基酸的）强化饮料、罐头、饼干等食品。

3. 强化婴幼儿食品

如婴幼儿配方乳粉、主要针对有偏食习惯的儿童维生素A强化食用油。

4. 其他强化食品

如老年人加钙乳粉、军粮（压缩饼干、压缩米糕、压缩肉松、肉干、调味菜干粉等）及孕妇、职业病慢性病患者所需的强化食品。

## 二、保健食品

保健食品是指声称具有特定保健功能或者以补充维生素、矿物质为目的的食品，即适宜特定人群食用，具有调节机体功能，不以治疗疾病为目的，并且对人体不产生任何急性、亚急性或者慢性危害的食品。

（一）保健食品的发展历史

日本早在1962年就已经出现"功能食品"这一名词，是世界上第一个纳入法制行政管理的国家。目前已经开始从染色体方面来总结和发现营养物质的作用机制。同时积极开展新功能食品的研究，进行抗疲劳食品及预防疾病的功能食品的研究。欧美叫健康食品、特定保健用食品、营养保健食品或设计食品等。美国食品与药物管理局（FDA）直到1988年才制定法规，确定了健康食品的六项审查标准，对来源于植物的无毒药品笼统可归为保健食品。在保健食品的安全性方面，美国早在1977年就对目前较为广泛使用的保健食品螺旋藻进行了毒理性评价，以确保其食用安全性。

我国保健食品的工业化从20世纪80年代末开始，经过市场调节目前已经摆脱最初的无序、混乱状态，但对于安全性方面尚处于起步阶段。现在国内市场上多为经证明具有某项保健功能的第二代保健食品，第三代不仅需要经过人体及动物实验证明该产品具有某项保健功能，还需查明具有该项保健功能的功能因子的结构、含量及其作用机理,但这类保健食品仅占少数。而美日等发达国家仅承认该代产品为"功能食品"。

我国保健食品的主要功能集中在免疫调节、调节血脂和抗疲劳三项,约占总数的60%。对各种保健食品的功能性评价已经有了一套成熟的体系,而对于保健食品中功能因子的安全性评价则是最近几年才逐步完善。近日通过的"保健食品原料安全评价技术与标准的研究",较为系统地开展了单一保健食品原料安全性评价,提出了保健食品原料安全性评价快速筛选试验组合方法,为快速、高效的评价保健食品原料安全性提供了技术支持。

(二)保健食品的特点

保健食品与普通食品相比具有以下特点:

(1)保健食品(即保健品)首先必须是食品,它必须无毒无害。保健品不能代替药品。

(2)具有保健功能或者以补充维生素、矿物质为目的的食品。适用于特定人群食用,不是所有人群都适用。所以保健品不配有说明书,没有功能主治或适应症,只有适宜人群或不适宜人群。

(3)保健品的保健功能与药品的疗效之间有本质的区别。保健品具有调节机体功能的作用,但不以治疗疾病为目的,并且是对人体不产生任何急性、亚急性或慢性危害的食品。

(4)保健品的生产销售必须申请注册,获得国家药监局或卫生部的"健字号批准文号"。各省、直辖市、自治区没有权力注册批准保健品生产、发放保健品批准文号的权利。

(5)保健品的包装上必须标有:健字号批准文号和保健品的标识。

(三)保健食品的功效成分

国家标准规定,保健食品应有与功能作用相对应的功效成分及其最低含量。功效成分是指能通过激活酶的活性或其他途径,调节人体机能的物质,主要包括如下。

(1)多糖类 如膳食纤维、香菇多醣等。

(2)功能性甜味料(剂) 如单糖、低聚糖、多元醇糖等。

(3)功能性油脂(脂肪酸)类 如多不饱和脂肪酸、磷脂、胆碱等。

(4)自由基清除剂类 如超氧化物歧化酶(SOD)、谷胱甘肽过氧化酶等。

(5)维生素类 如维生素A、维生素C、维生素E等。

(6)肽与蛋白质类 如谷胱甘肽、免疫球蛋白等。

(7)活性菌类 如聚乳酸菌、双歧杆菌等。

(8)微量元素类 如硒、锌等。

(9)其他类 二十八醇、植物甾醇、皂苷等。

2003年5月1日起实施的《保健食品检验与评审技术规范》规定保健食品的申报功能为:增强免疫力、改善睡眠、缓解体力疲劳、提高缺氧耐受力、对辐射危害有辅助保护功能、增加骨密度、对化学性肝损伤有辅助保护功能、缓解视疲劳、祛痤疮、祛黄褐斑、改善皮肤水分、改善皮肤油分、减肥、辅助降血糖、改善生长发育、抗氧化、改善营养性贫血、辅助改善记忆、调节肠道菌群、促进排铅、促进消化、清咽、对胃黏膜有辅助保护功能、促进泌乳、通便、辅助降血压、辅助降血脂。

### 知识拓展

#### 保健食品为什么对慢性病调理有些效果？

各种各样的保健食品含有多种功效成分，具有多种保健功效。如免疫调节、提供全面均衡的营养素、增强造血机能、杀菌抗炎、促进组织再生和伤口愈合、降血脂、降血压、防止血管疾病、抗突变、抗肿瘤、抗癌、免疫调节、降血糖、健肠胃、防治肠胃疾病、抗辐射、排毒、解毒、保护肝脏、抗衰老的作用。

这些作用和功效有利于消除大多数致病因素，所以对许多疾病有辅助治疗作用，如：提供丰富，均衡的氨基酸，维生素和矿物质，对治愈因缺乏这些营养素引起的疾病有显著的效果；降血脂、降血压、促进机体新陈代谢；对因营养过剩引起的高血压、高脂血症及各处血管疾病有效果；杀菌、抗致病微生物，对各种病菌等微生物引起的疾病有效；排毒、解毒、护肝、对各种毒素引起的疾病有效；抗过敏、调节反应活性过高的免疫功能，对治疗各种变态反应引起的疾病有效。

其实有许多食品也含有多种有效成分。比如茶叶，经研究发现，茶叶中含有300多种化学成分和功能成分，茶叶具有抗肿瘤、抗动脉硬化、延缓衰老、抗辐射、增强免疫功能等多种保健功效。那为什么有些人喝了一辈子浓茶，同样患肿瘤、同样患动脉硬化呢？这是因为他每天摄入的有效成分是茶多酚和茶多糖，但到底有多少茶多酚和茶多糖能溶解到水里，茶水中的茶多酚和茶多糖有多少能被人体有效地吸收利用呢？很少！很少的有效成分不能产生显著疗效。保健食品经过了选材和精制。首先选用的就是有效成分比例高的原料。

人们知道中医是不会用一味中药给病人治病的，中医通常会找些在疗效上能相辅相成的中药配成一个方剂给病人治病，这种经过配伍的方剂中各药相得益彰，有助于人体对有效成分的吸收利用，其疗效比一味中药的疗效强很多。保健食品同样是经过科学配伍的，各种有效成分相辅相成、相得益彰。有效成分全面、丰富，吸收利用率高，所以拥有众多而明显的功效。另外，保健食品一般有增强患者免疫力、促进细胞再生、促进康复的功效，这是大多数药物不具备的功效，却对慢性病患者的痊愈具有重要的意义。

更重要的是服用保健食品时，不能排斥药物治疗、手术治疗、物理治疗、运动治疗、饮食治疗等其他治疗方法。服用保健食品会对这些治疗方法的疗效有增强作用。实际上服用保健食品是在原来综合治疗的基础上又增加了一种调理的方法,当然比原来的疗效更显著了。

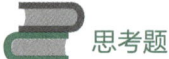 思考题

1. 简要说明食品营养素强化的主要目的和意义。
2. 举例说明中国目前常见的营养强化食品。
3. 说说保健食品和一般食品共性与区别。
4. 举例说明保健食品与营养强化食品共性与区别。
5. 吃保健食品能防病治病吗?

## 项目七　转基因食品

**学习目标**

1. 了解转基因食品的定义、种类及发展历史;
2. 掌握转基因食品的特点。

**案例分析**　案例:转基因食品会不会"转"了我们的基因?

20世纪90年代初,第一种转基因食品首先进入美国市场。保守的英国人成功研究出这种保鲜番茄,却没有敢于进行商业化,美国人便成了第一个吃螃蟹的勇敢者。如今,美国是世界上转基因食品最多的国家,60%以上的加工食品含有转基因成分,转基因大豆的比例超过90%。 2013 年5 月,美国参议院还以71票对27票的优势,否决了要求转基因食品强制标注的提案,即便"自愿标注"也不能产生"非转基因产品比转基因产品更好"之类的误导。

转基因食品的出现,让转基因技术成为大众关注的焦点。简单来说,通过这种生物技术,一个生物体的基因可以转移到另一个生物体的DNA 中,依照人们的需要生产食物,或者制造药物和诊疗遗传病。不过,生活中最常出现的还是各种转基因植物。尽管它们的口感和非转基因食品的口感相差无几,但相当一部分公众依然心存恐惧,担心转基因食品"转"了人类自己的基因。

其实，如果掌握更多一点科学知识，就会对法律严控下的转基因食品放下心来。迄今为止，每年亿万公顷土地种植转基因作物，数亿吨转基因产品进入国际市场，还没有发现任何有真正科学证据的安全问题。毕竟，一种转基因食品是否安全，需要由安全风险评估来确定。只有那些安全性比传统食品更高的品种，才能获得批准进行种植，并且能够让作物的改良变得更有效率。

—— 必备知识

## 一、转基因食品的定义

随着生物技术的发展，基因工程技术已在农业领域中得到广泛运用，并以转基因食品的形式出现。转基因食品是利用分子生物学技术，将某些生物的基因转移到其他物种中去，改造生物的遗传物质使其在性状、营养品质、消费品质方面向人们所需要的目标转变。以转基因生物为食物或原料加工生产的食品就是转基因食品。

## 二、转基因食品的发展历史

### 1. 转基因食品在国际上的发展状况

转基因食品的发展得益于转基因技术，是近些年才开始出现的。转基因技术始于20世纪70年代，直至20世纪90年代才被广泛应用到农产品生产中。20世纪80年代初，美国最早进行转基因食品的研究，1983年转基因作物诞生（即转基因烟草和转基因马铃薯）。3年后，转基因抗虫和抗除草剂植物开始落田实验，1990年世界上第一例转基因棉花大田种植成功。1994年有两种转基因作物从实验室转向大规模田间生产，一个是可延长成熟期的转基因番茄（美国），另一个是抗病毒转基因烟草（中国），其中美国的转基因番茄当年即获准进入市场销售。1996年美国有300个独立的转基因实验在进行，其中200个是有关棉花的，50个是关于大豆的，40个是关于其他谷物的，还有40个是关于水果和蔬菜的。到1997年，美国已有34种转基因植物推广生产，如马铃薯、西葫芦、玉米、番木瓜、大豆、番茄等，并形成了可观的产业规模。近几年，美国50%以上的专利是有关生物工程的，欧盟是33%以上的专利是有关生物工程的，日本是7%以上的专利是有关生物工程的。随着科技的进步，转基因技术的应用范围还会不断扩大。加拿大、阿根廷是继美国之后大量采用转基因技术的国家。加拿大有50%左右的大豆和玉米播种面积采用转基因处理的种子。在阿根廷，1/3以上的大豆播种面积采用了经过改变基因的豆种。世界上应用转基因技术比较多的国家，还有墨西哥、澳大利亚、西班牙和南非等。

### 2. 转基因食品在我国的发展状况

我国很重视转基因技术在农作物上的应用研究，并在不同作物中相继获得成功，如中国农业科学院的转基因抗虫棉，中国水稻研究所的转基因杂交水稻，北京大学的抗病虫害番茄、甜椒，湖北省油料作物研究所的转基因抗病毒花生等,并且首创将鱼的耐寒基因植入番茄,得到了转基因抗寒番茄。据不完全统计,我国目前已有番茄、甜椒、抗虫棉等6个品种获准投入商品化生产。1999年我国种植转基因农作物约30万$hm^2$(以蔬菜和棉花为主),种植面积仅次于美国、加拿大、阿根廷,居世界第四位。此外,我国还有15种农作物的近百个品种正处于实验阶段。根据科技部和农业部的规划,我国将加快转基因食品的研究开发和商品化应用的步伐,努力缩小与发达国家之间的差距。

### 三、转基因食品的种类

#### 1. 植物转基因食品

植物转基因食品即由转基因植物生产的食物或利用转基因植物为原料生产的食品或食品添加剂。植物性转基因食品很多。例如,面包生产需要高蛋白质含量的小麦,而目前的小麦品种含蛋白质较低,将高效表达的蛋白质基因转入小麦,将会使做成的面包具有更好的焙烤性能。番茄是一种营养丰富、经济价值很高的果蔬,但它不耐储藏。为了解决番茄这类果实的储藏问题,研究者发现,控制植物衰老激素乙烯合成的酶基因,是导致植物衰老的重要基因,如果能够利用基因工程的方法抑制这个基因的表达,那么衰老激素乙烯的生物合成就会得到控制,番茄也就不会容易变软和腐烂了。美国、中国等国家的多位科学家经过努力,已培育出了这样的番茄新品种。这种番茄抗衰老,抗软化,耐储藏,能长途运输,可减少加工生产及运输中的浪费。

#### 2. 动物性转基因食品

动物性转基因食品也有很多种类。比如,牛体内转入了人的基因,牛长大后产生的牛乳中含有基因药物,提取后可用于人类疾病的治疗。在猪的基因组中转入人的生长素基因,猪的生长速度增加了一倍,猪肉质量大大提高,现在这样的猪肉已在澳大利亚被请上了餐桌。

#### 3. 转基因微生物食品

微生物是转基因最常用的转化材料,所以,转基因微生物比较容易培育,应用也最广泛。例如,生产乳酪的凝乳酶,以往只能从杀死的小牛的胃中取出的,现在利用转基因微生物已能够使凝乳酶在体外大量产生,避免了小牛的无辜死亡,也降低了生产成本。

#### 4. 转基因特殊食品

科学家利用生物遗传工程,将普通的蔬菜、水果、粮食等农作物,变成能预防疾病的神奇的"疫苗食品"。科学家培育出了一种能预防霍乱的苜蓿植物。用这种苜蓿来喂小白鼠,能使小白鼠的抗病能力大大增强。而且这种霍乱抗原,能经受胃酸的腐蚀而不被破坏,并能激发人体对霍乱的免疫能力。于是,越来越多的抗病基因正在被转入植物,使人们在品尝鲜果美味的同时,达到防病的目的。

## 四、转基因食品的特点

### 1. 不受季节影响

转基因食品可以摆脱季节、气候的影响，让人们一年四季都可吃到新鲜的瓜菜。同时，人们还发现转基因作物结出的果实，无论外形还是味道都别具风味。英国的科学家将一种可以破坏叶绿素变异的基因移植到草中，可以使草四季常青。除了具有绿化功能之外，还使畜牧业受益，因青草的营养比干草高，从而使畜类肉的质量提高。

### 2. 改变育种方式

传统的育种方式需要的时间较长，杂交的品种不易控制，目的性也差，性状不能稳定遗传，所以必须一次次的进行选育。利用转基因技术可以选择目的基因转入植物细胞中，利用植物组织培养技术得到新品种，缩短育种时间。

### 3. 培育优良品种

通过转基因可以培育高产、优质、抗病毒、抗虫、抗旱、抗寒、抗除草剂等优良性状的作物，以减少对农药化肥和水的依赖，降低成本，提高产量，改善作物品质，缓解粮食危机。还可以把生长激素、多产基因、促卵素基因、高泌乳量基因、角蛋白基因、抗寄生虫基因、抗病毒基因等外源基因导入到动物精子、卵细胞或者受精卵中，可以培育出生产周期短、产仔多、生蛋多、泌乳量高、肉质细腻、皮毛品质和加工型好并具有抗病毒的动物。

### 4. 培育新型食品

传统的育种只能是水稻对水稻，玉米对玉米，进行杂交，不能水稻对玉米，水稻更不能和细菌进行杂交。而转基因技术不但可以把不同植物的基因进行组合，而且还可以把动物的基因，甚至人的基因组合到植物里去。比如科学家看中了一种北极熊的基因，认为它有抵抗冷冻的作用，于是将其分离提取，再植入番茄之中，培育出耐寒番茄。利用转基因技术，把生长素基因、多产基因、促卵素基因、高泌乳量基因、瘦肉型基因、角蛋白基因、抗寄生虫基因、抗病毒基因等外源基因导入动物的精子、卵细胞或受精卵中，可培育出生长周期短、产仔多、生蛋多、泌乳量高，生产的肉类、皮毛品质与加工性能好并具有抗病性的动物。目前已在牛、羊、猪、鸡、鱼等家养动物中取得一定成果。

### 5. 可能含有有毒物质和过敏原

科学家研究发现，有些转基因生物产品可能含有有毒物质和过敏原，会对人体健康产生不利影响，严重的甚至可以致癌或导致某些遗传疾病。尽管到目前为止还没有有说服力的研究报告表明这些改良品种有毒，但一些研究学者认为，对于基因的人工提炼和添加，可能在达到某些人们想达到的效果的同时，也增加和积聚了食物中原有的微量毒素。这种毒素的积累是个相当长的过程，但它确实可能正在进行中，因此目前谁也不能确保这些改良品种没有毒。

### 6. 造成基因污染

大量的转基因生物进入自然界后很可能会与野生物种杂交，造成基因污染，从而影响到生物多样性的保护和持续利用，这种污染对环境及生态系统造成的危害比其他任何因素对环境造成的污染都难以消除。例如：抵抗除莠剂的转基因油菜会使野生芥菜受到传染，从而使野生芥菜对除杂草措施不敏感。

7. 营养物质破坏

有研究者认为外来基因会以一种人们目前还不甚了解的方式破坏食物中的营养成分。根据美国伦理和毒性中心的实验报告，与一般大豆相比，耐除草剂的转基因大豆中，防癌的成分异黄酮减少了。

### 知识拓展

#### 转基因标识：各国管理迥异 标识成本不低

目前，全世界有70%的人口居住在已批准种植或进口转基因作物的国家中，已有40多个国家和地区制订了相关的法律和法规，要求对转基因生物及其产品进行标识管理，以保护消费者的知情权和选择权。

国际上对于转基因标识管理主要分为4类：一是自愿标识，如美国、加拿大、阿根廷等；二是定量全面强制标识，即对所有产品只要其转基因成分含量超过阈值就必须标识，如欧盟规定转基因成分超过0.9%、巴西规定转基因成分超过1%必须标识；三是定量部分强制性标识，即对特定类别产品只要其转基因成分含量超过阈值就必须标识，如日本规定对豆腐、玉米小食品、纳豆等24种由大豆或玉米制成的食品进行转基因标识，设定阈值为5%；四是定性按目录强制标识，即凡是列入目录的产品，只要含有转基因成分或者是由转基因作物加工而成的，必须标识。

我国是唯一采用定性按目录强制标识方法的国家，也是对转基因产品标识最多的国家。

2001年，我国颁布实施《农业转基因生物安全管理条例》，规定在中华人民共和国境内销售列入农业转基因生物标识目录的农业转基因生物，应当有明显标识。

2002年，农业部发布了《农业转基因生物标识管理办法》，制定了首批标识目录，包括大豆、油菜、玉米、棉花、番茄5类17种转基因产品。

新修订的《中华人民共和国食品安全法》规定生产经营转基因食品应当按照规定显著标示，并赋予了食品药品监管部门对转基因食品标示违法违规行为的行政处罚职能。据了解，2015年10月1日正式开始实施的新《中华人民共和国食品安全法》就转基因标示问题有了明确规定：生产经营转基因食品应当按照规定显著标示，未按规定标示的，最高可处货值金额5倍以上10倍以下罚款，情节严重的责令停产停业，直至吊销许可证。新《中华人民共和国食品安全法》对转基因的明确规定，不仅表明国家对转基因技术的重视，也是对消费者知情权的尊重。

专家称明示转基因或增加各环节成本。虽然新法明确提出,"生产经营转基因食品应当按照规定显著标示",但业内人士表示,规定的执行仍面临各种问题,一是选择"定性"标示还是"定量"标示,若选择"定性"标示则意味着即使是万分之一含量也需要标示出来,即"零容忍"态度,是较为严格的转基因标示规定;二是如何定义"转基因食品",若不能给"转基因食品"作出一个明确的法律定义,则新规的可操作性也将大打折扣,甚至容易出现监管部门的选择性执法,那么转基因标示法也将名存实亡。

对于是否会影响市场价格的问题,多方专家表示,如果要求标示,那么在生产、运输、储存、加工等各个环节都要区分转基因和非转基因品种,或增加成本。据一项加拿大的研究表明,标示转基因成分将提高加工食品零售价格至少9%～10%,以及生产商成本的35%～41%。随着转基因技术的不断发展,更多的转基因农作物获批产业化种植,转基因食品的标示从定性到定量再到自愿将是一个趋势。

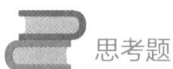
思考题

1. 什么是转基因食品?
2. 简述转基因食品的种类。
3. 转基因食品有哪些优缺点?
4. 简述转基因食品发展现状。
5. 列举身边常见的转基因食品。

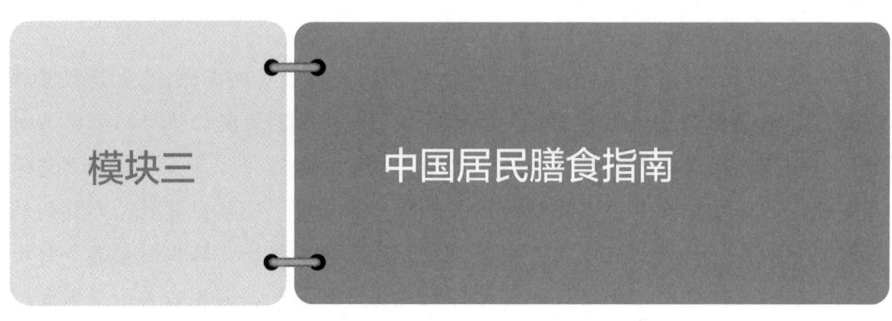

# 模块三　中国居民膳食指南

## 项目一　一般人群膳食指南

> **学习目标**
> 1. 掌握合理营养与平衡膳食的概念；
> 2. 掌握中国居民一般人群膳食指南。

**案例分析**　案例：长期缺乏碳水化合物的危害

每天下班后到健身房运动是小丽多年的习惯了，由于时间紧，小丽的晚餐通常都留在健身后才吃，而为了保持健身的"成果"，小丽健身后拒绝米饭、面等一切淀粉类的食物，就吃水果再喝点酸乳。

记者在采访中发现，小丽这样的饮食习惯源于一种在白领中相当流行的"低碳水化合物减肥法"。这种方法主张不摄取米饭、面食、面包等含淀粉量高的主食，与此同时，增加摄取高蛋白食物，以达到快速减肥的效果。

几年下来，小丽的身材确实保持得非常苗条，但在最近的一次体检中，她却被查出了贫血，而且在每次运动结束后，小丽都会感觉全身肌肉无力，整个人非常疲惫。

针对这种情况，专家分析说，这可能与她的饮食中长期缺乏碳水化合物有关。专家强调："在运动与膳食营养的补给中，除了适量的蛋白质、脂肪和水之外，最重要就是碳水化合物的补充。"而国外有研究指出，长期缺乏碳水化合物可能造成记忆力下降，甚至失忆。

为给居民提供最根本的、准确的健康膳食信息，指导居民合理营养、保持健康，中国营养学会经过多次论证、修改，并广泛征求相关领域专家、机构和企业的意见，历经几次改版形成了《中国居民膳食指南（2022）》。

---- 必备知识 ----

合理营养是通过平衡膳食来实现的，保持平衡膳食和良好生活习惯可以预防某些营养缺乏症和慢性病的发生。

## 一、合理营养与平衡膳食

### （一）合理营养

#### 1. 合理营养概念

合理营养就是科学、合理地使机体摄取、消化、吸收和利用食物中的营养素以及维持机体正常的生命活动的整个过程。合理营养的含义是，从食物中摄取的各种营养素与身体对这些营养素的需要达到平衡，既不缺乏，也不过多。

缺乏某些营养素会引起营养缺乏病，如缺钙引起的佝偻病，缺铁引起的贫血等。某些营养素如脂肪和碳水化合物摄入过多又会导致肥胖症、糖尿病、心血管病等"富贵病"。营养缺乏和营养过剩引起的病态统称为营养不良，都是营养摄入不合理的后果，对健康都是十分有害的，所以要合理、科学地补充各种营养素，合理营养。

#### 2. 合理营养的基本要求

（1）满足机体所需要的能量和营养素　摄入的能量和各种营养素的种类、数量应与人体的实际需要相符合，以维持机体的新陈代谢、生长发育、修复组织等基本生命活动，并能满足人体从事各种劳动和生活活动的消耗所需。例如，碳水化合物、脂肪和蛋白质这三大供能物质的摄入量长期超出或低于人体的需要量，都会影响人体的健康。各种维生素、矿物质的供给也应能满足人体的需求，相互间维持适当比例，同时，膳食中还应保证一定量的膳食纤维，保持食物酸碱性的平衡。

（2）易于消化吸收　食物在加工、烹调过程中，要尽量减少营养素损失，食物要有良好的感官性状，能适应人体的消化和促进食欲。

（3）科学合理的膳食制度　包括进餐次数、时间间隔和膳食分配，应根据个人不同的生理需要和生活、学习与劳动性质，合理安排餐次及食物的质和量。我国居民一般一日三餐，对学龄前及学龄儿童以三餐两点制为宜。此外，还要有一个良好的用餐环境和愉快的进餐情绪。

（4）对人体安全　食品中不得含有任何对人体有危害作用的因素。食物必须新鲜、干净，对人体无毒害作用，质量符合食品卫生标准。例如，食品中的微生物、有毒成分、化学物质、农药残留、食品添加剂、霉菌及其毒素等应符合我国食品卫生国家标准的规定,以保证人体安全。

3. 合理营养的主要途径

合理营养的核心是"合理",就是"吃什么""吃多少""怎么吃"。

(1)"吃什么"——合理的膳食搭配　没有一种食物能提供给我们身体所需要的全部营养物质。合理的膳食搭配关键在于调配多种不同的食物,组成合理膳食以提供机体所需的多种营养素。膳食中必须含有蛋白质、脂肪、碳水化合物、维生素、矿物质、水和膳食纤维等人体必需的营养素,且各营养素之间保持平衡,避免有些缺乏、有些过剩的情况。因此,食物应多样化,因为任何一种天然食物都不能提供人体所必需的一切营养素,所以,摄入多样化的食物是保证营养平衡的必要条件。

(2)"吃多少"——科学合理的膳食制度　要把全天的食物定质、定量、定时地分配食用,根据个人生活、工作、学习时间调整膳食时间;进餐时间间隔不宜过长或过短,以4~5h为宜;一日三餐的合理分配,通常早餐摄入的能量占全天总能量的30%,午餐占40%,晚餐占30%。不吃早餐不仅会降低学习、工作效率,也会损害身体健康。

(3)"怎么吃"——合理的烹调方式　采用合理的烹调方式使食物美味可口、易于消化并可对食物进行消毒。在烹调过程中,尽量减少各种营养素的损失,如尽量减少淘米次数,不要用力搓洗;蔬菜先洗后切,急火快炒;少吃油炸食品等。

(二)平衡膳食

平衡膳食是指膳食中所含的热能充足、营养素种类齐全、数量充足、比例适当,膳食中所供给的营养素与机体的需要两者之间能保持平衡。平衡膳食由多种食物构成,不仅要提供足够数量的能量和全面的营养素,而且还要保持各种营养素之间的数量平衡,满足人体正常生理需要,从而达到合理营养的目的。

(1)中国居民膳食与营养现状　居民营养与慢性病状况是反映国家经济社会发展、卫生保健水平和人口健康素质的重要指标。2015—2019年,国家卫生健康委员会组织中国疾病预防控制中心、国家癌症中心、国家心血管病中心开展了新一轮的中国居民慢性病与营养监测,覆盖全国31个省(区、市)近6亿人口,现场调查人数超过60万,具有国家和省级代表性,根据监测结果编写形成《中国居民营养与慢性病状况报告(2020年)》。

① 进展和成效。

报告结果显示,近年来,随着健康中国建设和健康扶贫等民生工程的深入推进,我国营养改善和慢性病防控工作取得积极进展和明显成效。主要体现以下几个方面:

第一,居民体格发育与营养不足问题持续改善,城乡差异逐步缩小。居民膳食能量和宏量营养素摄入充足,优质蛋白质摄入不断增加。成人平均身高继续增长,儿童青少年生长发育水平持续改善,6岁以下儿童生长迟缓率、低体重率均已实现2020年国家规划目标，特别是农村儿童生长迟缓问题已经得到根本改善。居民贫血问题持续改善，成人、6~17岁儿童青少年、孕妇的贫血率均有不同程度的下降。

第二，居民健康意识逐步增强，部分慢性病行为危险因素流行水平呈现下降趋势。近年来，居民吸烟率、二手烟暴露率、经常饮酒率均有所下降。家庭减盐取得成效，人均每日烹调用盐9.3g，与2015年相比下降了1.2g。居民对自己健康的关注程度也在不断提高，定期测量体重、血压、血糖、血脂等健康指标的人群比例显著增加。

第三，重大慢性病过早死亡率逐年下降，因慢性病导致的劳动力损失明显减少。2019年，我国居民因心脑血管疾病、癌症、慢性呼吸系统疾病和糖尿病等四类重大慢性病导致的过早死亡率为16.5%，与2015年的18.5%相比下降了2个百分点，降幅达10.8%，提前实现2020年国家规划目标。

② 面临挑战。

随着我国经济社会发展和卫生健康服务水平的不断提高，居民人均预期寿命不断增长，随着慢性病患者生存期的不断延长，加之人口老龄化、城镇化、工业化进程加快和行为危险因素流行对慢性病发病的影响，我国慢性病患者基数仍将不断扩大。同时因慢性病死亡的比例也会持续增加，2019年我国因慢性病导致的死亡占总死亡88.5%，其中心脑血管病、癌症、慢性呼吸系统疾病死亡比例为80.7%，防控工作仍面临巨大的挑战。挑战主要体现在两个方面：

第一，居民不健康生活方式仍然普遍存在。膳食脂肪供能比持续上升，农村首次突破30%推荐上限。家庭人均每日烹调用盐和用油量仍远高于推荐值。同时，居民在外就餐比例不断上升，食堂、餐馆、加工食品中的油、盐应引起关注。儿童青少年经常饮用含糖饮料问题已经凸显，15岁以上人群吸烟率、成人30天内饮酒率超过四分之一，身体活动不足问题普遍存在。

第二，居民超重肥胖问题不断凸显，慢性病患病/发病仍呈上升趋势。城乡各年龄组居民超重肥胖率继续上升，有超过一半的成年居民超重或肥胖，6~17岁、6岁以下儿童青少年超重肥胖率分别达到19%和10.4%。高血压、糖尿病、高胆固醇血症、慢性阻塞性肺疾病患病率和癌症发病率与2015年相比有所上升。

面对当前仍然严峻的慢性病防控形势，党中央、国务院高度重视，将实施慢性病综合防控战略纳入《"健康中国2030"规划纲要》，将合理膳食和重大慢性病防治纳入健康中国行动，进一步聚焦当前国民面临的主要营养和慢性病问题，从政府、社会、个人（家庭）3个层面协同推进，通过普及健康知识、参与健康行动、提供健康服务等措施，积极有效应对当前挑战，推进实现全民健康。

③ 针对这些问题，建议对于不同的人群实施分类指导。

第一，对普通人群，建议以《中国居民膳食指南（2022）》为指导，合理搭配食物，坚持适量运动，养成健康的生活方式。

第二，对于超重、肥胖等营养过剩的人群，要均衡地膳食，积极参加身体锻炼，坚持植物性食物为主的膳食模式，合理地搭配三餐。

第三，对于贫血、消瘦等营养不良的人群，建议要在确保摄入足够主食的前提下，增加奶类、大豆和豆制品的摄入，保持膳食的多样性，满足身体对钙、铁、维生素A、维生素D等营养素的需求。

第四，对于婴幼儿及孕产妇等特定人群，要特别关注生命早期的1000天的营养，所谓1000天就是从怀孕开始到婴儿出生后的2周岁，这一段时间的营养状况将对孩子未来的身体健康、智力发育起到重要作用。同时，要确保母亲怀孕期间铁、碘、叶酸等营养的足量摄入。坚持出生半年内纯母乳喂养，保证给6~24个月的婴幼儿合理地添加辅食。

第五，开展膳食、药膳的食疗，发挥传统中医养生的特色。

（2）平衡膳食的合理构成　平衡膳食中营养素的合理构成必须能够满足机体对各种营养素的需要。原则是有足够的热能、适当的蛋白质、充分的矿物质、适量的膳食纤维和充足的水分。同时还应具备下列条件。

① 热量的平衡。食物供给的热量要与机体消耗的热量保持平衡，以保持人体理想的体重。

② 三大产能营养素的平衡。蛋白质、脂肪和碳水化合物是人体的三大能源物质，在膳食中含量最多，它们在人体的代谢过程中关系也非常密切，当人体碳水化合物摄入充足时可避免蛋白质作为能源物质被消耗，因此可节约蛋白质。通常认为碳水化合物、脂肪和蛋白质三者供能比应占总热能的55%~65%、20%~30%和10%~15%。

③ 蛋白质中氨基酸的平衡。平衡膳食中的蛋白质所含人体必需的8种氨基酸，种类齐全，数量充足，比例适当；此外还应含有一定比例的非必需氨基酸。一般认为，必需氨基酸和非必需氨基酸的最佳比例为4∶6。

④ 矿物质之间的平衡。各种营养素在体内代谢过程中，相互间会有促进作用，也会有抑制作用。所以膳食中的矿物质也应该保持一定的平衡。例如，钙、磷对人体的生长发育和体质健康影响较大，膳食中的钙、磷比例适当才利于二者的吸收和利用；铁与铜在造血过程中起协同作用，缺铜时，铁不能进入血红蛋白分子中，因而即使铁量充足也会发生贫血。

⑤ 维生素和其他营养素之间的平衡。维生素$B_2$构成辅酶参与体内的物质代谢，故当膳食热能摄入量较高时，维生素$B_2$的摄入量也要相应增加，反之则减少。维生素C能使难以吸收的三价铁还原为容易吸收的二价铁，此外还能使亚铁络合酶处于激活状态，从而促进了铁的吸收和利用。又如维生素D可促进钙、磷的吸收代谢和利用。

⑥ 膳食纤维的平衡。膳食纤维可促进肠道消化酶的分泌，有利于食物的消化过程，此外还可与胆酸结合降低血清胆固醇，预防冠心病、胆结石等疾病的发生。但是过量的摄入又会影响一些矿物质的吸收，如铁、钙、锌等。所以膳食纤维的摄入一定要适量。

## 二、一般人群膳食指南

《中国居民膳食指南（2022）》针对2岁以上的所有健康人群提出平衡膳食八准则，具体内容如下。

1. 食物多样，合理搭配

（1）坚持谷类为主的平衡膳食模式。

（2）每天的膳食应包括谷薯类、蔬菜水果类、畜禽鱼蛋奶类和豆类食物。

（3）平均每天摄入12种以上食物，每周25种以上，合理搭配。

（4）每天摄入谷类食物200～300g，其中包含全谷物和杂豆类50～150g；薯类50～100g。

2. 吃动平衡，健康体重

（1）各年龄段人群都应天天进行身体活动，保持健康体重。

（2）食不过量，保持能量平衡。

（3）坚持日常身体活动，每周至少进行5天中等强度身体活动，累计150min以上；主动身体活动最好每天6000步。

（4）鼓励适当进行高强度有氧运动，加强抗阻运动，每周2～3天。

（5）减少久坐时间，每小时起来动一动。

3. 多吃蔬果、奶类、全谷、大豆

（1）蔬菜、水果、奶类和大豆及其制品是平衡膳食的重要组成部分。

（2）餐餐有蔬菜，保证每天摄入不少于300g的新鲜蔬菜，深色蔬菜应占1/2。

（3）天天吃水果，保证每天摄入200～350g的新鲜水果，果汁不能代替鲜果。

（4）吃各种各样的乳制品，摄入量相当于每天300mL以上液态奶。

（5）经常吃全谷物、大豆制品，适量吃坚果。

4. 适量吃鱼、禽、蛋、瘦肉

（1）鱼、禽、蛋类和瘦肉摄入要适量，平均每天摄入动物性食物总量120～200g。

（2）每周最好吃鱼2次或300～500g，蛋类300～350g，畜禽肉300～500g。

（3）少吃深加工肉制品。

（4）鸡蛋营养丰富，吃鸡蛋不弃蛋黄。

（5）优先选择鱼，少吃肥肉、烟熏和腌制肉制品。

5. 少盐少油，控糖限酒

（1）培养清淡饮食习惯，少吃高盐和油炸食品。成年人每天摄入食盐不超过5g，烹调油25～30g。

（2）控制添加糖的摄入量，每天不超过50g，最好控制在25g以下。

（3）反式脂肪酸每天摄入量不超过2g。

（4）不喝或少喝含糖饮料。

（5）儿童青少年、孕妇、乳母以及慢性病患者不应饮酒。成年人如饮酒，一天饮用的酒精量不超过15g。

6. 规律进餐，足量饮水

（1）合理安排一日三餐，定时定量，不漏餐，每天吃早餐。

（2）规律进餐、饮食适度，不暴饮暴食、不偏食挑食、不过度节食。

（3）足量饮水，少量多次。在温和气候条件下，低身体活动水平成年男性每天喝水1700mL，成年女性每天喝水1500mL。

（4）推荐喝白水或茶水，少喝或不喝含糖饮料，不用饮料代替白水。

7. 会烹会选，会看标签

（1）在生命的各个阶段都应做好健康膳食规划。

（2）认识食物，选择新鲜的、营养素密度高的食物。

（3）学会阅读食品标签，合理选择预包装食品。

（4）学习烹饪、传承传统饮食，享受食物天然美味。

（5）在外就餐，不忘适量与平衡。

8. 公筷分餐，杜绝浪费

（1）选择新鲜卫生的食物，不食用野生动物。

（2）食物制备生熟分开，熟食二次加热要热透。

（3）讲究卫生，从分餐公筷做起。

（4）珍惜食物，按需备餐，提倡分餐不浪费。

（5）做可持续食物系统发展的践行者。

■■ 知识拓展 ■■

一、世界各国的膳食结构

当今世界各国的膳食结构大体上可以分为以下几种类型。

1. 动植物食物平衡的膳食结构

这种膳食结构的特点是膳食中动物性食物和植物性食物比例比较适当，能量既能够满足人体的需要，又不至过剩，蛋白质、脂肪和碳水化合物的供能比例合理，动物性食物和植物性食物的营养素相互补充，有利于避免营养缺乏病和营养过剩病，促进健康。此类型的食物模式中动植物性食物摄入量比较均衡，各种营养素的摄入基本符合营养要求，膳食结构比较合理。代表国家是日本。

2. 以动物性食物为主的膳食结构

这种膳食结构的特点是提供高能量、高脂肪、高蛋白质而含有膳食纤维较低的"三高一低"型膳食结构模式。与植物性为主的膳食结构相比，动物性为主的膳食结构中谷物摄入量较少，动物性食物摄入较多，营养过剩是此类膳食结构国家人群所面临的主要健康问题。此类型的食物模式被认为是许多"富贵病"的根源，多数欧美发达国家的膳食结构属于此种类型。

3. 以植物性食物为主的膳食结构

这种类型又称东方型素食结构模式，此类型的食物模式中以植物性食物为主，动物性食物摄入较少，膳食质量不高，蛋白质、脂肪摄入量都低，会导致各种营养缺乏症。但从另一方面，由于摄入的肉类食物较少，动物性脂肪摄入量低，有利于冠心病和高脂血症的预防。大多数发展中国家的膳食结构属此类型。

4. "地中海式饮食"膳食结构

"地中海式饮食"是泛指希腊、西班牙、法国和意大利南部等处于地中海沿岸的各国及地区的膳食结构，以蔬菜、水果、鱼类、五谷杂粮、豆类和橄榄油为主的饮食风格，即"橄榄油+深海鱼油+生蔬果+红酒"型饮食，该类饮食不但可以让人获得均衡的营养，而且长期食用可使人健康长寿，能够有效地减少心脏病、癌症和其他疾病的发病率。

## 二、膳食营养与癌症的预防

据有关专家估计，全世界30%～40%癌症的发生可以通过合理的膳食来预防。采用改善膳食结构预防癌症，有下列具体建议。

（1）摄取以植物性食物为主、营养充分的多种食物品种的膳食，主要选择各种蔬菜、水果、豆类等植物性食物以及加工度较低的谷类。

（2）如果吃肉，限制红肉（猪、牛、羊等家畜）的摄入量，最好选用鱼类、禽类或非家养动物的肉以代替红肉，限制摄入含脂肪多的动物性食物，摄入适量的植物油。

（3）减少食盐的总摄入量，减少烹调用食盐和食用盐腌的食品。

（4）建议不要饮酒，如饮酒须适量。

（5）易腐败变质的食物应妥善储存，以减少霉菌污染，易腐败的食物，如不能及时食用，应该冷冻或冷藏储存。

（6）建立对食品添加剂、农药及其残留量和其他化学污染物限量的监测。在规定的范围内，食品添加剂、污染物及农药残留量不致对人体产生有害作用。

（7）不要吃烧焦的食物。

（8）采用有利于减少癌症危险的膳食模式，最好不用膳食补充剂。

（9）保持体重稳定，避免体重过重或过轻。

（10）终生坚持一定的体力活动及参加一些体育锻炼，改掉久坐习惯。

（11）主张不吸烟。

## 三、中国居民膳食指南的沿革

1. 第一版：《我国的膳食指南》（1989年发布）

1989年10月，中国营养学会常务理事会制定并发布了《我国的膳食指南》。膳食指南共八条，即食物要多样，饥饱要适当，油脂要适量，粗细要搭配，食盐要限量，甜食要少吃，饮酒要节制，三餐要合理。《我国的膳食指南》的发布，在指导、教育人民群众采用平衡膳食增强健康素质方面发挥了积极的作用。但随着我国改革开放和经济的发展，我国居民的膳食结构出现了新的问题。根据20世纪90年代以来全国营养调查资料和相关研究报告，全国多数地区人民平均生活水平已达到温饱水平，每日能量和蛋白质摄入水平已达推荐标准，且有的大城市和省份人民平均生活水平已进入小康。但食物消费情况、营养素摄入情况和食品卫生情况都存在不容忽视和有待改善的重要问题，因此修订原有的膳食指南刻不容缓。

2. 第二版：《中国居民膳食指南》（1997年发布）

受卫生部委托，中国营养学会与中国预防医学科学院营养与食品卫生研究所于1997年组成了《中国居民膳食指南》专家委员会。专家委员会依据最新的科学研究成果，针对我国居民的营养需要及膳食中存在的主要缺陷，借鉴国外先进经验，对第一版的膳食指南进行了修改，制定了《中国居民膳食指南》及其说明。该指南于1997年4月由中国营养学会常务理事会通过，并正式公布。1997年《中国居民膳食指南》共有八条推荐条目。适用于健康成人和2岁以上儿童。鉴于特定人群对膳食营养的特殊需要，专家委员会又提出了《特定人群膳食指南》，作为《中国居民膳食指南》的补充。为了帮助消费者在日常生活中实践《中国居民膳食指南》，专家委员会进一步提出了食物定量指导方案，并以宝塔图形表示。它直观地告诉居民食物分类的概念及每天各类食物的合理摄入范围，告诉消费者每日应吃食物的种类及相应的数量，对合理调配平衡膳食进行具体指导，故称之为《中国居民平衡膳食宝塔》（简称"膳食宝塔"）。与第一版膳食指南相比，新指南强调"常吃乳类、豆类或其制品"，以弥补我国居民膳食钙摄入严重不足的缺陷；提倡居民重视食品卫生，增强自我保护意识。并根据特定人群的特点需要，制定出不同人群的膳食指南要点。

3. 第三版：《中国居民膳食指南》（2007年发布）

我国2002年全国居民营养与健康状况调查结果显示，我国城乡居民的膳食状况明显改善；但另一方面，部分人群膳食结构不合理及身体活动减少的现状，引起肥胖、高血压、糖尿病、高血脂等慢性疾病的患病率增加；在一些贫困农村地区还存在营养缺乏的问题。受卫生部委托，2006年中国营养学会组织了《中国居民膳食指南》修订专家委员会，依据中国居民膳食消费和营养摄入的实际情况以及存在的突出问题，结合营养素需要量和食物成分的新知识，对第二版膳食指南进行全面修订，在广泛征求相关领域专家、机构和企业的意见，形成了《中国居民膳食指南（2007）》，并于2007年9月由中国营养学会理事会扩大会议通过，并由卫生部于2008年1月发布。其目的是帮助我国居民合理选择食物，并进行适量的身体活动，以改善人们的营养和健康状况，减少或预防慢性疾病的发生，提高国民的健康素质。《中国居民膳食指南（2007）》由一般人群膳食指南、特定人群膳食指南和中国居民平衡膳食宝塔三部分组成。一般人群膳食指南共有10条推荐条目，适合于6岁以上的正常人群。和1997年膳食指南的条目比较，新指南增加了每天足量饮水，合理选择饮料，强调了加强身体活动、减少烹饪用油和合理选择零食等内容。特定人群膳食指南是根据各人群的生理特点及其对膳食营养需要而制定的。特定人群包括孕妇、乳母、婴幼儿、学龄前儿童、儿童青少年和老年人群。其中6岁以上各特定人群的膳食指南是在一般人群膳食指南10条的基础上增补形成的。专家委员会还对1997年的膳食宝塔进行了修订。新的膳食宝塔增加了饮水和身体活动的图像。还在膳食宝塔第五层增加了食盐的摄入限量。在膳食宝塔的使用说明中增加了食物同类互换的品种以及各类食物量化的图片，以便为居民合理调配膳食提供可操作性的指导。

4.《中国居民膳食指南精编版》（2011年发布）

《中国居民膳食指南（2007）》覆盖范围广，包括了一般人群和多个特定人群，论述问题比较系统深入，注重科学依据，所以篇幅也比较大。有的读者感觉它过于厚重，信息量太大，读起来有些吃力。为了给读者提供一个更精炼、更通俗和更实用的读本，中国营养学会编写了这本《中国居民膳食指南精编版》，并由人民出版社出版发行。主编特别强调《中国居民膳食指南精编版》（简称《精编版》）是以《中国居民膳食指南（2007）》为蓝本编写的。但它不是一个简单的摘录，而是遵循正确、通俗和实用的原则，提炼原著中的精华部分改写而成。

《精编版》在文字上进行了重新编排，摆脱了"科研数据多、信息量过大、内容太厚重"的问题。注重老百姓的理解，用大众看得懂的语言和表达方式向百姓传播营养知识。"精编版"是中国营养学会为使中国的老百姓能读懂、能理解标准版《中国居民膳食指南》的内容，特为老百姓编著的一本书。《精编版》包含"一般人群膳食指南"和"平衡膳食宝塔"两个部分。此书的宗旨是尽量明确地告诉读者什么是对的，怎样做是对的，删除了原来有的一些理论说明和科研数据等。"平衡膳食宝塔"部分有所扩充，增加了一些说明的内容，还增加了怎样根据"平衡膳食宝塔"的建议，安排好家庭饮食的具体例子，以便读者参考。

5. 第四版：《中国居民膳食指南》（2016年发布）

《中国居民膳食指南（2016）》是2016年5月13日由国家卫生计生委疾控局发布，为了提出符合我国居民营养健康状况和基本需求的膳食指导建议而制定的法规。自2016年5月13日起实施。《中国居民膳食指南（2016）》针对2岁以上的所有健康人群提出6条核心推荐，分别为：食物多样，谷类为主；吃动平衡，健康体重；多吃蔬果、奶类、大豆；适量吃鱼、禽、蛋、瘦肉；少盐少油，控糖限酒；杜绝浪费，兴新食尚。新指南由一般人群膳食指南、特定人群膳食指南和中国居民平衡膳食实践三个部分组成。同时推出了中国居民膳食宝塔（2016）、中国居民平衡膳食餐盘（2016）和儿童平衡膳食算盘三个可视化图形,指导大众在日常生活中进行具体实践。为方便百姓应用,这次还特别推出了《中国居民膳食指南(2016)》科普版,帮助百姓做出有益健康的饮食选择和行为改变。

6. 第五版《中国居民膳食指南》(2022年发布)

2022年4月26日,中国营养学会发布了《中国居民膳食指南(2022)》,此版指南由2岁以上大众膳食指南、特定人群膳食指南、平衡膳食模式和膳食指南编写说明四部分组成,包含2岁以上大众膳食指南以及9个特定人群膳食指南。为方便百姓应用,还修订完成《中国居民膳食指南(2022)》科普版,帮助百姓做出有益健康的饮食选择和行为改变。同时还修订完成了中国居民膳食宝塔(2022)、中国居民平衡膳食餐盘(2022)和儿童平衡膳食算盘(2022)等可视化图形,指导大众在日常生活中进行具体实践。

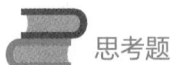 思考题

1. 中国居民膳食指南的内容是什么?
2. 合理营养、平衡膳食的概念是什么?
3. 合理营养的主要途径有哪些?
4. 世界各国的膳食结构都有哪些?
5. 测量自己的身高、体重,计算体质指数,评价是否超重,并制订一份预防或控制肥胖的方案。

## 项目二　特定人群膳食指南

**学习目标**

1. 了解中国孕妇、乳母膳食指南；
2. 了解中国婴幼儿喂养指南；
3. 掌握中国儿童膳食指南；
4. 掌握中国老年人膳食指南；
5. 了解素食人群膳食指南。

**案例分析**　《中国居民膳食指南科学研究报告（2021）》发布：饮食相关慢病问题日趋严重。（2021年3月，《保健时报》）

2021年2月25日，由中国营养学会组织编写的《中国居民膳食指南科学研究报告（2021）》（以下简称《报告》）正式发布。《报告》指出，新中国成立70多年来，居民营养不足与体格发育问题持续改善，但膳食不平衡问题仍突出。膳食组合或结构的不同，或某些食物长期过多过少，将造成所供给的能量或营养素与机体需要之间不平衡的状态，有充足证据说明，膳食因素与机体免疫水平、慢性病的发生风险有密切关系。《中国居民营养与慢性病状况报告（2020年）》显示，18岁及以上成人高血压患病率为27.5%，糖尿病患病率为11.9%，高胆固醇血症患病率为8.2%。

针对这些问题，建议对于不同的人群，包括普通人群；超重、肥胖等营养过剩的人群；贫血、消瘦等营养不良的人群；婴幼儿及孕产妇等特定人群等分别实施分类指导。

营养是健康的基础，需要社会各界共同关注，对于亟须营养改善的重点人群，应该采取更加有效的针对性措施予以保障，提高他们的营养水平。目前，国家卫生计生委正在研究推动营养立法，将营养改善工作纳入各级卫生计生政府部门的职能，全面推动营养改善工作。

**必备知识**

特定人群包括孕期妇女、哺乳期妇女、婴幼儿、儿童、老年人及素食人群。除一般人群膳食指南外，考虑到这些人群生理和营养需要的特殊性，特制定孕期妇女、哺乳期妇女、6月龄内婴儿、7~24月龄婴幼儿、学龄前儿童、学龄儿童、一般老年人、高龄老年人及素食人群共9个特定人群膳食指南。

由于备孕期和孕期妇女在膳食、营养和身体活动方面具有很多相似特征，将备孕期和孕期妇女膳食指南合并。老年人的期望寿命延长，老年人群特别是80岁及以上老年人的人数增加，其系统功能衰退更显著且常患多种慢性病，需要更专业、精细、个体化的指导，将老年人膳食指南细分为一般老年人和高龄老年人两个部分。

0~24月龄婴幼儿喂养指南，全面地给出了膳食准则和喂养指导，以期更好地指导婴幼儿母乳喂养和辅食添加。

对其他特定人群，均是在一般人群膳食指南的基础上给予了补充说明。因此在给2岁以上其他特定人群指导时，应结合一般人群膳食指南和特定人群膳食指南两个部分的内容，以期更好地指导孕期、哺乳期妇女的营养，儿童生长发育快速增长时期的合理饮食，适应老年人生理变化和营养需求的膳食安排，预防素食人群营养缺乏，保障营养充足。

### 一、孕妇、乳母膳食指南

本指南适用于准备怀孕、处于妊娠状态以及产后母乳喂养的妇女，分为备孕期和孕期妇女膳食指南、哺乳期妇女膳食指南两个人群的指南。本指南是在一般人群指南基础上的补充建议和指导。

（一）备孕和孕期妇女膳食指南

在《中国居民膳食指南（2022）》平衡膳食准则基础上，增加以下5条核心推荐。

（1）调整孕前体重至正常范围，保证孕期体重适宜增长。

为保证孕育质量，夫妻双方都应做好充分的孕前准备，使健康和营养状况尽可能达到最佳后再怀孕。孕前应将体重调整至正常范围，即 BMI 为 $18.5 \sim 23.9 kg/m^2$，并确保身体健康和营养状况良好，特别关注叶酸、碘、铁等重要营养素的储备。

（2）常吃含铁丰富的食物，选用碘盐，合理补充叶酸和维生素D。

备孕妇女至少应从计划怀孕前3个月开始每天补充叶酸400μg，坚持食用碘盐，每天吃鱼、禽畜瘦肉和蛋类共计150g，每周至少摄入1次动物血和肝脏替代瘦肉。

（3）孕吐严重者，可少量多餐，保证摄入含必需量碳水化合物的食物。

早孕反应不明显的孕早期妇女可继续维持孕前平衡膳食，早孕反应严重影响进食者，不必强调平衡膳食和规律进餐，应保证每天摄入至少含130g碳水化合物的食物。

（4）孕中晚期适量增加奶、鱼、禽、蛋、瘦肉的摄入。

孕中期开始，应适当增加食物的摄入量，特别是富含优质蛋白质、钙、铁、碘等营养素的食物。孕中、晚期每天饮奶量应增至500g；孕中期每天鱼、禽畜及蛋类合计摄入量增至150~200g，孕晚期增至175~225g；建议每周食用1~2次动物血或肝脏、2~3次海产鱼类。

（5）经常户外活动，禁烟酒，保持健康生活方式。

定期测量体重，合理安排膳食和身体活动，有助于维持孕前体重正常和孕期体重适宜增长，获得良好妊娠结局。健康孕妇每天应进行不少于30min的中等强度身体活动，保持健康生活方式。

（6）愉快孕育新生命，积极准备母乳喂养。

母乳喂养对孩子和母亲都是最好的选择，夫妻双方应尽早了解母乳喂养的益处，学习正确哺乳的方法，为产后尽早开奶和成功母乳喂养做好各项准备。

### （二）哺乳期妇女膳食指南

在《中国居民膳食指南（2022）》平衡膳食准则基础上，增加以下5条核心推荐。

（1）产褥期食物多样不过量，坚持整个哺乳期营养均衡。

（2）适量增加富含优质蛋白质及维生素A的动物性食物和海产品，选用碘盐，合理补充维生素D。

乳母的营养是泌乳的基础，尤其是那些母体储备量较低、容易受膳食影响的营养素。动物性食物可提供丰富的优质蛋白质和一些重要的矿物质及维生素，建议乳母每天摄入200g鱼、禽、蛋和瘦肉（其中包括蛋类50g）。为满足蛋白质、能量和钙的需要，还要摄入25g大豆（或相当量的大豆制品）、10g坚果、300g牛乳。为保证乳汁中碘和维生素A的含量，乳母应选用碘盐烹调食物，适当摄入海带、紫菜、鱼、贝类等海产品和动物肝脏、蛋黄等动物性食物。

（3）家庭支持，愉悦心情，充足睡眠，坚持母乳喂养。

乳母的心理及精神状态是影响乳汁分泌的重要因素，哺乳期间保持愉悦心情可以提高母乳喂养的成功率。

（4）增加身体活动，促进产后恢复健康体重。

坚持哺乳、适量的身体活动，有利于身体复原和体重恢复正常。

（5）多喝汤和水，限制浓茶和咖啡，忌烟酒。

吸烟、饮酒会影响乳汁分泌，其含有的尼古丁和酒精也可通过乳汁进入婴儿体内，影响婴儿睡眠及精神运动发育，哺乳期间应忌烟酒。茶和咖啡中的咖啡因可以造成婴儿兴奋，乳母应限制饮用浓茶和大量咖啡。

## 二、婴幼儿喂养指南

本指南适用于出生后至满2周岁的婴幼儿，是独立于一般人群膳食指南之外的针对婴幼儿的喂养指导。出生后至满2周岁阶段，构成生命早期1000天机遇窗口期中2/3的时长，该阶段的良好营养和科学喂养是儿童近期和远期身心健康的最重要保障。生命早期的营养和喂养对体格生长、智力发育、免疫功能等近期及远期健康持续产生至关重要的影响。

为了帮助父母及喂养者科学合理地喂养婴幼儿，使每一位婴幼儿得到健康生长和发育，本指南根据婴幼儿生长发育的特点，充分考虑当前婴幼儿喂养存在的各种问题，结合近年来国内外婴幼儿营养学研究的成果，提出了中国婴幼儿喂养指南。本指南分为两部分：针对出生后180天内的婴儿提出了6月龄内婴儿母乳喂养指南，主要内容以纯母乳喂养为目标，鼓励尽早开奶，以成功获得纯母乳喂养；正确对待和解决纯母乳喂养中遇到的问题，追求婴儿健康生长。针对7~24月龄婴幼儿提出的喂养指南，主要内容以补充营养和满足正常发育需要为目标的辅食添加，包括方法、方式、食物选择和喂养效果评价等，强调回应式喂养模式，帮助婴幼儿养成健康饮食行为。

(一) 0~6月龄婴儿母乳喂养指南

针对我国6月龄内婴儿的喂养需求和可能出现的问题，基于目前已有的充分证据，同时参考WHO、联合国儿童基金会（UNICEF）和其他国际组织的相关建议，提出6月龄内婴儿母乳喂养指南，包括如下6条准则。

(1) 母乳是婴儿最理想的食物，坚持6月龄内纯母乳喂养。

正常情况下，纯母乳喂养能满足6月龄内婴儿所需要的全部能量、营养素和水。母乳有利于肠道健康微生态环境的建立、肠道功能及免疫功能的成熟，降低感染性疾病和过敏发生的风险。母乳喂养创造母子情感交流的环境，给婴儿最大的安全感，有利于婴儿心理行为和情感发展，母乳喂养的婴儿最聪明。母乳喂养经济、安全且方便，并有利于避免母亲产后体重滞留，降低母亲乳腺癌、卵巢癌和2型糖尿病的发病风险。纯母乳喂养应坚持至婴儿满6个月。母乳喂养需要全社会的努力，专业人员的技术指导，家庭、社区和工作单位的积极支持。充分利用政策和法律保护母乳喂养。

(2) 生后1h内开奶，重视尽早吸吮。

初乳富含营养和免疫活性物质，有助于婴儿肠道成熟和功能发育，并提供免疫保护。母亲分娩后应即刻开始观察新生儿觅食表现并不间断地母婴肌肤接触，在生后1h内让新生儿开始吸吮乳头和乳晕，除尽快获得初乳外，还可刺激乳头和乳晕神经感受，向垂体传递其需要母乳的信号，刺激催乳素的产生，促进乳汁分泌（下奶），这是确保母乳喂养成功的关键。婴儿出生时具有一定的能量储备，可满足至少3天的代谢需求；开奶过程中不用担心新生儿饥饿，可密切关注新生儿体重，体重下降只要不超过出生体重的7%就应坚持纯母乳喂养。精神鼓励、专业指导、温馨环境、愉悦心情等可以辅助开奶。

(3) 回应式喂养，建立良好的生活规律。

随着婴儿胃肠道成熟和生长发育过程，母乳喂养将从按需喂养模式到规律喂养模式递进。婴儿饥饿是按需喂养的基础，应及时识别婴儿饥饿及饱腹信号，及时做出喂养回应。哭闹是婴儿饥饿的最晚信号。应避免婴儿哭闹后才哺喂，这样会增加哺喂的困难。按需喂奶，两侧乳房交替喂养；不要强求喂奶次数和时间，特别是3月龄内的婴儿。婴儿生后2~4周就基本建立了自己的进食规律，家长应明确感知其进食规律的时间信息。一般2月龄后，婴儿胃容量逐渐增加，单次摄乳量也随之增加，哺喂间隔则会相应延长，特别是在夜间，喂奶次数减少，婴儿睡眠节律更好，逐渐建立起哺喂和睡眠的规律。如果婴儿哭闹明显不符合平日进食规律，应该首先排除非饥饿原因，如胃肠不适等。非饥饿原因哭闹时，增加哺喂次数只能缓解婴儿的焦躁心理，并不能解决根本问题，应及时就医。

（4）适当补充维生素D，母乳喂养无需补钙。

人乳中维生素D含量低，母乳喂养婴儿不能通过母乳获得足量的维生素D。阳光照射会促进皮肤中维生素D的合成，但鉴于养育方式的限制，阳光照射可能不是6月龄内婴儿获得维生素D的最方便途径。婴儿出生后应每日补充维生素D 10μg。纯母乳喂养能满足婴儿骨骼生长对钙的需求，不需额外补钙。推荐新生儿出生后补充维生素K，特别是剖宫产的新生儿。

（5）任何动摇母乳喂养的想法和举动，都必须咨询医生或其他专业人员，并由他们帮助做出决定。

一般情况下，通过及时有效的排空乳房和专业的指导，绝大部分婴儿都可以获得成功的纯母乳喂养。在某些医学状况下，如婴儿患有某些代谢性疾病、乳母患有某些传染性疾病时，可能暂时不宜进行纯母乳喂养，此时应遵循医生的建议，选择适合的哺喂方式。

任何婴儿配方乳或代乳品都不能与母乳相媲美，只能作为纯母乳喂养失败后无奈的选择。但当不能用纯母乳喂养婴儿时，建议首选适合6月龄内婴儿的配方乳喂养。普通液态奶、成人乳粉、蛋白粉、豆奶粉等不宜用于喂养婴儿。任何其他食物喂养不足6月龄的婴儿可能会由于营养不完全匹配、代谢不适宜等原因对婴儿健康造成不利影响。

（6）定期监测婴儿体格指标，保持健康生长。

身长和体重是反映婴儿喂养和营养状况的直观指标。疾病或喂养不当、营养不足会使婴儿生长缓慢或停滞。6月龄内婴儿应每月测一次身长、体重、头围，病后恢复期可增加测量次数，选用国家卫生标准《5岁以下儿童生长状况判定》（WS/T 423–2013）判断婴儿是否得到正确、合理喂养。婴儿生长有自身规律，过快、过慢生长都不利于远期健康。婴儿生长存在个体差异，也有阶段性波动，不必相互攀比生长指标。母乳喂养儿体重增长可能低于配方乳喂养儿，这是完全正常的。只要处于正常的生长曲线轨迹，即是健康的生长状态。

（二）7～24月龄婴幼儿喂养指南

针对我国7～24月龄婴幼儿营养和喂养的需求以及现有的主要营养问题，基于目前已有的证据，同时参考WHO、UNICEF和其他国际组织的相关建议，提出7～24月龄婴幼儿的喂养指南，制定如下6条膳食指导准则。

（1）继续母乳喂养，满6月龄起必须添加辅食，从富含铁的泥糊状食物开始。

7～24月龄婴幼儿应继续母乳喂养。母乳仍然是6月龄后婴幼儿能量的重要来源。母乳可为7～12月龄婴儿提供总能量的1/2～2/3，13～24月龄幼儿总能量的1/3。母乳也为婴幼儿提供优质蛋白质、钙等重要营养素，以及各种免疫保护因子等。继续母乳喂养可减少感染性疾病的发生，持续增进母子间的亲密接触，促进婴幼儿认知发育。

必须在继续母乳喂养的基础上添加辅食。纯母乳喂养不能为满6月龄后婴儿提供足够的能量和营养素；且经过最初半岁的生长发育，婴儿胃肠道及消化器官、消化酶发育也已相对成熟；婴儿的口腔运动功能，味觉、嗅觉、触觉等感知觉，以及心理、认知和行为能力也已准备好接受新的食物。满6月龄时开始添加辅食，不仅能满足婴儿的营养需求，也能满足其心理需求，并促进其感知觉、心理及认知和行为能力的发展。我国7~12月龄婴儿铁的推荐摄入量为10mg/d，其中97%的铁需要来自辅食。同时我国7~24月龄婴幼儿贫血高发，铁缺乏和缺铁性贫血可损害婴幼儿认知发育和免疫功能。添加富含铁的辅食是保证婴幼儿铁需要的主要措施。

（2）及时引入多样化食物，重视动物性食物的添加。

辅食添加的原则：每次只添加一种新的食物，由少到多、由稀到稠、由细到粗，循序渐进。从一种富含铁的泥糊状食物开始，如强化铁的婴儿米粉、肉泥等，逐渐增加食物种类，逐渐过渡到半固体或固体食物，如烂面、肉末、碎菜、水果粒等。每引入一种新的食物应适应2~3天，密切观察是否出现呕吐、腹泻、皮疹等不良反应，适应一种食物后再添加其他新的食物。

畜禽肉、蛋、鱼虾、肝脏等动物性食物富含优质蛋白质、脂肪、B族维生素和矿物质。蛋黄中含有丰富的磷脂和活性维生素A。鱼类还富含$n-3$多不饱和脂肪酸。畜肉和肝脏中的铁主要是易于消化吸收的血红素铁，肝脏还富含活性维生素A。

婴幼儿开始添加辅食后适时引入花生、鸡蛋、鱼肉等易过敏食物，可以降低婴幼儿对这些食物过敏或特应性皮炎的风险；1岁内婴幼儿避免食用这些食物对防止食物过敏未见明显益处。

（3）尽量少加糖盐，油脂适当，保持食物原味。

家庭食物的质地多不适合婴幼儿食用，添加盐、糖等调味品常超过婴幼儿需要量，因此婴幼儿辅食需要单独制作，尽量不加盐、糖及各种调味品，保持食物的天然味道。淡口味食物有利于提高婴幼儿对不同天然食物口味的接受度，培养健康饮食习惯，减少偏食挑食的风险。淡口味食物也可减少婴幼儿盐、糖的摄入量，降低儿童期及成人期肥胖、糖尿病、高血压、心血管疾病的发生风险。吃糖还会增加儿童患龋齿的风险。辅食添加适量和适宜的油脂，有助于婴幼儿获得必需脂肪酸。

（4）提倡回应式喂养，鼓励但不强迫进食。

在喂养过程中，父母或喂养者应及时感知婴幼儿发出的饥饿或饱足的信号，并做出恰当的喂养回应，决定开始或停止喂养。尊重婴幼儿对食物的选择，耐心鼓励和协助婴幼儿进食，但绝不强迫进食。

随着月龄增加，父母或喂养者应根据婴幼儿营养需求的变化，以及婴幼儿感知觉、认知、行为和运动能力的发展，给予相适应的喂养，帮助婴幼儿逐步达到与家人一致的规律进餐模式，并学会自主进食，遵守必要的进餐礼仪。

父母或喂养者还有责任为婴幼儿营造良好的进餐环境，保持进餐环境安静、愉悦，避免电视、玩具等对婴幼儿注意力的干扰。控制每次进餐时间不超过20min。父母或喂养者也应该是婴幼儿进食的好榜样。

（5）注重饮食卫生和进食安全。

选择新鲜、优质、无污染的食物和清洁的水来制作辅食。制作辅食前须先洗手。制作辅食的餐具、场所应保持清洁。辅食应煮熟、煮透。制作的辅食应及时食用或妥善保存。进餐前洗手，保持餐具和进餐环境清洁、安全。婴幼儿进食时一定要有成人看护，以防进食意外。整粒花生、坚果、果冻等食物不适合婴幼儿食用。

（6）定期监测体格指标，追求健康生长。

适度、平稳生长是婴幼儿最佳的生长模式。每3个月一次监测并评估7~24月龄婴幼儿的体格生长指标有助于判断其营养状况，并可根据体格生长指标的变化，及时调整营养和喂养。对于营养不足、超重肥胖以及处于急慢性疾病期间的婴幼儿应增加监测次数。

### 三、儿童少年膳食指南

（一）学龄前儿童膳食指南

本指南适用于满2周岁至满6周岁前（2~5岁）的学龄前儿童，是基于2~5岁儿童的生理特点、营养需要以及饮食习惯培养规律，结合其膳食营养和饮食行为现状，在一般人群膳食指南基础上增加的5条核心推荐。

（1）食物多样，规律就餐，自主进食，培养健康饮食行为。

学龄前儿童的均衡营养应由多种食物构成的平衡膳食提供，规律就餐是儿童获得全面充足的食物摄入、促进消化吸收和建立健康饮食行为的保障。鼓励儿童反复尝试新食物的味道、质地，提高对食物的接受度，强化之前建立的多样化膳食模式。随着儿童自我意识、模仿力和好奇心增强，容易出现挑食、偏食和进食不专注，需引导儿童有规律地自主、专心进餐，保持每天三次正餐和两次加餐，尽量固定进餐时间和座位，营造温馨进餐环境。

（2）每天饮奶，足量饮水，合理选择零食。

奶类是优质蛋白质和钙的最佳食物来源，应鼓励儿童每天饮奶，建议每天饮奶量为300~500mL或相当量的乳制品。2~5岁儿童新陈代谢旺盛、活动量大、出汗多，需要及时补充水分，建议每天水的总摄入量为（含饮水和汤、奶等）1300~1600mL，其中饮水量为600~800mL，并以饮白水为佳，少量多次饮用。零食作为学龄前儿童全天营养的补充，应与加餐相结合，以不影响正餐为前提。多选营养素密度高的食物如奶类、水果、蛋类和坚果等作零食，不宜选高盐、高脂、高糖食品及含糖饮料。

（3）合理烹调，少调料少油炸。

从小培养儿童淡口味有助于形成终身的健康饮食行为，烹制儿童膳食时应控制盐和糖的用量，不加味精、鸡精及辛辣料等调味品，保持食物的原汁原味，让儿童首先品尝和接纳食物的自然味道。建议多采用蒸、煮、炖，少用煎、炒的方式加工烹调食物，有利于儿童食物消化吸收、控制能量摄入过多以及淡口味的培养。

（4）参与食物选择与制作，增进对食物的认知和喜爱。

家庭和托幼机构应有计划地开展食育活动，为儿童提供更多接触、观察和认识食物的机会；在保证安全前提下鼓励儿童参与食物选择和烹调加工过程，增进对食物的认知和喜爱，培养尊重和爱惜食物的意识。

（5）经常户外活动，定期体格测量，保障健康成长。

积极规律的身体活动、较少的久坐及视屏时间和充足的睡眠，有利于学龄前儿童的生长发育和预防超重肥胖、慢性病及近视。应鼓励学龄前儿童经常参加户外活动，每天至少120min。同时减少久坐行为和视屏时间，每次久坐时间不超过1h，每天累计视屏时间不超过1h，且越少越好。保证儿童充足睡眠，推荐每天总睡眠的时间10~13h，其中包括1~2h午睡时间。家庭、托幼机构和社区要为学龄前儿童创建积极的身体活动支持环境。学龄前儿童的身高、体重能直接反映其膳食营养和生长发育状况，应定期监测儿童身高、体重等体格指标，及时发现儿童营养健康问题，并做出相应的饮食和运动调整，避免营养不良和超重肥胖，保障儿童健康成长。

（二）学龄儿童膳食指南

学龄儿童是指从6周岁到不满18周岁的未成年人。学龄儿童正处于生长发育阶段，全面、充足的营养是其正常生长发育，乃至一生健康的物质保障。学龄期是建立健康信念和形成健康饮食行为的关键时期，从小养成健康的饮食行为和生活方式将使其受益终生。在《中国居民膳食指南（2022）》平衡膳食准则基础上，增加以下5条核心推荐。

（1）主动参与食物选择和制作，提高营养素养。

学龄儿童处于获取知识、建立信念和形成行为的关键时期，家庭、学校和社会等因素在其中起着至关重要的作用。营养素养与膳食营养摄入及健康状况密切相关。学龄儿童应主动学习营养健康知识，建立为自己的健康和行为负责的信念；主动参与食物选择和制作，并逐步掌握相关技能。家庭、学校和社会应构建健康食物环境，帮助他们提高营养素养、养成健康饮食行为、做出正确营养决策、维护和促进自身营养与健康。

（2）吃好早餐，合理选择零食，培养健康饮食行为。

一日三餐、定时定量、饮食规律是保证学龄儿童健康成长的基本要求。应每天吃早餐，并吃好早餐，早餐食物应包括谷薯类、蔬菜水果、奶、动物性食物、豆、坚果等食物中的三类及以上。适量选择营养丰富的食物作零食。在外就餐时要注重合理搭配，少吃含高盐、高糖和高脂菜肴。做到清淡饮食、不挑食偏食、不暴饮暴食，养成健康饮食行为。

（3）天天喝奶，足量饮水，不喝含糖饮料，禁止饮酒。

乳制品营养丰富，是钙和优质蛋白质的良好食物来源。足量饮水是机体健康的基本保障，有助于维持身体活动和认知能力，学龄儿童应每天至少摄入

300g液态奶或相当量的乳制品，要足量饮水，少量多次，首选白水。饮酒有害健康，常喝含糖饮料会增加患龋齿、肥胖的风险，学龄儿童正处于生长发育阶段，应禁止饮酒及含酒精饮料；应不喝含糖饮料，更不能用含糖饮料代替白水。

（4）多户外活动，少视屏时间，每天60min以上的中高强度身体活动。

积极规律的身体活动、充足的睡眠有利于学龄儿童的正常生长发育和健康。学龄儿童应每天累计进行至少60min的中高强度身体活动，以全身有氧活动为主，其中每周至少3天的高强度身体活动。身体活动要多样，其中包括每周3天增强肌肉力量和/或骨健康的运动，至少掌握一项运动技能。多在户外活动，每天的视屏时间应限制在2h内，保证充足睡眠。家庭、学校和社会应为学龄儿童创建积极的身体活动环境。

（5）定期监测体格发育，保持体重适宜增长。

营养不足和超重肥胖都会影响儿童生长发育和健康。学龄儿童应树立科学的健康观，正确认识自己的体型，定期测量身高和体重，通过合理膳食和充足的身体活动保证适宜的体重增长，预防营养不足和超重肥胖。对于已经超重肥胖的儿童，应在保证体重适宜增长的基础上，控制总能量摄入，逐步增加身体活动时间、频率和强度。家庭、学校和社会应共同参与儿童肥胖防控。

### 四、老年人膳食指南

本指南适用于年龄在65岁及以上的老年人，分为65～79岁的一般老年人和80岁及以上的高龄老年人两部分。两个指南是在一般人群膳食指南基础上，针对老年人特点的补充建议。

#### （一）一般老年人膳食指南

随着年龄增加，尤其是超过65岁，衰老的特征比较明显地表现出来。生理上的变化主要体现在代谢能力下降；呼吸功能衰退；心脑功能衰退；视觉、听觉及味觉等感官反应迟钝；肌肉衰减等。这些变化会影响老年人摄取、消化食物和吸收营养物质的能力，使他们容易出现蛋白质、微量营养素摄入不足，产生消瘦、贫血等问题，降低了身体的抵抗能力，增加罹患疾病的风险。

在《中国居民膳食指南（2022）》平衡膳食准则基础上，增加以下4条核心推荐。

（1）食物品种丰富，动物性食物充足，常吃大豆制品。

在一般成年人平衡膳食的基础上，应为老年人提供更加丰富多样的食物，特别是易于消化吸收、利用，且富含优质蛋白质的动物性食物和大豆类制品。

（2）鼓励共同进餐，保持良好食欲，享受食物美味。

老年人应积极主动参与家庭和社会活动，积极与人交流；尽可能多与家人或朋友一起进餐，享受食物美味，体验快乐生活。

（3）积极户外活动，延缓肌肉衰减，保持适宜体重。

老年人应积极进行身体活动，特别是户外活动，更多地呼吸新鲜空气、接受阳光，促进体内维生素D合成，延缓骨质疏松和肌肉衰减的进程。

（4）定期健康体检，测评营养状况，预防营养缺乏。

需要关注老年人的体重变化，定期测量；用体质指数评判，适宜范围在 20.0~26.9kg/m²。不要求偏胖的老年人快速降低体重，而是应维持在一个比较稳定的范围内。在没有主动采取措施减重的情况下出现体重明显下降时，要主动去做营养和医学咨询。老年人应定期到正规的医疗机构进行体检，做营养状况测评，并以此为依据，合理选择食物、预防营养缺乏，主动健康、快乐生活。

（二）高龄老年人膳食指南

在《中国居民膳食指南（2022）》平衡膳食准则基础上，增加以下6条核心推荐。

（1）食物多样，鼓励多种方式进食。

鼓励老年人和家人一起进食、力所能及地参与食物制作，融入家庭生活，有助于增进食欲和进食量。做到合理膳食，食物多样，减少不必要的食物限制。

（2）选择质地细软，能量和营养素密度高的食物。

高龄、衰弱老年人往往存在进食受限，味觉、嗅觉、消化吸收能力降低，营养摄入不足等问题。因此需要能量和营养密度高、品种多样的食物，精细烹制，以求口感丰富美味、食物质地细软，适应老年人的咀嚼、吞咽能力。

（3）多吃鱼禽肉蛋奶和豆，适量蔬菜配水果。

多吃鱼、畜禽肉、蛋类、乳制品及大豆类等营养价值和生物利用率高的食物，同时配以适量的蔬菜和水果。

（4）关注体重丢失，定期营养筛查评估，预防营养不良。

体重丢失是营养不良和老年人健康状况恶化的征兆信号，增加患病、衰弱和失能的风险。老年人要经常监测体重，对于体重过轻（BMI<20kg/m²）或近期体重明显下降的老年人，应进行医学营养评估，及早查明原因，从膳食上采取措施进行干预。

（5）适时合理补充营养，提高生活质量。

如膳食摄入不足目标量的80%，应在医生和临床营养师指导下，适时合理补充营养，如特医食品、强化食品和营养素补充剂，以改善营养状况，提高生活质量。

（6）坚持健身与益智活动，促进身心健康。

高龄、衰弱老年人需要坚持身体和益智活动，动则有益维护身心健康、延缓身体功能的衰退。

五、素食人群膳食指南

素食人群是指以不食畜禽肉、水产品等动物性食物为饮食方式的人群，主要包括全素和蛋奶素。素食人群更应认真设计自己的膳食，合理利用食物，搭配恰当，以确保满足营养需要和促进健康。建议素食人群尽量选择蛋奶素。

（1）食物多样，谷类为主；适量增加全谷物。

所有素食者更应做到食物多样化，保证每周25种以上；谷类是素食者膳食能量主要来源，全谷物、薯类和杂豆可提供更多的蛋白质、维生素、矿物质、膳食纤维和其他膳食成分，应每天食用。

（2）增加大豆及其制品的摄入，选用发酵豆制品。

大豆及其制品是素食者的重要食物，含有丰富的蛋白质、不饱和脂肪酸和钙；发酵豆制品中还含有维生素$B_{12}$，建议素食者应比一般人摄入更多大豆及其制品，特别是发酵豆制品。

（3）常吃坚果、海藻和菌菇。

藻类（特别是微藻）含有$n$-3多不饱和脂肪酸及多种矿物质，菌菇、坚果也应当经常适量食用。

（4）蔬菜、水果应充足。

蔬菜水果含有丰富的维生素C、$\beta$-胡萝卜素、膳食纤维、矿物质及植物化学物，应足量摄入。

（5）合理选择烹调油。

选择多种植物油，特别是亚麻籽油、紫苏油、核桃油，以满足素食者$n$-3多不饱和脂肪酸的需要。

（6）定期监测营养状况。

定期监测营养状况，及时发现和预防营养缺乏。

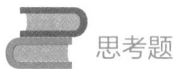思考题

1. 学龄前儿童的膳食指南包括什么？
2. 老年人的膳食指南包括什么？
3. 学龄儿童的膳食指南包括什么？
4. 备孕妇女膳食指南包括什么？
5. 素食人群的膳食指南包括什么？

## 项目三　平衡膳食模式与实践

**学习目标**

1. 掌握中国居民平衡膳食宝塔的具体内容；
2. 掌握平衡膳食宝塔的应用；
3. 学会简单的营养配餐。

**案例分析**　需要严格按照平衡膳食宝塔设计每日膳食吗？

在这个慢性病高发的时代，越来越多人开始关注营养，重视饮食。然而，现在广为流传的营养知识"鱼龙混杂"，让大家无从分辨。现在有关饮食的科普做得越来越好了。科普人员常犯的错误是只讲一点，不讲整体，以偏概全。比如，有些人为了宣传红薯好，把它夸得天花乱坠，说其膳食纤维高、钾丰富等，只讲优点，把红薯片面优化了，容易给人一种错觉，只要吃红薯就能保持健康。其实，红薯确实有上述优点，但它也有蛋白质含量低等缺点，长期只吃红薯，容易营养不良。所以，不管讲什么食物，都不应该脱离膳食平衡这个大概念，因为没有任何一种食物好到只吃它就能维持健康。

李女士就是严格按照膳食宝塔的五层要求，每顿饭都做到近似严格的精准，可是坚持了没多久就觉得如果要严格按照宝塔的要求设计每天吃什么，似乎有点困难。那么，我们是不是一定要严格按照平衡膳食宝塔并细致到每天来安排我们的膳食呢？

"中国居民平衡膳食宝塔"为我们提供了一个饮食的典型模式，这个模式是一个平均量，而不像吃药那样，需要每天严格遵守。比如今天鱼吃多了，就不会再吃肉了。这顿吃多了，下顿就少吃点。同时，还要把吃饭当成一种享受，比如今天想吃肉了，完全可以犒劳一下自己，如果不舒服，那也可以只喝点粥，也就是说每顿吃什么可以灵活安排。但三天或一周后进行总结，总体平均下来的饮食结构是符合膳食宝塔要求的，因为饮食的效果是常年积累下来的。可能某一天的饮食不符合膳食宝塔的要求，但三天平均算下来，比较合理就可以。

**必备知识**

一、中国居民平衡膳食模式和图示

《中国居民膳食指南（2022）》覆盖人群为2岁以上健康人群，遵循以食物为基础的原则，充分考虑食物多样化；以平衡膳食模式为目标，并考虑实践中的可行性和可操作性。

平衡膳食模式是经过科学设计的理想膳食模式。平衡膳食模式（理想膳食模式）所推荐的食物种类和比例能最大程度地满足不同年龄阶段、不同能量需要水平的健康人群的营养与健康需要。平衡膳食模式是中国居民膳食指南的核心。

（一）中国居民平衡膳食宝塔

中国居民平衡膳食宝塔（以下简称宝塔）是根据《中国居民膳食指南（2022）》的核心内容和推荐，结合中国居民膳食的实际情况，把平衡膳食的原则转化为各类食物的数量和比例的图形化表示。

不同能量需要量水平的平衡膳食模式如表3-1所示。表中列出了1000~3000kcal能量需要水平下的膳食构成，涵盖了2岁儿童以上全人群的能量需要量水平。膳食由五大类食物组成，每一组基本食物都至少提供了一种以上的营养素，每天摄入多种多样的食物是很重要的。各类食物可以多样化选择，帮助摄入充足的营养素以及其他有益健康的成分。

表3-1 不同能量需要量水平的平衡膳食模式和食物量

| 食物种类/(g/d) | 不同能量需要水平/kcal | | | | | | | | | |
|---|---|---|---|---|---|---|---|---|---|---|
| | 1000 | 1200 | 1400 | 1600 | 1800 | 2000 | 2200 | 2400 | 2600 | 2800 | 3000 |
| 谷类及杂豆 | 85 | 100 | 150 | 200 | 225 | 250 | 275 | 300 | 350 | 375 | 400 |
| 全谷物 | | 适量 | | 50~150 | | | | | 125~200 | | |
| 薯类 | | 适量 | | 50 | | 75 | | 100 | | 125 | |
| 蔬菜 | 200 | 250 | 300 | 300 | 400 | 450 | 450 | 500 | 500 | 500 | 600 |
| 深色蔬菜 | | | | | 占所有蔬菜的1/2 | | | | | | |
| 水果 | 150 | 150 | 150 | 200 | 200 | 300 | 300 | 350 | 350 | 400 | 400 |
| 畜禽肉类 | 15 | 25 | 40 | 40 | 50 | 50 | 75 | 75 | 75 | 75 | 100 |
| 蛋类 | 20 | 25 | 25 | 40 | 40 | 50 | 50 | 50 | 50 | 50 | 50 |
| 水产品 | 15 | 20 | 40 | 40 | 50 | 50 | 75 | 75 | 75 | 100 | 125 |
| 乳制品 | 500 | 500 | 350 | 300 | 300 | 300 | 300 | 300 | 300 | 300 | 300 |
| 大豆和坚果 | 5 | 15 | 15 | 25 | 25 | 25 | 35 | 35 | 35 | 35 | 35 |
| 烹调用油 | 15~20 | | 20~25 | 25 | 25 | 30 | 30 | 30 | 30 | 35 | 35 |
| 烹调用盐 | <2 | <3 | <4 | <5 | <5 | <5 | <5 | <5 | <5 | <5 | <5 |

注：膳食宝塔的能量范围在1600~2400kcal/d；薯类为鲜重。

中国居民平衡膳食宝塔形象化的组合，遵循了平衡膳食的原则，体现了在营养上比较理想的基本食物构成。宝塔共分5层，各层面积大小不同，体现了5大类食物和食物量的多少。5大类食物包括谷薯类、蔬菜水果类、畜禽鱼蛋奶类、大豆和坚果类以及烹调用油盐。食物量是根据不同能量需要量水平设计，宝塔旁边的文字注释，标明了在1600~2400kcal能量需要量水平时，一段时间内成年人每人每天各类食物摄入量的建议值范围。

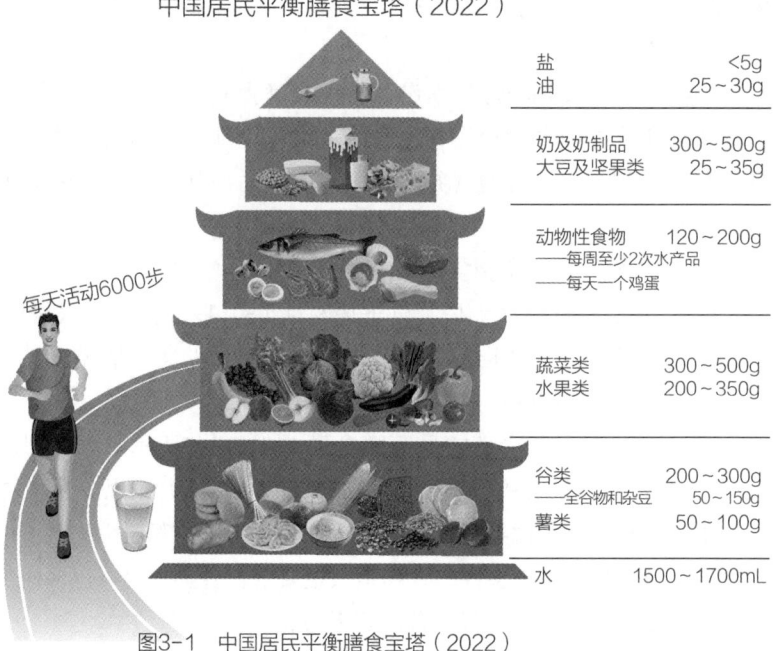

图3-1 中国居民平衡膳食宝塔（2022）

1. 第一层：谷薯类食物

谷薯类是膳食能量的主要来源（碳水化合物提供总能量的50%~65%），也是多种微量营养素和膳食纤维的良好来源。膳食指南中推荐2岁以上健康人群的膳食应做到食物多样、合理搭配。谷类为主是合理膳食的重要特征。在1600~2400kcal能量需要量水平下的一段时间内，建议成年人每人每天摄入谷类200~300g，其中包含全谷物和杂豆类50~150g；另外，薯类50~100g，从能量角度，相当于15~35g大米。

谷类、薯类和杂豆类是碳水化合物的主要来源。谷类包括小麦、稻米、玉米、高粱等及其制品，如米饭、馒头、烙饼、面包、饼干、麦片等。全谷物保留了天然谷物的全部成分，是理想膳食模式的重要组成，也是膳食纤维和其他营养素的来源。杂豆包括大豆以外的其他干豆类，如红小豆、绿豆、芸豆等。我国传统膳食中整粒的食物常见的有小米、玉米、绿豆、红豆、荞麦等，现代加工产品有燕麦片等，因此把杂豆与全谷物归为一类。2岁以上人群都应保证全谷物的摄入量，以此获得更多营养素、膳食纤维和健康益处。薯类包括马铃薯、红薯等，可替代部分主食。

2. 第二层：蔬菜水果

蔬菜水果是膳食指南中鼓励多摄入的两类食物。在1600~2400kcal能量需要量水平下，推荐成年人每天蔬菜摄入量至少达到300g，水果200~350g。蔬菜水果是膳食纤维、微量营养素和植物化学物的良好来源。蔬菜包括嫩茎、叶、花菜类、根菜类、鲜豆类、茄果瓜菜类、葱蒜类、菌藻类及水生蔬菜类等。深色蔬菜是指深绿色、深黄色、紫色、红色等有颜色的蔬菜，每类蔬菜提供的营养素略有不同，深色蔬菜一般富含维生素、植物化学物和膳食纤维，推荐每天占总体蔬菜摄入量的1/2以上。

水果多种多样，包括仁果、浆果、核果、柑橘类、瓜果及热带水果等。推荐吃新鲜水果，在鲜果供应不足时可选择一些含糖量低的干果制品和纯果汁。

3. 第三层：鱼、禽、肉、蛋等动物性食物

鱼、禽、肉、蛋等动物性食物是膳食指南推荐适量食用的食物。在1600～2400kcal能量需要量水平下，推荐每天鱼、禽、肉、蛋摄入量共计120～200g。

新鲜的动物性食物是优质蛋白质、脂肪和脂溶性维生素的良好来源，建议每天畜禽肉的摄入量为40～75g，少吃加工类肉制品。目前我国汉族居民的肉类摄入以猪肉为主，且增长趋势明显。猪肉含脂肪较高，应尽量选择瘦肉或禽肉。常见的水产品包括鱼、虾、蟹和贝类，此类食物富含优质蛋白质、脂肪、维生素和矿物质，推荐每天摄入量为40～75g，有条件可以优先选择。蛋类包括鸡蛋、鸭蛋、鹅蛋、鹌鹑蛋、鸽子蛋及其加工制品，蛋类的营养价值较高，推荐每天1个鸡蛋（相当于50g左右），吃鸡蛋不能丢弃蛋黄，蛋黄含有丰富的营养成分，如胆碱、卵磷脂、胆固醇、维生素A、叶黄素、锌、B族维生素等，无论对多大年龄人群都具有健康益处。

4. 第四层：奶类、大豆和坚果

奶类和豆类是鼓励多摄入的食物。奶类、大豆和坚果是蛋白质和钙的良好来源，营养素密度高。在1600～2400kcal能量需要量水平下，推荐每天应摄入至少相当于鲜奶300g的奶类及乳制品。在全球乳制品消费中，我国居民摄入量一直很低，多吃各种各样的乳制品，有利于提高奶类摄入量。

大豆包括黄豆、黑豆、青豆，其常见的制品如豆腐、豆浆、豆腐干及千张等。坚果包括花生、葵花籽、核桃、杏仁、榛子等，部分坚果的营养价值与大豆相似，富含必需脂肪酸和必需氨基酸。推荐大豆和坚果摄入量共为25～35g，其他豆制品摄入量需按蛋白质含量与大豆进行折算。坚果无论作为菜肴还是零食，都是食物多样化的良好选择，建议每周摄入70g左右（相当于每天10g左右）。

5. 第五层：烹调油和盐

油盐作为烹饪调料必不可少，但建议尽量少用。推荐成年人平均每天烹调油不超过25～30g，食盐摄入量不超过5g。按照DRIs的建议，1～3岁人群膳食脂肪供能比应占膳食总能量35%；4岁以上人群占20%～30%。在1600～2400kcal能量需要量水平下脂肪的摄入量为36～80g。其他食物中也含有脂肪，在满足平衡膳食模式中其他食物建议量的前提下，烹调油需要限量。按照25～30g计算，烹调油提供10%左右的膳食能量。烹调油包括各种动植物油，植物油如花生油、大豆油、菜籽油、葵花籽油等，动物油如猪油、牛油、黄油等。烹调油也要多样化，应经常更换种类，以满足人体对各种脂肪酸的需要。

我国居民食盐用量普遍较高，盐与高血压关系密切，限制食盐摄入量是我国长期行动目标。除了少用食盐外，也需要控制隐形高盐食品的摄入量。

酒和添加糖不是膳食组成的基本食物，烹饪使用和单独食用时也都应尽量

避免。

6. 身体活动和饮水

身体活动和水的图示仍包含在可视化图形中,强调增加身体活动和足量饮水的重要性。水是膳食的重要组成部分,是一切生命活动必需的物质,其需要量主要受年龄、身体活动、环境温度等因素的影响。低身体活动水平的成年人每天至少饮水1500~1700mL(7~8杯)。在高温或高身体活动水平的条件下,应适当增加饮水量。饮水不足或过多都会对人体健康带来危害。来自食物中水分和膳食汤水大约占1/2,推荐一天中饮水和整体膳食(包括食物中的水,汤、粥、奶等)水摄入共计2700~3000mL。

身体活动是能量平衡和保持身体健康的重要手段。运动或身体活动能有效地消耗能量,保持精神和机体代谢的活跃性。鼓励养成天天运动的习惯,坚持每天多做一些消耗能量的活动。推荐成年人每天进行至少相当于快步走6000步以上的身体活动,每周最好进行150min中等强度的运动,如骑车、跑步、庭院或农田的劳动等。一般而言,低身体活动水平的能量消耗通常占总能量消耗的1/3左右,而高身体活动水平者可高达1/2。加强和保持能量平衡,需要通过不断摸索,关注体重变化,找到食物摄入量和运动消耗量之间的平衡点。

(二)中国居民膳食平衡餐盘

中国居民平衡膳食餐盘是按照平衡膳食原则,描述了一个人一餐中膳食的食物组成和大致比例。餐盘更加直观,一餐膳食的食物组合搭配轮廓清晰明了。

餐盘分成4部分,分别是谷薯类、动物性食物和富含蛋白质的大豆及其制品、蔬菜和水果,餐盘旁的一杯牛乳提示其重要性。此餐盘适用于2岁以上人群,是一餐中食物基本构成的描述,如图3-2所示。

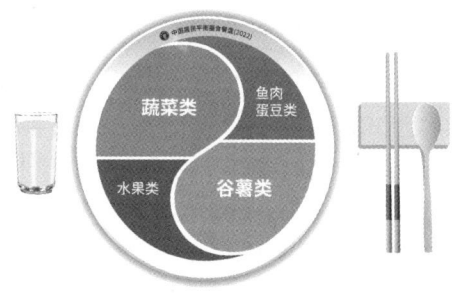

图3-2 中国居民膳食平衡餐盘

与膳食平衡宝塔相比,平衡膳食餐盘更加简明,给大家一个框架性认识,用传统文化中的基本符号,表达阴阳形态和万物演变过程中的最基本平衡,一方面更容易记忆和理解,另一方面也预示着一生中天天饮食,错综交变,此消彼长,相辅相成的健康生成自然之理。2岁以上人群都可参照此结构计划膳食,即便是对素食者而言,也很容易将肉类替换为豆类,以获得充足的蛋白质。

(三)中国儿童平衡膳食算盘

平衡膳食算盘是面向儿童应用膳食指南时,根据平衡膳食原则转化各类食物份量的图形。平衡膳食算盘简单勾画了膳食结构图,给儿童一个大致膳食模式的认识。跑步的儿童身挎水壶,表达了鼓励儿童喝白水、不忘天天运动、积极活跃地生活和学习。

与膳食宝塔相比,膳食算盘在食物分类上,把蔬菜和水果分别表示,算盘有6层,用不同颜色的算珠表示各类食,浅棕色代表谷薯,绿色代表蔬菜,黄色代表水果,橘红色代表动物性食物,蓝色代表大豆、坚果和奶类,橘黄色代表油和盐。算盘中的食物份量按8~11岁儿童能量需要量平均值大致估算。在面向儿童青少年开展膳食指南宣传和知识传播中,通过膳食算盘可以寓教于乐,与儿童更好沟通,便于记忆一日三餐的食物基本构成和合理的食物量。

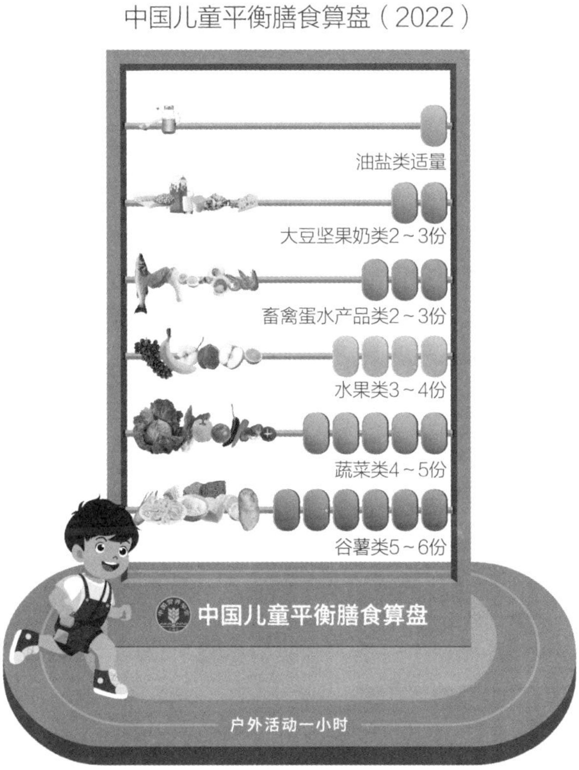

中国儿童平衡膳食算盘(2022)

油盐类适量
大豆坚果奶类2~3份
畜禽蛋水产品类2~3份
水果类3~4份
蔬菜类4~5份
谷薯类5~6份

中国儿童平衡膳食算盘
户外活动一小时

图3-3 中国儿童平衡膳食算盘

(四)中国居民平衡膳食模式的解析和评价

1. 中国居民平衡膳食模式的特点

(1)食物多样 中国居民平衡膳食模式包括五大类人体必需的基本食物,包括谷薯类、蔬菜水果类、禽畜鱼蛋奶类、大豆坚果类以及烹饪用的油盐等。推荐的食物品种丰富,每周25种以上,以保障膳食能量和营养素的充足供给,传承和发扬了"五谷为养、五果为助、五畜为益、五菜为充"的膳食搭配原则。

(2)植物性食物为主 在整个膳食模式中,谷薯类提供能量占总能量的50%左右,是能量主要来源,体现了"谷类为主"的理念。"谷类为主"是我国的膳食传统,实践证明对健康有益。另外,蔬菜、水果、大豆、坚果都是被鼓励多摄入的食物类别,占总体膳食的比例较高。

(3)动物性食物为辅 在整体膳食模式中,动物性食物比例低,属于辅助性食物。膳食指南强调动物性食物摄入适量，既保障优质蛋白质摄入，还弥补植物性食物中脂溶性维生素、维生素$B_{12}$、锌、硒等微量营养素的不足，又可预防因动物性食物摄入过多所引起的心脑血管疾病以及某些癌症发生风险的增加。实践了我国传统膳食"植物为主"的原则，又体现了现代关于食物与健康科学研究的重要成果。

（4）少油盐糖　少油少盐是各国膳食指南的共识。我国减盐工作进行已久，已取得一定成效。在国际组织和各国膳食指南的推荐中，2013年起建议食盐用量为5g，我国也在DRIs（2013）中建议了成人钠的适宜摄入量为1500mg，预防慢性病不要超过2000mg（相当于5g盐）。我国青少年糖的摄入主要来自饮料，家庭和餐饮业烹调油和盐的用量也较大。少油、少盐、少糖是膳食指南中特别强调的三点控制措施。

2. 能量和主要营养素供给分析

表3-1提供了2岁以上所有健康人群平衡膳食的食物组成。与中国居民膳食营养素参考摄入量（DRIs 2013）相比，不难发现，这个膳食模式可满足不同能量需要量水平下的儿童、成年人、老年人的能量和主要营养素日需要量。

3. 能量来源分布评价

膳食能量来源分布是评价膳食结构合理性的基本指标。中国居民膳食参考摄入量建议的能量来源：碳水化合物占50%~65%，脂肪占20%~30%（1~3岁为35%）。按照表3-1推荐的平衡膳食模式和食物量，计算各类食物的能量来源并评价见表3-2，可以看出无论在哪个能量需要量水平，蛋白质、脂肪和碳水化合物能量来源均在合理范围之内。

表3-2　不同能量需要量水平的平衡膳食模式所提供能量和来源构成比

| 能量需要水平/kcal | 营养素来源占总能量/% | | | 其中优质蛋白质/% |
|---|---|---|---|---|
| | 碳水化合物/% | 蛋白质/% | 脂肪/% | |
| 1000 | 50 | 15 | 35 | 66 |
| 1200 | 50 | 16 | 34 | 67 |
| 1400 | 54 | 16 | 30 | 62 |
| 1600 | 54 | 15 | 31 | 56 |
| 1800 | 54 | 15 | 31 | 55 |
| 2000 | 55 | 15 | 30 | 52 |
| 2200 | 54 | 16 | 30 | 57 |
| 2400 | 55 | 15 | 30 | 55 |
| 2600 | 57 | 15 | 28 | 53 |
| 2800 | 57 | 15 | 28 | 52 |
| 3000 | 57 | 15 | 28 | 54 |

4. 食物来源和膳食模式分析

平衡膳食模式应该最大限度满足不同人群能量和营养素的需要，并具备食物来源合理性、食物资源适用性、经济可获得性等。中国居民膳食指南的修订，考虑了我国食物资源、人均收入以及食物价格等因素，争取做到买得到、买得起，以及食物可持续发展的需要。

从推荐的平衡膳食模式分析显示，动物性和植物性食物提供的能量和营养素含量以及能量的来源不但可满足人群营养素需求，而且食物来源主要是植物性食物为主，其膳食模式是一种比较经济并有利于可持续发展的膳食模式。

食物是人类营养之源、生存之本，是整个社会可持续发展的基础。因而在实施我国可持续发展战略时，食物消费、食物结构相关问题具有重要地位。膳食指南作为食物消费和人类健康指导性文件的一个重要部分，对于鼓励健康膳食模式，特别是鼓励植物性食物消费、限制过度消费油盐糖和深加工食物等，创造更有利于健康食物消费指导的舆论环境和政策干预有着重要意义。

过去几十年来，中国经济快速发展，人民生活发生了深刻变化。第5版膳食指南更加注重在满足能量和营养素供应目标的前提下，积极引导促进低能耗、绿色生态、食物新鲜、保护资源等良性循环的消费行为。例如鼓励全谷物食物消费、鼓励当地应季新鲜蔬菜水果消费，强调适度肉类消费等。鼓励利用更少的资源获得更多产品，树立饮食新风、建立平衡/合理膳食模式。

## 二、常见食物的份量和重量估计

### （一）食物份和份量的确定原则

食物份是消费者日常膳食包括在家和在外就餐时，一次食物的摄入单位。食物份量指标准化的一份食物可食部分的数量，用于膳食指南的定量指导。

食物份量的确定，主要根据能量或蛋白质含量换算，也参考了全国膳食调查中食物摄入量统计结果，以及其他国家的份量确定方法。

推荐的食物份量首先确定代表性食物份量，然后再用代表性食物换算为常见食物的份量，其确定方法如下。

1. 能量一致原则

对于谷薯类、禽畜肉、蛋类、坚果、某些碳水化合物含量较高的鲜豆类和根类蔬菜、糖分高的水果等，食物之间以含有相同的能量进行折算。

2. 蛋白质等量原则

在能量一致的原则下，对于乳制品、豆类及豆制品、同类产品同时考虑食物所提供的蛋白质应该与同一类食物的含量水平近似。

3. 份量参考

通过中国居民营养与健康调查中的膳食摄入量统计分析，确定此习惯摄入量为代表性食物的份量基础，然后参考和比较其他国家地区的份量。通过矫正如尽量取整数、避免小数、与实际包装一致等方法来修正和确定最终的食物标准份数。

### （二）量具和参照物

为了将份量与实际生活相关联，确定了常见标准量具式物品及手势作为参照物，熟悉食物份量和掌握估量食物的方法。推荐的标准物品规格和用途见表3-3、表3-4。

表3-3 标准物品定义和用途

| 物品名称 | 规格和尺寸 | 用途 |
|---|---|---|
| 直口碗 | 直径11cm，高5.3cm | 主要用于衡量主食类食物的量 |
| 浅式盘 | 直径22.7cm | 一盘，主要用于衡量副食的量 |
| 圆柱形杯子 | 250mL | 一杯，主要用于衡量乳、豆浆等液体食物的量 |
| 瓷勺 | 10mL | 一勺，衡量油、盐的量 |
| 乒乓球 | | 比较鸡蛋、乳酪和肉的大小 |
| 网球 | | 比较水果的大小 |

表3-4 参考手势的定义和用途*

| 参考手势 | 规格和尺寸 | 用途 |
|---|---|---|
| 双手捧 | 两手并拢，一捧可以托起的量 | 衡量蔬菜类食物的量 |
| 单手捧 | 一只手可以捧起的量 | 对于大豆、坚果等颗粒状食物，单手捧为五指弯曲与手掌可拿起的量 |
| 一把 | 食指与拇指弯曲接触可拿起的量 | 衡量叶茎类蔬菜的量；一手抓起或握起的量，衡量水果的量 |
| 一个掌心 | 一个掌心大小的量 | 衡量片状食物的大小 |
| 一拳 | 五指向内弯曲握拢的手势的大小的量 | 衡量球形、块状等食物的大小 |
| 两指 | 两指厚长 | 衡量肉类、乳酪等 |

注：*以中等身材成年女性的手为参考。

（三）食物标准份量

根据中国居民膳食指南建议的五类食物和多个食物组，在每组食物中，选取消费频率高或消费量大、对营养素贡献权重大的食物作为该类食物中的代表性食物。

例如谷类食物，选择馒头、米饭作为代表性食物，其份量值是以等同能量（700~750kJ或160~180kJ）来确定。如馒头为60~70g和米饭100~120g为一份，相当于面粉50g和大米60g为"一份"。对于蔬菜、水果、坚果等食物，由于种类多，则按照嫩叶茎类、富含碳水化合物或能量值等原则来划分类别，11种代表性食物的份量结果见表3-5。

表3-5 常见食物的标准份量

| 食物类别 | g/份 | 能量/kcal | 备注 |
|---|---|---|---|
| 谷类 | 50~60 | 160~180 | 面粉50g=70~80g馒头<br>大米50g=100~120g米饭 |
| 薯类 | 80~100 | 80~90 | 红薯80g=马铃薯100g（能量相当于0.5份谷类） |
| 蔬菜类 | 100 | 15~35 | 高淀粉类蔬菜，如甜菜、鲜豆类，应注意能量的不同，每份的用量应减少 |

续表

| 食物类别 | | g/份 | 能量/kcal | 备注 |
|---|---|---|---|---|
| 水果类 | | 100 | 40~55 | 100g梨和苹果，相当于高糖水果如枣25g, 柿子65g |
| 畜禽肉类 | 瘦肉（脂肪含量<10%） | 40~50 | 40~55 | 瘦肉的脂肪含量<10%<br>肥瘦肉的脂肪含量10%~35% |
| | 肥瘦肉（脂肪含量10%~35%） | 20~25 | 65~80 | 肥肉、五花肉脂肪含量一般超过50%，应减少食用 |
| 水产品类 | 鱼类 | 40~50 | 50~60 | |
| | 虾贝类 | | 35~50 | |
| 蛋类（含蛋白质7g） | | 40~50 | 65~80 | 鸡蛋50g |
| 大豆类（含蛋白质7g） | | 20~25 | 65~80 | 黄豆20g=北豆腐60g=南豆腐110g=内酯豆腐120g=豆干45g=豆浆360g~380g |
| 坚果类（含油脂5g） | | 10 | 40~55 | 淀粉类坚果相对能量低，如葵花籽仁10g=板栗25g=莲子20g（能量相当于0.5份油脂类） |
| 乳制品 | 全脂（含蛋白质2.5%~3.0%） | 200~250mL | 110 | 200mL液态乳=20~25g乳酪=20~30g乳粉<br>全脂液态乳　脂肪含量约3% |
| | 脱脂（含蛋白质2.5%~3.0%） | 200~250mL | 55 | 脱脂液态乳　脂肪含量约<0.5% |
| 水 | | 200~250mL | 0 | |

注：1. 谷类按40g碳水化合物等量原则进行代换，每份蛋白质大约5g。薯类按20g碳水化合物等量原则进行代换，能量相当于0.5份谷类，每份蛋白质大约2g。

2. 蛋类和大豆按7g蛋白质，乳类按5~6g蛋白质等量原则进行代换。脂肪不同时，能量有所不同。

3. 畜禽肉类、鱼虾类以能量为基础进行代换，参考脂肪含量区别。

4. 坚果类按5g脂肪等量原则进行代换，每份蛋白质大约2g。

### 三、平衡膳食模式的应用

中国居民膳食指南是消费者健康生活的指导，在生活实践中可广泛运用，特别是在以下方面。

（一）设计和计划膳食

膳食设计包括以下基本步骤。

1. 确定膳食营养目标

膳食指南是基于食物的平衡膳食指导，按照表3-1列出的不能能量需要水平的食物量，可以轻松设计一日三餐。根据《中国居民膳食营养素参考摄入量

DRIs（2013版）》，可以简单地根据自己的年龄范围和劳动强度来确定能量需要量，如表3-6所示，直接采用对应的能量值作为膳食设计的目标。

在实际生活中，每个人要根据自己的生理状态、身体活动程度及体重情况，以及食物资源可及性进行调整。

表3-6　中国居民膳食每日能量需要量　　　　　　　　　　　　　　单位：kcal/（kg/d）

| 人群 | 能量 | | | | | |
| --- | --- | --- | --- | --- | --- | --- |
| | 身体活动水平（轻） | | 身体活动水平（中） | | 身体活动水平（重） | |
| | 男 | 女 | 男 | 女 | 男 | 女 |
| 0岁~ | — | — | 90 | 90 | — | — |
| 0.5岁~ | — | — | 80 | 80 | — | — |
| 1岁~ | — | — | 900 | 800 | — | — |
| 2岁~ | — | — | 1100 | 1000 | — | — |
| 3岁~ | — | — | 1250 | 1200 | — | — |
| 4岁~ | — | — | 1300 | 1250 | — | — |
| 5岁~ | — | — | 1400 | 1300 | — | — |
| 6岁~ | 1400 | 1250 | 1600 | 1450 | 1800 | 1650 |
| 7岁~ | 1500 | 1350 | 1700 | 1550 | 1900 | 1750 |
| 8岁~ | 1650 | 1450 | 1850 | 1700 | 2100 | 1900 |
| 9岁~ | 1750 | 1550 | 2000 | 1800 | 2250 | 2000 |
| 10岁~ | 1800 | 1650 | 2050 | 1900 | 2300 | 2150 |
| 11岁~ | 2050 | 1800 | 2350 | 2050 | 2600 | 2300 |
| 14岁~ | 2500 | 2000 | 2850 | 2300 | 3200 | 2550 |
| 18岁~ | 2250 | 1800 | 2600 | 2100 | 3000 | 2400 |
| 50岁~ | 2100 | 1750 | 2450 | 2050 | 2800 | 2350 |
| 65岁~ | 2050 | 1700 | 2350 | 1950 | — | — |
| 80岁~ | 1900 | 1500 | 2200 | 1750 | — | — |
| 孕妇（早） | — | +0 | — | +0 | — | +0 |
| 孕妇（中） | — | +300 | — | +300 | — | +300 |
| 孕妇（晚） | — | +450 | — | +450 | — | +450 |
| 乳母 | — | +500 | — | +500 | — | +500 |

注：未制定参考值者用"—"表示；"+"表示在同龄人群参考值基础上额外增加量。

2. 确定和选择食物

根据食物分组，分别选择谷类、蔬菜、鱼或肉类或蛋类、植物油作为主食和烹饪菜肴；选择水果、奶类作为餐桌食物或零食。注意食物选择上的多样性和深色叶菜、全谷物等。

食物多种多样不仅是为了获得均衡的营养，也是享受生活，使饮食更加丰富多彩的措施。膳食宝塔包含的每一类食物中都有许多品种，同一类中各种食物所含营养成分大体上近似，在膳食中可以互相替换。

食物小份量是保证食物的多样化的良好措施，也可以根据烹调方法、形态、颜色、口感的多样变换，享受食物，享受生活。

3. 确定食物用量

确定食物量最简单的方法是应用表3-1或者表3-5，选择适宜的能量水平，按照不同组食物的量进行对应选择，其中食物建议量均为食物可食部分的生重量。选择份量计划膳食，表3-5是用"份量"表示食物量，是与表3-1的食物克数相一致的。膳食指南建议的各组食物摄入量是一个平均值，每天膳食中应尽量包含五大类各种各样的食物。在一段时间内，比如1~2周，各类食物摄入量的平均值应符合表3-7的建议量。

表3-7 不同身体活动水平的成年人食物份数

| 食物组 | 份/g | 轻度身体活动水平 | | 中度身体活动水平 | | 重度身体活动水平 | |
|---|---|---|---|---|---|---|---|
| | | 男性 | 女性 | 男性 | 女性 | 男性 | 女性 |
| 谷类 | 50~60 | 5.5 | 4.5 | 7 | 5 | 8 | 6 |
| 薯类 | 80~85 | 1.0 | 0.5 | 1.5 | 1.0 | 1.5 | 1.5 |
| 蔬菜 | 100 | 4.5 | 4 | 5 | 4.5 | 6 | 5 |
| 水果 | 100 | 3 | 2 | 3.5 | 3 | 4 | 3.5 |
| 畜禽肉类 | 40~50 | 1.5 | 1 | 1.5 | 1 | 2 | 1.5 |
| 蛋类 | 40~50 | 1 | 1 | 1 | 1 | 1 | 1 |
| 水产品 | 40~50 | 1.5 | 1 | 1.5 | 1 | 2.5 | 1.5 |
| 大豆 | 20~25 | 1 | 0.5 | 1 | 0.5 | 1 | 1 |
| 坚果 | 10 | 1 | 1 | 1 | 1 | 1 | 1 |
| 乳品 | 200~250 | 1.5 | 1.5 | 1.5 | 1.5 | 1.5 | 1.5 |
| 食用油 | 10 | 2.5 | 2.5 | 2.5 | 2.5 | 3 | 2.5 |

同类食物可以互换，互换可以更好地增加主食和菜肴的丰富性。同类互换如以粮换粮、以豆换豆、以肉换鱼或蛋。

4. 合理烹调，清淡饮食，养成习惯

少油少盐是合理烹调的要素之一，日常生活应该掌握油和盐的用量。应认真做好每一餐、每一天平衡膳食，并养成清淡饮食习惯，长期坚持不懈，充分发挥平衡膳食对健康的有效作用。

5. 确认和核查

建议用《中国居民膳食参考摄入量DRIs（2013版）》计算评价食谱是否达到营养要求，或者一段时间内核查体重的变化，以使得膳食设计和需求一致。

（二）比较和评价膳食

膳食比较和评价方法包括：食物组成分析、能量来源分析、蛋白质来源分析、营养素供给分析等，均可利用中国居民膳食指南提出的食物结构、数量和观点参照比较和评价。中国居民膳食参考摄入量也是评价膳食营养素摄入状况的参考标准。

1. 食物结构分析

膳食结构和数量是否符合膳食指南的建议。特别是全谷物、深色蔬菜、牛奶、豆类是否要求。

2. 能量来源分析

计算能量的三大营养素来源——碳水化合物、脂肪和蛋白质比例是否恰当，食物来源与膳食指南的参考相比是否适宜。

3. 蛋白质来源分析

来源于动物和大豆蛋白质是否有1/2以上，优质蛋白质比例是否合理。

4. 营养素供应分析

膳食提供的主要营养素是否符合《中国居民膳食参考摄入量DRIs》的要求，矿物质营养素如钙、铁的食物来源是否得当。其他，如盐和油的用量是否恰当。

（三）营养教育和促进

设计平衡膳食、膳食管理和评价、营养教育和健康促进是最常应用的几个方面，膳食指南引航营养教育，形成中国居民践行饮食新食尚、树立饮食文明新风，达到健康促进的目标。营养教育中应掌握几个关键点。

（1）食物多样、平衡膳食的原则。

（2）提倡和鼓励"多吃"的食物。

（3）提倡和建议"少吃"的食物。

（4）应注意的饮食行为和文明，公筷分餐、节俭不浪费为重点。

（5）鼓励实践、培养良好饮食习惯。

（6）特别提及的概念、新观点和措施如合理运动、能量平衡、估量食物、分餐制、生态环境等。

实践膳食指南所倡导的原则和观点，保持平衡膳食，不仅需要意识和知识，更需要行动、措施和技巧。食物多样、食物定量、合理运动、分餐制是实践营养均衡和促进健康的关键环节，也是保障平衡膳食、食不过量、不浪费和饮食卫生的良好措施。

我国幅员辽阔，各地的饮食习惯及物产不尽相同，充分利用本地资源，因地制宜，更能有效地实现平衡膳食模式。

## 四、膳食食谱实践方案

根据《中国居民膳食指南（2022）》指导原则，设定膳食改善目标，检查自己的饮食，并设计每天的膳食计划，逐步达到和保持平衡膳食。

以下列举成人、老年人、孕妇、乳母、儿童、青少年等食谱方案。见表3-8~表3-14。这些方案能够帮助个人和集体供餐单位制定食谱参考，而更重要的是希望能够以此增加对膳食指南的原则和建议量的认识，并对照自我，以此为具体膳食目标，逐步实现。

表3-8 成年女性一日膳食（提供能量1800kcal，适用于18岁以上轻体力身体活动水平女性）

| | 谷薯类 | 蔬菜水果类 | 鱼蛋类和瘦肉 | 乳制品、大豆坚果 | 烹调油、食盐 |
|---|---|---|---|---|---|
| 食物和摄入量 | 谷类225g<br>薯类50g | 蔬菜400g<br>水果200g | 禽畜肉50g<br>水产品50g<br>蛋类40g | 大豆15g<br>坚果10g<br>乳制品300g | 烹调油25g<br>食盐<5g |
| 重要建议 | 最好选择1/3的全谷类及杂豆食物 | 选择多种多样的蔬菜、水果，深色蔬菜最好占到1/2以上 | 优先选择鱼和禽，要吃瘦肉，鸡蛋不要丢弃蛋黄 | 每天吃乳制品，经常吃豆制品，适量吃坚果 | 培养清淡饮食习惯，少吃高盐和油炸食品 |
| 早餐 | 燕麦粥1碗（燕麦25g）、白煮蛋1个（鸡蛋40g）、牛乳一杯（300g）、西芹花生米1碟（西芹50g、花生10g） | | | | |
| 中餐 | 杂粮饭（大米100g、小米25g）、红烧翅根（鸡翅根50g）、清炒菠菜（菠菜200g）、醋熘土豆丝（土豆100g）、紫菜蛋汤（紫菜2g、鸡蛋10g） | | | | |
| 晚餐 | 米饭（大米75g）、清蒸鲈鱼（鲈鱼50g）、家常豆腐（北豆腐100g）、香菇油菜（香菇10g、油菜150g）、中等大小苹果（200g） | | | | |
| 其他提示 | 足量饮水，每天7~8杯白开水 | 如添加糖，最好摄入量少于25g；如饮酒，摄入量不要超过15g | 吃动平衡，每天至少6000步或进行30min中强度的运动；运动消耗能量至少270kcal | | |

注：该膳食计划是基于1800kcal能量水平的平衡膳食模式，这个能量需要量水平仅仅是估计值，需要监测体重，判断是否需要调整能量摄入。

表3-9 成年男性一日膳食（提供能量2250kcal，适用于18岁以上轻体力身体活动水平男性）

| | 谷薯类 | 蔬菜水果类 | 鱼蛋类和瘦肉 | 乳制品、大豆坚果 | 烹调油、食盐 |
|---|---|---|---|---|---|
| 食物和摄入量 | 谷类275g<br>薯类75g | 蔬菜450g<br>水果300g | 禽畜肉75g<br>水产品75g<br>蛋类50g | 大豆25g<br>坚果10g<br>乳制品300g | 烹调油25g<br>食盐<5g |
| 重要建议 | 最好选择1/3的全谷类及杂豆食物 | 选择多种多样的蔬菜、水果，深色蔬菜最好占到1/2以上 | 优先选择鱼和禽，要吃瘦肉，鸡蛋不要丢弃蛋黄 | 每天吃乳制品，经常吃豆制品，适量吃坚果 | 培养清淡饮食习惯，少吃高盐和油炸食品 |
| 早餐 | 花卷1份（面粉40g、小麦胚粉10g）、白煮蛋1个（鸡蛋40g）、牛乳一杯（200~250g）、拌黄瓜（黄瓜75g）、葡萄（葡萄100g） | | | | |
| 中餐 | 米饭3份（大米150g）、土豆烧牛肉（土豆100g、牛肉75g）、素三丁（竹笋75g、胡萝卜50g、黄瓜75g）、番茄蛋汤（番茄75g、鸡蛋15g） | | | | |

续表

|  | 谷薯类 | 蔬菜水果类 | 鱼蛋类和瘦肉 | 乳制品、大豆坚果 | 烹调油、食盐 |
|---|---|---|---|---|---|
| 晚餐 | 红豆米饭2份（红豆25g、大米75g）、红烧带鱼（带鱼75g）、白菜烧豆腐（白菜150g、北豆腐150g）、炒西蓝花（西蓝花100g）、香蕉（200g） | | | | |
| 其他提示 | 足量饮水，每天7~8杯白开水 | 如添加糖，最好摄入量少于25g；如饮酒，摄入量不要超过15g | 吃动平衡，每天至少6000步或进行30min中强度的运动；运动消耗能量至少270kcal | | |

注：该膳食计划是基于2250kcal能量水平的平衡膳食模式，这个能量需要量水平仅仅是估计值，需要监测体重，判断是否需要调整能量摄入。

表3-10 健康老人的食谱安排（提供能量平均1500~1900kcal，适用于65岁以上健康老人）

|  | 食谱计划1（1500kcal） | | 食谱计划2（1900kcal） | |
|---|---|---|---|---|
|  | 菜肴名称 | 食物名称数量 | 菜肴名称 | 食物名称数量 |
| 早餐 | 杂粮粥 | 大米10g、小米10g、赤豆10g | 燕麦粥 | 燕麦25g |
|  | 烧麦 | 面粉10g、糯米15g | 花卷 | 小麦粉50g |
|  | 鸭蛋黄瓜片 | 咸鸭蛋20g、黄瓜50g | 拌青椒 | 青椒100g、香油5mL |
|  | 酸乳 | 100~150mL | 葡萄 | 200g |
| 加餐 | 香蕉 | 100g | 牛乳 | 300mL |
| 中餐 | 红薯饭 | 大米40g、红薯50g | 绿豆米饭 | 绿豆10g、粳米100g |
|  | 青菜烧肉圆 | 青菜150g、猪肉末20g | 白菜炖豆腐 | 白菜100g、北豆腐75g、瘦猪肉20g |
|  | 海带豆腐汤 | 海带结20g、内酯豆腐150g | | |
|  | | | 炒西蓝花 | 西蓝花100g |
| 加餐 | 橙子 | 150g | 橘子 | 橘子100g |
| 晚餐 | 鸡丝面 | 小麦粉75g、鸡胸脯40g、胡萝卜100g、黄瓜50g、木耳10g | 小米粥 | 小米25g |
|  | | | 馒头 | 小麦粉75g |
|  | | | 清蒸鲳鱼 | 鲳鱼100g |
|  | 盐水虾 | 基围虾30g | 虾皮炒卷心菜 | 虾皮10g、卷心菜100g |
|  | 牛乳 | 半杯（100~150mL） | 蒜蓉菠菜 | 菠菜100g |
| 烹调油 | 花生油 | 20g | 葵花籽油 | 20g |
| 食盐 | 食盐 | <5g | 食盐 | <5g |

注：方案给出了不同能量需要水平的膳食，一日三餐结合了食物多样和搭配种类组合，平均摄入量能达到营养素供应的充足和均衡，其他应注意烹饪方法，保持食物细软和食用安全；注意适量运动，保持适宜体重。

表3-11　孕妇一日膳食（提供能量2250kcal，适用于孕晚期妇女）

| | 谷薯类 | 蔬菜水果类 | 鱼蛋类和瘦肉 | 乳制品、大豆坚果 | 烹调油、食盐 |
|---|---|---|---|---|---|
| 食物和摄入量 | 谷类225g<br>薯类50g | 蔬菜400g<br>水果200g | 禽畜肉120g<br>水产品100g<br>蛋类50g | 大豆25g<br>坚果10g<br>乳制品300g+200g | 烹调油25g<br>食盐<5g |
| 重要建议 | 继续选择1/3的全谷类及杂豆食物 | 选择多种多样的蔬菜、水果，深色蔬菜最好占到1/2以上 | 优先选择鱼和禽，要吃瘦肉，鸡蛋不要丢弃蛋黄 | 每天吃乳制品，经常吃豆制品，适量吃坚果 | 培养清淡饮食习惯，少吃高盐和油炸食品 |
| 早餐 | 鲜肉包1个（面粉50g、鲜猪肉15g）、蒸红薯（红薯50g）、白煮蛋1个（鸡蛋50g）、牛乳一杯（250g）、水果（苹果100g） ||||||
| 中餐 | 杂粮饭（大米50g、小米50g）、烧带鱼（带鱼40g）、鸭血菜汤（鸭血15g、大白菜50g、紫菜2g）、清炒四季豆（四季豆100g）、水果（鲜枣50g） ||||||
| 点心 | 香蕉50g ||||||
| 晚餐 | 小米粥（小米75g）、虾仁豆腐（虾仁50g、豆腐80g）、山药炖鸡（山药100g、鸡50g）、清炒菠菜（菠菜100g） ||||||
| 点心 | 猕猴桃50g、核桃（核桃仁10g） ||||||
| 其他提示 | 足量饮水、也可增加汤和牛乳的摄入 | 少吃添加糖和饮料；禁止饮酒 | 选择合适和适量的身体活动，注意增加三餐外的加餐 |||

注：该膳食方案是对孕晚期的孕妇能量需要量水平2250kcal而设计的，这个能量水平基于女性轻体力能量水平1800kcal+450kcal而来，膳食蛋白质和脂肪分别提供能量占18%和31%。对一个具体个体而言，该能量需要量水平积极是估计值，需要知道孕前体重和目前体重，或咨询营养师，判断是否需要调整能量摄入。

表3-12　乳母一日膳食（提供能量2300kcal）

| | 谷薯类 | 蔬菜水果类 | 鱼蛋类和瘦肉 | 乳制品、大豆坚果 | 烹调油、食盐 |
|---|---|---|---|---|---|
| 食物和摄入量 | 谷类250～300g<br>薯类75g | 蔬菜500g<br>水果200～400g | 禽畜肉85g<br>水产品85g<br>蛋类50g | 大豆25g<br>坚果10g<br>乳制品400～500g | 烹调油25g<br>食盐<5g |
| 重要建议 | 全谷物和豆类不少于1/3 | 选择多种多样的蔬菜、水果，深色蔬菜最好占到2/3以上 | 建议每天吃水产品，每周1～2次动物肝脏，每次25g | 每天吃乳制品，经常吃豆制品，适量吃坚果 | 继续清淡饮食习惯，少吃高盐和油炸食品 |
| 早餐 | 肉包子1个（面粉50g、猪肉25g、油菜少许）、红薯稀饭1碗（大米25g、红薯25g）、拌黄瓜1碟（黄瓜100g）、白煮蛋1个（鸡蛋50g） ||||||
| 点心 | 酸乳200g、苹果1个（150～200g） ||||||

续表

| | 谷薯类 | 蔬菜水果类 | 鱼蛋类和瘦肉 | 乳制品、大豆坚果 | 烹调油、食盐 |
|---|---|---|---|---|---|
| 中餐 | 米饭1碗（大米100g）、油菜猪肝汤（油菜100g、猪肝20g）、丝瓜炒牛肉（丝瓜100g、牛肉50g） ||||||
| 点心 | 橘子1个（150g）、乳酪10~20g ||||||
| 晚餐 | 玉米面馒头（玉米粉30g、面粉50g）、蒸土豆（土豆50g）、青菜炒千张（小油菜200g、千张50g）、香菇炖鸡汤（鸡肉75g、香菇适量） ||||||
| 点心 | 牛乳煮麦片（牛乳250g、燕麦片10g） ||||||
| 其他提示 | 足量饮水、也可增加鱼汤、粥和牛乳的摄入 | | 少吃添加糖和饮料；禁止饮酒 | | 选择合适和适量的身体活动，注意增加三餐外的加餐 |

注：该膳食方案是对乳母能量需要量水平2300kcal而设计的，这个能量水平基于女性轻体力身体活动水平1800kcal+500kcal而来，膳食蛋白质和脂肪分别提供能量约占17%和30%。对一个具体个体乳母而言，该能量水平仅仅是估计值，需要知道目前体重或咨询营养师，判断是否需要调整能量摄入。

表3-13　3~5岁儿童一日膳食（食谱提供能量1200~1300kcal）

| | 谷薯类 | 蔬菜水果类 | 鱼蛋类和瘦肉 | 乳制品、大豆坚果 | 烹调油、食盐 |
|---|---|---|---|---|---|
| 食物和摄入量 | 谷类100g<br>薯类25g | 蔬菜250g<br>水果150g | 禽畜肉25g<br>水产品20g<br>蛋类25g | 大豆15g<br>坚果5g<br>乳制品500g | 烹调油20g<br>食盐<3g |
| 重要建议 | 最好选择1/3的全谷类及杂豆食物，注意烹饪方式 | 选择多种多样的蔬菜、水果，深色蔬菜最好占到1/2以上，天天吃水果 | 优先选择鱼和禽，要吃瘦肉，鸡蛋不要丢弃蛋黄 | 每天吃乳制品，经常吃豆制品 | 培养清淡饮食习惯，少吃高盐和油炸食品 |
| 早餐 | 燕麦粥1碗（燕麦10g、大米10g、核桃2~5g）、白煮蛋1个（鸡蛋30g）、蔬菜奶酪沙拉（杂菜10g、乳酪10g） ||||||
| 加餐 | 香蕉（100~150g）、牛乳一杯（200~250g） ||||||
| 中餐 | 米饭（大米25g）、小米粥（小米15g）、红烧鸡肉（鸡肉25g、蘑菇少许）、清炒西蓝花（西蓝花100g）、醋熘土豆丝（土豆50g） ||||||
| 加餐 | 酸乳（200~250g） ||||||
| 晚餐 | 米饭（大米40~45g）、蒸南瓜（80~100g）、清蒸鲈鱼（鲈鱼20~25g）、油菜汤（油菜60~100g）、红烧豆腐（豆腐100g、猪肉末20~30g） ||||||
| 其他提示 | 培养清淡饮食习惯 | 每天饮用水1000~1500mL，喝白开水 | 吃动平衡，鼓励户外运动或游戏，每天最好进行60min活动，如快跑、骑小自行车、体操、游泳、拍球、捉迷藏、跳舞、溜滑梯等 |||

注：该膳食方案是按照能量水平1200~1300kcal而设计，这个能量需要量水平一般适合女童3~5岁，男童3~4岁。该食谱膳食蛋白质和脂肪分别提供能量约占18%和30%。对一个具体个体儿童而言，该能量需要量水平仅仅是估计值，需要了解儿童目前体重并监测体重增长变化，判断是否需要调整能量摄入。

表3-14　学生午餐设计方案（食谱提供能量900kcal，适用于中学生食堂午餐食谱设计）

| | 主食 | 副食 | 点心零食 |
|---|---|---|---|
| 周一 | 米饭（大米125g） | 红烧鸡腿（鸡腿100g）<br>芹菜炒香干（芹菜100g、香干20g）<br>清炒冬瓜（冬瓜100g）<br>菠菜蛋汤（菠菜100g、鸡蛋10g） | 中等大小橘子（150g） |
| 周二 | 燕麦饭（大米110g、燕麦15g） | 香菇狮子头（香菇10g、猪肉50g）<br>大白菜炒双菇（大白菜50g、香菇40g、平菇50g）<br>清炒西蓝花（绿菜花50g）<br>西红柿蛋花汤（西红柿100g、鸡蛋10g） | 一杯酸乳（100~150g） |
| 周三 | 蛋炒饭（大米125g、鸡蛋10g） | 虾仁豆腐（虾仁25g、豆腐50g）<br>山药炒肉（山药75g、猪肉25g）<br>卷心菜奶酪色拉（卷心菜100g、奶酪10g、调味汁少许）<br>菠菜猪肝汤（菠菜100g、猪肝5g） | 大苹果半个苹果（150g） |
| 周四 | 馒头（小麦粉125g） | 红烧带鱼（带鱼75g）<br>家常豆腐（豆腐75g、油菜叶20g）<br>素炒三丝（胡萝卜100g、青椒75g、黄豆芽50g）<br>丝瓜蛋汤（丝瓜100g、鸡蛋10g） | 牛乳200mL |
| 周五 | 米饭（大米125g） | 土豆烧牛肉（土豆100g、牛肉50g）<br>西红柿炒鸡蛋（西红柿100g、鸡蛋20g）<br>炒油菜（油菜100g）<br>海带豆腐汤（海带结10g、豆腐75g） | 香蕉150g |

注：按照三餐能量餐饮比3∶4∶3的原则设计食谱。该表给出的是以午餐为900kcal的学生食堂午餐食谱，因此菜肴较丰富。青少年你身高体重和运动量差别较大，群体食谱设计可以根据需要调整主食和能量，从而满足能量97%以上人员的需要。

◤ 知识拓展 ◥

### 《中国居民膳食指南（2022）》主要修订内容

《中国居民膳食指南（2022）》与《中国居民膳食指南（2016）》相比较有如下特点。

1. 面对饮食新问题，新增健康饮食方式建议

《中国居民膳食指南（2022）》由原来的6条核心推荐条目修订为8条膳食准则，新增关于规律进餐、会选会烹、公筷分餐、杜绝浪费、饮食卫生等内容。

### 2. 应对老龄化，增加了高龄老年人膳食指南

随着我国社会经济发展和卫生健康服务水平不断提高，居民人均预期寿命不断增长，高龄（≥80岁）、衰弱老年人的比例在逐渐增加，对其膳食营养管理需要更加专业、精细和个性化指导。

### 3. 坚持中国优良传统、强调东方健康膳食模式

《中国居民膳食指南（2022）》更加强调"合理搭配"是平衡膳食的保障，我国烹饪文化具有民族特色，需要传承优良传统并赋予新时期科学内涵。

### 4. 更新定性定量食物选择和膳食营养新概念

为准确理解膳食指南，也为今后培训和传播的一致性，修订和增加了30余个定量和定性描述性用语。

### 5. 追踪营养研究成果，使用最新科学证据

补充了2014年7月—2020年10月国内外有关食物与健康研究的新证据，使得《中国居民膳食指南（2022）》的科学性和实用性进一步提高。

### 6. 修改完善图形和食谱的可视化

进一步完善平衡膳食宝塔、平衡膳食餐盘等图形，并且拍摄了定量食谱图案、宣传海报以及其他可以呈现的形式，使之更加可视化、现代化。

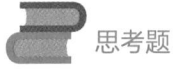
思考题

1. 画出中国居民膳食宝塔图，并简述平衡膳食宝塔中各层食物的种类和数量构成情况。
2. 营养食谱编制的主要原则是什么？
3. 简述中国居民平衡膳食模式的特点。
4. 画出中国居民平衡膳食餐盘，并简述餐盘中各部分食物种类及比例。

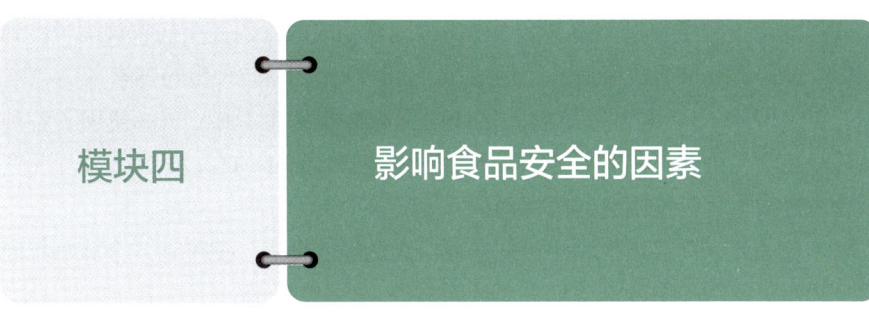

# 模块四　影响食品安全的因素

## 项目一　食品中的生物性危害及预防

**学习目标**

1. 了解食品污染的主要途径；
2. 掌握细菌性危害及预防措施；
3. 掌握真菌性危害及预防措施；
4. 掌握病毒性危害及预防；
5. 掌握寄生虫、昆虫类的危害及预防。

**案例分析**　案例：食品微生物污染频发

2006年，美国爆发"毒菠菜"事件，几十人因食用被大肠杆菌污染的菠菜中毒身亡；2010年，美国连续发生沙门杆菌感染甜瓜事件，并造成群发性食源性疾病；2011年，德国、瑞典等国因豆芽菜感染大肠杆菌造成几百人中毒；2014年，丹麦多人因食用含有李斯特菌的香肠中毒身亡。这些触目惊心的食品安全事件，病原微生物污染成为罪魁祸首。

食品的污染按其性质可分为生物性污染、化学性污染、物理性污染三大类。

在我国，由微生物引起的食物中毒事件在各类食品安全事件中占比最高，数据显示：2011—2014年，中国所有食源性致病事件中，微生物性食物中毒事件占29.5%，患病人数则占到46.3%。在世界卫生组织（WHO）发布的食源性疾病暴发调查和控制指南中显示，由生物因素构成的食源性疾病致病因子占到84%以上，其中包括17种细菌、5种病毒、18种寄生虫和7种生物毒素。

WHO估计，全世界每年数以亿计的食源性疾病患者中，70%使用了各种致病微生物污染的食品和饮用水。在发展中国家，每年约有170万0~15岁儿童因食源性微生物污染引起的腹泻而死亡。

不仅如此，食品微生物污染还造成巨大的经济损失。据统计，全球每年因微生物污染问题带来的经济损失大约为65亿~350亿美元。

在全民关注食品安全的当下，控制食品当中微生物风险因素的重要性不言而喻。

—— 必备知识 ——

食品中的生物性危害主要是指生物（尤其是微生物）本身及其代谢过程、代谢产物（如毒素）对食品原料、加工过程和产品的污染，这种污染会对食品消费者的健康造成损害。

一、细菌性危害及预防

细菌性危害是指细菌及其毒素产生的生物性危害。

1. 污染食品的常见细菌

污染食品的细菌分为致病菌、条件致病菌和非致病菌三类。致病菌污染食品后能使人致病，如伤寒杆菌、痢疾杆菌等；条件致病菌在通常条件下并不致病，当条件改变时，特别是当人体抵抗力下降时，就有可能致病，如变形杆菌、大肠杆菌等；非致病菌一般不引起疾病，但它们与食品的腐败变质有密切关系，是评价食品卫生质量的重要指标，如假单胞菌属、微球菌数等。另外有的细菌会产生毒素，如金黄色葡萄球菌可产生葡萄球菌毒素，肉毒杆菌可产生肉毒杆菌毒素，危害人体健康，严重时可致人死亡。以下主要介绍几种常见的有害细菌。

（1）沙门菌 沙门菌分布很广，在家畜、家禽肠道中可检出，所以污染食品的机会也很多，多由鼠伤寒沙门菌、猪霍乱沙门菌和肠炎沙门菌引起。沙门菌食物中毒多发生在夏、秋两季。

沙门菌主要来自患病的人、动物以及带菌者，主要来源于污水、动物及人畜粪便。常引起沙门菌食物中毒的食品主要是动物性食物，包括肉类、鱼虾、家禽、蛋类和乳类等，豆制品和糕点等也时有所见，植物性食物也有可能受到沙门菌污染。

沙门菌食物中毒多见急性胃肠炎，主要临床表现为：恶心、头晕、腹痛、寒战、发烧、抽搐、昏迷，严重时可引起痉挛、脱水和休克等。

（2）葡萄球菌 葡萄球菌广泛分布于自然界，空气、土壤和水中，食品受其污染的机会很多。在葡萄球菌中，以金黄色葡萄球菌的致病性最强，致病物质是其产生的多种毒素和酶。

引起葡萄球菌食物中毒主要是各种动物性食物，包括乳、蛋、肉类、鱼类及其制品，其次为含有乳制品的冷冻食品，个别也有含淀粉类的食品。

葡萄球菌食物中毒的主要症状为恶心、剧烈且反复呕吐、腹痛、腹泻，一般不发烧，严重时可引起脱水和休克等。

（3）肉毒梭状芽孢杆菌　肉毒梭菌在自然界广泛分布于土壤、江河湖海淤泥沉积物、尘土及动物粪便中。粮谷、豆类等食品受到污染的机会较多。

绝大部分肉毒中毒由植物性食物所引起，少部分以动物性食品所引起。引起中毒的食品以家庭自制的发酵型食品如豆酱、臭豆腐为最多，其次为面酱和豆豉。此外，肉罐头、腊肉、熟肉等也可引起中毒。

肉毒梭菌食物中毒的主要症状为肌肉麻痹和神经功能不全，包括全身疲倦无力、头晕、走路不稳、恶心、腹痛、腹泻等，还会引发各种眼功能障碍，包括视力减弱、视力模糊、眼睑下垂、颈无力、头下垂等，严重时可出现呼吸肌麻痹症状、胸部有压迫感、呼吸困难、引起呼吸障碍、昏迷、心力衰竭等症状。

（4）蜡样芽孢杆菌　蜡样芽孢杆菌为条件致病菌，只有大量食入该菌时才会引起中毒，可产生引起人类食物中毒的肠毒素，包括腹泻毒素和呕吐毒素。

食品在加工、储运和销售过程中，由于不注意卫生，通过灰尘和泥土造成该菌的污染，引起蜡样芽孢杆菌中毒的食品种类很多，包括乳及乳制品、肉类、甜点心、凉拌菜、剩米饭、米粉、甜酒酿、剩菜等。主要症状为呕吐和腹泻。

（5）致病性大肠杆菌　一般情况下，大肠杆菌是肠道中的正常菌群，无致病作用，而致病性大肠杆菌对人有致病性。

致病性大肠杆菌可经带菌人的手、食物和生活用品进行传播，也可通过空气和水源进行传播。

致病性大肠杆菌中毒主要由动物性食物引起，包括各类熟肉制品、蛋及蛋制品、乳及乳制品、乳酪、汉堡包等食品。主要是食品未经彻底加热或食品加工过程中造成的交叉污染。主要症状为严重腹泻及败血症。

（6）变形杆菌　变形杆菌在自然界分布极广，土壤、污水、动植物、人和动物的肠道等都有存在。引起其中毒的食品主要是肉蛋类等动物性食物，凉拌菜、剩饭菜以及某些豆制品也可引起中毒。主要症状为恶心、呕吐，腹痛、腹泻等胃肠道症状，严重时可出现脱水。

（7）副溶血性弧菌　副溶血性弧菌引起的食物中毒是沿海地区造成食物中毒的常见病原菌之一。易被其污染的食品主要是海产品或盐腌渍品，如鱼、虾、蟹、贝类等及其制品，其次为肉类、蛋类或蔬菜。食物中毒多因食物容器或砧板被污染所引起，主要发生在夏、秋两季。主要症状为腹痛、腹泻、呕吐、发热，严重时出现脱水、虚脱、血压下降等。

（8）空肠弯曲菌　空肠弯曲菌广泛存在于禽鸟和家畜等温血动物中，可通过多种方式传播给人。一般情况下，主要是通过家畜、家畜肉和未经巴氏消毒的牛乳等。禽肉加工中病菌的残留、交叉污染、进食未充分煮熟的肉类，是导致中毒的最主要原因。主要症状为腹痛、发烧、恶心和腹泻等。

（9）单核细胞增生李斯特菌　李斯特菌在多种动植物食物、人畜排泄物、污水和青储饲料中均可检出，易被其污染的食品主要有乳及乳制品、肉制品、水产品及水果蔬菜等，其中乳及乳制品最为常见。主要症状为新生儿及成人脑膜炎和败血症等。

（10）产气荚膜梭菌　产气荚膜梭菌的来源主要是人、动物无症状带菌者的粪便，直接或间接污染过该粪便的昆虫、鼠类、土壤、灰尘等。多发在夏、秋两季。引起其中毒的主要食品是动物性食物如肉、鱼、禽等，也有鱼贝类、面食引起的中毒。主要症状为腹疼、腹泻、粪便带血等。

2. 食品的细菌污染指标

（1）菌落总数　菌落总数是指食品检样经过处理，在一定条件下（普通营养琼脂平板，pH7.2~7.6，36℃，培养48h）培养后，所得每1mL（1g）检样中所含的菌落总数。菌落总数可作为食品被污染程度的标志，也可用来预测食品存放的期限。

（2）大肠杆菌　大肠菌群是评价食品安全的重要指标。食品中的大肠菌群数是用100 mL（100g）检样中大肠菌群最可能数（MPN）表示。大肠菌群数可作为粪便污染食品的指标菌，也可作为肠道致病菌污染食品的指标。

（3）致病菌　国家卫生标准中明确规定所有食品中都不得检出致病菌。在实际检测中，一般是根据不同食品的特点，选定较有代表性的致病菌作为检测的重点，并以此来判断某种食品中有无致病菌的存在。如蛋粉规定沙门菌作为致病菌检测的代表，酸牛乳规定肠道致病菌和致病球菌为检测重点。

3. 预防细菌性污染的措施

（1）在食品生产、经营过程中实施卫生操作规程，防止食品污染、二次污染和交叉污染。加强食品原料、储运、加工、储藏、销售等各个环节的卫生管理，是防止细菌污染食品、造成危害的关键。食品原料要经过严格的选择，禁止将病死禽畜食用或作为食品加工的原料；严格执行各种食品卫生法规和标准。

（2）控制致病菌的生长繁殖和毒素的形成。对影响细菌生长繁殖的主要环境因素，如温度、时间、水分等采取相应的控制措施，控制致病菌产生毒素的各种条件。限制致病性细菌的生长，是控制细菌及其毒素的危害的重要步骤。

（3）食用前彻底加热杀灭食品中病原菌。加热杀死病原菌，是防止食品中细菌性危害的最重要措施。致病菌一般不耐热，加热即可有效防止细菌性危害，要严格控制杀菌温度和时间。如烹调过程中要做到烧熟煮透，熟食品存放较长时间后也应重新加热后再食用。

（4）保证从业人员的个人卫生。食品从业人员每年必须进行一次健康体检，取得健康合格证后方可上岗。从业人员在进行食品加工操作时，应首先进行洗手、消毒，并采取其他卫生防护措施，如果皮肤有感染，则不得接触直接入口食品，以防污染食品。

（5）对于消费者，要掌握食品的一般感官检验，注意食品的保质期和保存期，妥善储藏食品，安全食用果蔬，生熟分开加工，尽量不吃剩饭，正确使用冰箱存放食物，同时注意个人卫生等。

## 二、真菌性危害及预防

真菌性危害包括霉菌及其毒素造成的危害。

1. 常见的真菌性污染

（1）黄曲霉毒素　黄曲霉毒素是由黄曲霉或寄生曲霉中产毒菌株所产生的有毒代谢产物。其毒性较强，耐热性强，280℃时才发生裂解，一般的烹调加工不被破坏，其中黄曲霉毒素$B_1$毒性最强，毒性比氰化钾高10倍以上，食品卫生指标中多以它作为黄曲霉毒素污染指标。

黄曲霉毒素主要污染粮油及其制品，常在收获前后、储藏、运输期间或加工过程中产生。其中污染最严重的是棉籽、花生、玉米及其制品，其次是稻米、小麦、大麦、高粱、芝麻等，大豆是污染最轻的农作物之一。此外，干果类、乳及乳制品、动物肝脏、鸡蛋、肉类、辣椒中也有黄曲霉毒素的污染。

黄曲霉毒素可能损害肝脏，引起原发性肝癌。人食用被黄曲霉毒素污染的食品后可出现中毒性肝炎症状，如食欲减退、发热、腹痛、呕吐、肝区疼痛、腹水、肝功能异常等，也可能出现心脏扩大、肺水肿、痉挛、昏迷等症状。

（2）麦角（菌）　麦角中毒是人类最早认识的霉菌中毒症，麦角食物中毒是因人吃了混有麦角的面粉制品所致，主要症状为头昏、眼花、恶心、呕吐、腹痛、腹泻、发热等症状，严重时出现昏迷、嗜睡、痉挛等，最后可因神经麻痹而死亡。

（3）展青霉素　展青霉素由青霉、曲霉和丝衣霉代谢产生，展青霉素主要存在于烂苹果和苹果汁中，而变质的梨、谷物、面粉、麦芽饲料中和其他食物中也可能存在。

酸性条件下展青霉素非常稳定，加热也不被破坏，热处理能适当降低其含量，但巴氏杀菌对它无效。

2. 预防真菌性污染的措施

（1）防霉措施

① 降低食品中的水分，使粮食中的水分降低到安全水分以下，则不易发霉。

② 构建缺氧环境，减少食品表面环境的氧浓度。

③ 降低食品储藏的温度，保持低温环境，保持环境的良好通风。

④ 采用防霉剂（化学防霉剂如环氧乙烷、环氧丙烷等）。

（2）去霉措施

① 挑选霉粒法，如主要从花生中除掉霉坏粒即可使其毒素含量大大降低。

② 溶剂提取法，黄曲霉毒素不溶于水、己烷、乙醚及石油醚中，但溶于甲醇、乙醇、氯仿等，可以通过溶剂提取法除去黄曲霉毒素。

③ 微生物去毒法，橙黄色杆菌可以除去溶液中的毒素。

④ 加热法或经紫外线照射，能去掉部分毒素。

⑤ 根据真菌毒素耐热、在碱性条件下易被破坏的特性，可用碱性处理降低毒素含量。

### 三、病毒性危害及预防

病毒性危害包括甲型肝炎病毒、诺如病毒等引起的危害。

1. 常见的病毒性污染

（1）肝炎病毒　肝炎病毒有甲、乙、丙、丁、戊等类型，肝炎的主要传播途径是通过人与人接触和粪便污染过的水或食物进入人体来传播的。主要食物来源为水产品，如毛蚶、蛤类、牡蛎、蟹等引起的甲肝很常见。主要症状为发热、厌食、嗜睡、深色尿、黄疸（皮肤和眼呈现黄色）、肝脏疼痛并增大。

有效预防肝炎的措施，包括注意勤洗手、保持个人卫生；防止交叉感染；贝壳类食品来源要可靠；食品要加热并彻底煮熟煮透，不生吃海鲜，不吃半生不熟的食品等。

（2）诺如病毒　诺如病毒包括诺瓦克病毒和诺瓦克样病毒，是一组引起急性胃肠炎的重要病原。该病毒可存在于海鲜中，尤其是牡蛎中。生吃贝类食物是导致胃肠炎的最常见原因。主要症状为包括恶心、呕吐、腹痛、腹泻、发热、厌食等急性胃肠炎症状。

预防诺如病毒需要注意食物生熟分开，少吃生食，特别是不生吃牡蛎等贝壳类海鲜，对污染物高温处理可起到降低毒素的作用。

（3）朊病毒　又称疯牛病病毒，具有很强的生命力和感染力，耐受高热、普通煮沸等一般的食品灭菌方法不能将其破坏，耐受紫外线照射，对化学药物也有抵抗性。如人食用了携带朊病毒的牛肉、心、脑或其加工的产品，就可能被其感染。我国尚未发现疯牛病的病例，但预防和控制疯牛病的传播，须实施全程控制，特别是养殖场的安全管理。

2. 预防病毒性污染的措施

（1）对于食品生产厂家要保持食品厂区的卫生清洁，生产者要保持个人卫生，严格遵守各类卫生操作标准等。

（2）防止食用病毒污染食物，如不要从被污水污染的水域中捕获贝类食用，不要用被粪便污染的水去灌溉庄稼等。

（3）要保证饮用水的安全，饮用水必须来自安全出处或被安全处理过。

（4）食品要加热并煮熟煮透后食用，不吃半生不熟的食物，不生吃海鲜等。

（5）要保持个人卫生，勤洗手，减少手与食品直接接触的机会。

## 四、寄生虫、昆虫类的危害及预防

寄生虫包括原生动物和寄生虫造成的危害，昆虫包括蝇类、蟑螂和螨类等。

### （一）常见寄生虫危害及预防

寄生虫为寄生在人或动物体内的有害生物，可通过多种途径污染食品和饮水，危害人体健康。

1. 常见寄生虫污染

（1）绦虫　绦虫病是人吃了未煮熟的、含有囊虫的猪肉或牛肉而感染此病，主要症状是腹部或上腹部隐隐作痛，腹胀不适，甚或恶心、呕吐。严重时常伴有面色萎黄或苍白，形体消瘦，倦怠乏力，食欲不振等症状。预防措施是不吃未熟的猪肉与牛肉，搞好粪便管理，加强猪、牛等畜类管理，防止牲畜受绦虫感染。

（2）蛔虫　蛔虫病是儿童最常见的寄生虫病，为人畜共患的寄生虫病。人常因生食被蛔虫卵污染的根茎类、瓜果类食物而感染此病。主要症状为出现阵发性咳嗽、气喘、腹痛、恶心、呕吐，严重时造成肠梗阻、肝脓肿、黄疸及剧烈腹痛等。对蛔虫病的防治，包括查治患者和带虫者、处理粪便、管好水源和预防感染等几个方面。要注意饮食卫生和个人卫生，做到饭前、便后洗手，不生食未洗净的蔬菜及瓜果，不饮生水，防止食入蛔虫卵，减少被感染机会。使用无害化人粪做肥料，防止粪便污染环境是切断蛔虫传播途径的重要措施。

（3）旋毛虫　旋毛虫病为人畜共患的寄生虫病，人食用了未煮熟透、带有旋毛虫的病肉后而感染此病，患者可出现恶心、呕吐、腹痛、腹泻、高烧、肌肉疼痛等症状，还可引起头痛、头晕等脑膜炎样症状。控制旋毛虫病的关键在于预防，特别要加强对易感动物肉品的旋毛虫检验，同时不要吃未煮熟透的肉。

（4）弓形虫　弓形虫病也是人畜共患的寄生虫病，人食用了患有弓形虫病的肉制品或未煮熟的蛋或生蛋后而感染此病。人患此病多见为胎盘感染、胎儿早产、死胎、新生儿小头病、新生儿脑水肿、运动障碍等，成人发病极少。控制弓形虫病的重要措施是预防该病通过肉食传染给人，所以要加强饲养卫生工作。

2. 常见寄生虫污染的预防措施

（1）消除和控制污染源，在人畜共患寄生虫病发病地区，要做好家畜饲养卫生工作，提倡圈养而不放养。

（2）做好环境卫生，储存食品时，做到清洁、干燥、通风，要采取防潮、防霉等措施。

（3）提高禽畜自身防病能力，为动物提供舒服而有利于健康的生存环境。

（4）在肉品加工中，食具、容器等用具应生熟分开，防止交叉污染，肉和肉制品应烧熟煮透，使肉品中心温度达70℃以上。

（5）开展食品安全宣传教育，改变不卫生的个人习惯，饭前便后要洗手。

不吃生的或半生不熟的食品，不吃不洁的瓜果蔬菜等。

### （二）常见昆虫类污染及预防

1. 常见的昆虫污染

（1）甲虫　甲虫是危害食品及粮食的重要类群，体长2~18mm不等，在全世界，鞘翅目储藏食品害虫有几百种，但重要的仅20多种，它们是玉米象、米象、谷象、咖啡豆象、大谷盗、米扁虫、烟草甲、药材甲等。甲虫是蛀粮害虫中种类最多的一类，易孳生于干燥食品中。

（2）苍蝇　苍蝇能传播多种人畜疾病，其传播方式主要是机械性传播和生物性传播。苍蝇的繁殖生长需经过卵、蛆、蛹、成蝇四个阶段，当环境适合时，10天左右主可成为蝇。苍蝇的嗅觉发达，喜欢在粪便及腐败食物上爬来爬去，有边吃、边吐、边排泄的习性。苍蝇一身细毛，全身及内脏能携带各种微生物，是各种肠道传染病、寄生虫病的重要传播媒介。所以，在食品加工、储存和销售场所应健全防蝇措施。

（3）蟑螂　蟑螂是粮库、工厂、家庭害虫中传播疾病最危险的昆虫之一，它们可携带致病的细菌、病毒、真菌以及寄生虫的卵污染食品，如传染痢疾的痢疾杆菌，引起食物中毒的大肠杆菌、沙门菌，引起病毒性肝炎的肝炎病毒等。蟑螂是引起过敏的普遍来源，对体质敏感的人，吸入或摄入带有过敏源的蟑螂尸体碎片或分泌物时，会产生过敏反应。

（4）螨类　危害食品及影响人类健康的螨类主要是属于粉螨亚目的螨类，因其个体大小恰如一颗散落的面粉，故有"粉螨"之俗称，成螨体长不到0.5mm，肉眼不易见。一旦在食品仓库里发现螨类，此时已经造成了重大的经济损失。

2. 常见昆虫污染的预防措施

（1）预防为主，综合防治。

（2）要注意食品生产加工车间卫生管理。

（3）使用物理、化学、生物各种方法杀灭害虫和鼠类。

（4）食品入库前、储藏中和进口时，要进行食品害虫检验检疫。

━━■ 知识拓展 ■━━

**食品中的微生物从哪来？**

食品中的微生物是导致食品腐败和食源性疾病的重要源头。它们微小而又无处不在，因此，我们要弄清楚食品中微生物的主要来源及其传播路径，防患于未然。

食品中微生物的最直接和重要的来源是原料和配料。食品的原料主要是农畜产品，它们是微生物的主要宿主。在加工环节，我们要考虑接收时原料和配料中微生物的数量，是否含有致病微生物，还要考虑到原料和配料在厂内运输，储藏和处理时微生物的污染和微生物的生长。

食品加工环境也是食品中微生物的重要来源。首先，在空间中随气流浮游着很多尘埃，皮肤残屑等颗粒，这些都是微生物的载体，也是直接污染暴露在空气中食品的主要途径。其次，许多食品加工操作过程也会成为微生物产生和传递的重要途径。特别是粉状原配料的处理，会产生尘埃和水雾，增加空间中微生物的数量。再次，食品加工的环境表面都会有不同程度的微生物附着和滋生。如果不能对这些环境进行及时有效的清洁消毒，这些微生物很容易发育成生物膜，成为污染源。应用简单的清洁消毒程序是无法对生物膜进行清除和消杀的。

此外，人体，包括裸露人体表、服装和装饰物也是食品加工厂中微生物的另一个重要来源。因此员工的个人卫生与食品安全知识的培训十分重要。

我们知道，微生物是无处不在，要想尽可能地切断微生物的污染途径，就要防患于未然，在此过程中清洗和消毒显得尤为重要，要全方位消除微生物污染源，切断微生物的污染路径，降低微生物危害风险，确保食品安全和质量。

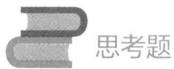 思考题

1. 食品的细菌污染指标有哪些？
2. 防霉措施有哪些？
3. 食品污染的主要途径有哪些？
4. 简述细菌性危害、霉菌性危害、病毒性危害的预防措施有哪些？
5. 寄生虫和昆虫危害的预防措施有哪些？

## 项目二　食品中的化学性危害及预防

> **学习目标**
> 1. 掌握重金属对食品的危害；
> 2. 掌握农药、兽药残留对食品的危害；
> 3. 掌握食品中存在的天然有害物质对食品的危害；
> 4. 掌握食品加工过程对食品造成的危害；
> 5. 掌握滥用食品添加剂对食品的危害；
> 6. 掌握环境污染对食品的危害。

### 案例分析　案例：危险的亚硝酸盐：被滥用的"毒药"

2011年，北京炸鸡块致人死亡事件：2011年4月21日，一名一岁半的女婴在吃了张某卖的炸鸡块后身亡，死因是张某在炸鸡中加多了亚硝酸盐，导致人中毒。无照炸鸡店老板张某因涉嫌过失致人死亡罪在丰台法院受审，他坦言自己不清楚食品中添加亚硝酸盐的国家标准，只是凭感觉往里放，而且两年多了天天这么做。商贩当庭鞠躬道歉。

亚硝酸盐，一类无机化合物的总称。主要指亚硝酸钠，亚硝酸钠为白色至淡黄色粉末或颗粒状，味微咸，易溶于水。外观及滋味都与食盐相似，并在工业、建筑业中广为使用，肉类制品中也允许作为发色剂限量使用。由亚硝酸盐引起食物中毒的几率较高。成人摄入0.2~0.5g即可引起中毒，3g即可致死。GB 2760—2014《食品安全国家标准　食品添加剂使用标准》规定，亚硝酸钠、亚硝酸钾作为护色剂、防护剂，主要用于腌腊肉制品，酱卤肉制品类，熏、烧、烤肉类，油炸肉类，西式火腿类，肉罐头类等，最大使用量0.15g/kg，残留量≤30mg/kg。

硝酸盐本身是无毒的，它一旦转化成亚硝酸盐后对人体健康的危害就极大。含有大量硝酸盐与亚硝酸盐的蔬菜、水、粮食、肉鱼腌制品、渍酸菜、隔夜菜等一旦被食用后，会导致人体中毒。因为硝酸盐在人体内会被还原为亚硝酸盐。亚硝酸盐与人体血液作用会形成高铁血红蛋白，使血液丧失最基本的携氧功能，导致缺氧性休克，轻则头昏、心悸、呕吐、口唇青紫，重则神志模糊、四肢抽搐、呼吸急促，如不能及时抢救甚至能危及生命安全。亚硝酸盐在人体内与仲胺类物质作用会形成亚硝胺类物质，人体内亚硝胺是一种严重危害人体健康的物质，它能导致癌症、畸形、突变等。

—— 必备知识 ——

化学性危害是指食品中的天然有害物质和有害的化学物质污染食物而引起的危害。食品的化学性污染主要有以下几个方面。

## 一、重金属对食品的危害

重金属对食品的污染属于化学性危害的重要内容之一,其中以镉、汞、铅、砷等污染最为严重。

### 1. 镉对食品的污染

镉污染主要来源于冶炼、电镀、蓄电池、油漆、颜料、陶瓷等工业排出的"三废"。人体镉主要通过食物和香烟摄入,并蓄积在肾、肝、心等处。一般主食(谷物类)、蔬菜水果的含镉量较低,海产品、肉类、动物内脏含镉量较高,饮料和饮用水中含镉量也较高。

大量食用被镉污染的食物,可引起急性中毒症,症状为急性胃肠炎症状。长期摄入含镉较高的食品,可引起慢性镉中毒,主要症状为肺气肿、肾功能损害、支气管炎、高血压、贫血、牙齿颈部黄斑,严重时患"痛痛病",症状初期为腰背疼痛以后逐渐扩及全身,患者骨质疏松,极易骨折,以疼痛为主。

### 2. 铅对食品的污染

铅通过冶炼、印刷、塑料、涂料、橡胶等工业"三废"污染农作物,也通过含铅的铅锡金属管道和劣质陶瓷器皿运输、盛装和烧煮食品,造成对食品的直接污染。含铅量较多的食品是灌装饮料、饮用水、谷物、植物的根茎和果实及动物性食物,其中主要来自饮用水和饮料、谷物和蔬菜。

急性铅中毒现象比较少见,铅的毒性主要是由于其在人体内的长期蓄积所造成的神经性和血液性中毒,表现为贫血、多发性神经炎、知觉紊乱、学习能力下降等,严重时出现易怒、头痛、肌肉震颤、运动失调和记忆丧失,再严重时出现肾功能衰竭、痉挛、昏迷等症状。儿童吸收的铅量较高,铅对儿童的危害也就更大,可诱发各种神经性症状,患儿视力发育迟缓,出现癫痫、脑性瘫痪和神经萎缩等永久性后遗症。

### 3. 汞对食品的污染

汞俗称水银,无机汞毒性较小,有机汞毒性较大,甲基汞毒性更大。汞用于电气仪表、化工、制药、造纸、油漆颜料等工业,由于废电池液的排放,约有50%的汞进入环境,成为一个较大的污染源。膳食中汞相当部分来自水产品,水产品中汞含量较高,特别是鱼类和贝类。

无机汞中毒主要影响肾,引起急性肾反应,造成尿毒症,急性无机汞中毒的症状为胃肠不适、腹痛、腹泻等,而甲基汞主要侵犯神经系统,损害大脑和小脑,可导致手部动作、知觉、视力等障碍,伴有语言、步态失调,严重时出现全身瘫痪、精神紊乱等症状。

4. 砷对食品的污染

无机砷的毒性大于有机砷，三氧化二砷，俗称砒霜，为剧毒物质。

食品中砷污染的主要来源是农业上使用的含砷化合物，特别使用含砷肥料、农药及含砷废水灌溉农田，食品加工中使用某些含砷量高的化学添加剂等，均可造成砷对食品的污染。

砷慢性中毒表现为食欲下降、体重减轻、胃肠障碍、皮肤变黑、角膜硬化、多发性神经炎等症状。砷中毒可导致全身性出血、组织缺血、血压下降、腐蚀消化道，导致皮肤癌、内脏癌、恶性增生和肢端坏死等症状。

5. 减少食品中重金属污染的预防措施

（1）积极治理工业"三废"，减少环境污染。

（2）禁止使用含有汞、砷等重金属的农药、化肥等，严格管理使用农用化学物质。

（3）食品生产加工中使用的机械设备、工器具、包装材料等必须符合国家安全要求，严禁使用非食用的化学物质作为添加剂。

（4）加强食品卫生安全监督管理，完善食品卫生标准。

## 二、农药、兽药残留对食品的危害

### （一）农药残留

农药残留是指在农业生产中使用农药后，残留于农副产品生物体等食品和环境中的微量农药原体、有毒代谢物、降解物和杂质的总称。当食物中的农药超过最大残留限量时，将会对人畜直接产生危害或通过食物链对生态系统中的生物造成毒害，包括致畸性、致突变性、致癌性和对生殖以及下一代的影响。

1. 食品中的主要农药残留

（1）有机氯农药　有机氯农药包括DDT、六六六、林丹、氯丹、艾氏剂、狄氏剂、毒杀酚、二溴氯丙烷等，这类农药稳定性很强，不易降解，易于在体内蓄积，是食品中最重要的农药残留物质。DDT和六六六由于危害性大，我国已于1983年停止生产和使用，2002年艾氏剂、狄氏剂、毒杀酚、二溴氯丙烷也明令禁止使用。

有机氯在畜禽肉、蛋、乳、水产等动物性食物中残留量较高，但由于近年来对有机氯农药的限制，食品中的有机氯农药残留量逐渐降低。

（2）有机磷农药　有机磷农药为我国主要使用的一类农药，广泛应用于各类农作物。早期大部分是高效高毒品种如对硫磷、甲胺磷等，后来发展了高效低毒的品种如乐果、敌百虫、马拉硫磷等。从2007年1月1日起，对硫磷、甲胺磷、甲基对硫磷、久效磷、磷胺等五种高毒高残留的有机磷农药在国内全面禁销禁用。

对食品的污染主要表现在植物性食物中残留，尤其是含有芳香物质的植物，如水果、蔬菜等最易吸收有机磷，残留量也高。

有机磷农药化学性质不稳定，分解快，在作物中残留时间短，蓄积性差，目前成为我国主要取代有机氯的农药,但也具有较强的急性毒性。一般,喷洒有机磷农药的工人容易产生有机磷急性中毒,表现为流泪增多、流汗增多、恶心、呕吐、痛性痉挛、腹泻、心动过缓等症状,严重时可导致人体缺氧和窒息死亡。也可导致慢性中毒,长期反复摄入有机磷农药可造成肝损伤。

(3)氨基甲酸酯农药　氨基甲酸酯农药是针对有机氯和有机磷农药的缺点而开发的新一类农药,具有高效、低毒、低残留的特点,使用量超过有机磷农药。但因使用量和使用范围扩大,使用时间的延长,残留问题也逐渐突出,中毒症状为胆碱性流泪、瞳孔缩小、惊厥和死亡。氨基甲酸酯对人的毒性不强。

(4)拟除虫菊酯类农药　拟除虫菊酯类农药对人和哺乳动物的毒性均很低,在生物体内不产生蓄积,也具有低残留、低污染的优势。然而对于多次性采收的蔬菜,仍有严重污染风险,导致神经传导受阻,出现流涎、痉挛等症状,严重时可因心功能衰竭和呼吸衰竭而死亡。

2. 农药污染食品的途径

(1)对瓜果蔬菜等农作物直接喷洒农药,直接污染食用作物。

(2)通过灌溉用水污染水源,造成对水产品的污染,如污染鱼、虾等。

(3)通过土壤中沉积的农药造成对食用作物的污染,农药经由植物根系进入农作物体内。

(4)通过食物链的生物富集作用污染食品,造成农药在农作物中大量残留。

(5)违规使用和滥用农药,使用未经批准或者禁用的农药。

(6)在包装、储运、销售各个环节中,也可造成农药对食品的污染。

3. 降低农药残留的措施

(1)严格按照国家标准,加强对农产品中农药残留量的监督管理和检测。

(2)强化农业操作规范,指导农民正确选用农药,科学安全用药,禁止使用国家禁用和限用的农药。

(3)改变食用方式,在食用食物前去皮、洗涤、烹饪、加热等处理都能减少农药的残留。

(二)兽药残留

兽药残留是指动物产品的任何可食部分所含兽药的母体化合物和其他代谢物以及与兽药有关的杂质残留。

1. 食品中残留的兽药

(1)抗生素类　动物性食物中抗生素的残留比较严重,主要源于饲养过程。主要的抗生素残留有四环素、土霉素、金霉素等。大量长期使用抗生素,使得动物体内的细菌产生了耐药性,给临床上感染性疾病的治疗带来很大困难,干扰菌群、干扰体内激素的正常功能。

(2)磺胺类　磺胺类药物是一类具有光谱抗菌活性的化学药物,磺胺药物可在肉、蛋、乳中残留,残留主要发生在猪肉中,其次是小牛肉和禽肉中,残留过量可引起肾损害。

（3）呋喃类 呋喃类药物主要用于抗菌消炎，主要危害是胃肠反应和过敏反应，长期摄入可引起不可逆性末端神经损害，如感觉异常、疼痛及肌肉萎缩等。

（4）激素类 激素类药物主要用于提高动物的繁殖和加快生长发育速度，使用于动物的激素有性激素和皮质激素，而以性激素最常用。正常情况下，动物性食物中天然存在的性激素含量是很低的，但超标的话，可能会影响到人体的正常生理机能，并具有一定的致癌性，可能导致儿童早熟、儿童发育异常等。

（5）抗寄生虫类 抗寄生虫类药物主要用于驱虫或杀虫，危害是对于妊娠的孕妇有可能发生胎儿畸形，如短肢、兔唇等，还可能由于其致突变作用而使机体发生癌变和性染色体畸变，从而导致后代有发生畸形的危险。

2. 兽药污染食品的途径

（1）使用未经批准的或禁用的兽药作为饲料添加剂类饲养可食性动物。

（2）不正确使用或滥用兽药（用药剂量、给药途径、用药部位、用药动物种类等方面不符合用药规定）。

（3）饲料加工过程受到污染或运送错误受到污染。

（4）没有严格控制屠宰畜禽屠宰或上市前的药物使用或停药规定时间。

（5）按错误的用药方法用药或未做用药记录。

（6）为了掩饰临床症状以逃避动物检验检疫而在屠宰前使用兽药。

3. 降低兽药残留的措施

（1）严格规定药物停药期并制定最大残留限量。

（2）加强兽药残留监督、检测工作。

（3）科学合理安全使用兽药，严禁使用违禁兽药，做好用药记录。

（4）采用合适的食品食用方式，可通过烹调等方式减少食品中的兽药残留。

### 三、食品中存在的天然有害物质对食品的危害

#### （一）植物类食物中的天然毒素

1. 菜豆中有害物质

菜豆又称芸豆、扁豆、四季豆、豆角等，通常是烹调不当未煮熟透就食用引起中毒。菜豆的有害成分为红细胞凝集素和皂苷，红细胞凝集素具有凝聚和溶解红细胞的作用，皂苷对胃肠道黏膜有强烈的刺激作用，并能破坏红细胞引起溶血，这两种毒素在高温中均可被分解破坏。中毒症状为恶心、呕吐、腹痛、头晕，少数病人有胸闷、心慌、出冷汗、手脚发冷、四肢发麻、畏寒等症状。

预防措施主要是把菜豆彻底烧熟煮透。做凉菜时，须在水中焯10min以上才能拌料食用，炒制时须将菜豆加热至失去原来的生绿色，炒熟煮透后再食用。

2. 大豆中有害物质

大豆中的有害物质是胰蛋白酶抑制剂和皂苷等物质，胰蛋白酶抑制剂可抑制蛋白酶的活性，降低食物蛋白质的水解和吸收，导致胃肠不适；皂苷的毒性主要表现在溶血性和对胃肠道黏膜的刺激作用。中毒症状为恶心、呕吐、腹胀、腹泻等肠胃炎症状。

预防措施主要是将豆浆彻底煮沸后再食用，要防止"假沸"现象，要充分煮透，彻底破坏豆浆中的有害成分。

3. 氰苷

氰苷是苦杏仁、桃仁、李子仁、枇杷仁和木薯等的有毒成分，为剧毒。氰苷在人体内水解后释放出氢氰酸而引起中毒。中毒症状为口中苦涩、流涎、头晕、恶心、呕吐、心悸、四肢无力等，严重时可能昏迷、四肢冰冷、呼吸麻痹、心跳停止而死亡。

预防措施主要是不要生吃各种核仁，尤其不要生食苦杏仁。如食用苦杏仁加工的食品，要反复用水浸泡、清洗，经加热煮熟或炒熟除去毒素后方可食用。木薯在食用前必须去皮清洗，煮熟后再浸泡，禁止生食木薯。

4. 龙葵素

马铃薯含有一种生物碱，称为马铃薯毒素或龙葵素，当马铃薯发芽后皮肉变绿，其中的龙葵素含量增加。人食用上述马铃薯后可发生食物中毒。中毒症状为舌、咽部麻痒、胃部灼痛、肠胃炎症状等，严重时抽搐、意识散失，甚至死亡。

预防措施主要是马铃薯应储存在低温、通风、无阳光直射的地方，防止马铃薯发芽变绿。如发芽多或皮肉变绿色则不能食用，如发芽很少，应彻底挖去芽和芽眼周围的肉才可食用。因龙葵素溶于水，可在水中浸泡0.5h，另外，将马铃薯煮熟煮透，也能去除龙葵素。烹调时加醋，也能破坏龙葵素。

5. 蘑菇毒素

大多数蘑菇可食，少数有毒，称为毒蘑菇或毒蕈。由于食用蘑菇和毒蘑菇常混杂生长，在采集野蘑菇时，常因误食而中毒。毒蕈的有毒成分较为复杂，主要有胃肠毒素、血液毒素、原浆毒素等，中毒症状也较为复杂，以中毒性肝损害型死亡率为高。

预防措施主要是不采摘自己不认识的蘑菇食用，避免误食。野生蘑菇在食用前要在沸水中煮5~7min后，弃去汤汁，用清水漂洗后再食用。

（二）动物类食物中的天然毒素

1. 河豚毒素

河豚毒素是河豚所含的有毒成分，是一种神经毒，微溶于水，对热稳定，煮沸、盐腌、日晒等均不能使其破坏。河豚的有毒部位主要是卵巢和肝，其次为肾、血液、眼睛、皮肤等。中毒症状为最初的唇、舌、手指发麻，胃肠道症状、四肢麻痹、瘫痪、血压体温下降，严重时呼吸衰竭。

预防措施主要是严禁鲜河豚流入市场，严禁餐饮店经营河豚菜肴。河豚毒素耐热，一般家庭烹饪方法难以将毒素去除，因此最有效的方法是将河豚集中处理，集中加工。要了解河豚有毒并能识别其形状，以防误食中毒。

2. 组胺

组胺中毒多发生在进食鱼类时，多见于进食海产鱼类中的青皮红肉鱼。当鱼体不新鲜或腐败时，易发生组胺中毒。预防措施主要是防止鱼类腐败变质，应保证在冷却或冷冻条件下运输和保存鱼类。

3. 贝类毒素

人类一旦食用染毒贝类，会引起以麻痹为主要特征的食物中毒；或在赤潮区内吸入含有有毒藻类的气雾时，也会引起气喘、咳嗽、呼吸困难等中毒症状，称为神经性贝类毒素。贝类病毒既耐热又耐酸，稳定性高，一般的食品加工不能去除。

预防措施主要是，防止食用受污染的贝类，食用贝类时去内脏、充分煮熟并去汁，烹煮时一定要彻底，水温达到沸点后，虽然不能把耐热的毒素完全消灭，但会大大降低微生物污染所造成的风险。

(三) 食物过敏和食物不耐症

1. 食物过敏

食物过敏是人体免疫系统对特定食物产生的不正常的免疫反应。当人体对某一类食物产生过敏时，就表明，这类食物不能被人体完全消化、吸收，人体的免疫系统处于一种戒备状态。

绝大多数过敏反应是由牛乳、鸡蛋、鱼类、贝类、坚果、小麦、大米、花生、大豆、巧克力等食物所引起的。

食物过敏一般指急性食物过敏反应，就是摄入食物后，立即或4h内出现急性过敏、不适反应的，儿童通常以皮疹和肠胃道症状为主要表现，如荨麻疹、眼皮嘴唇水肿、恶心、呕吐、腹泻、舌头水肿、咽喉水肿，严重的甚至有鼻塞、喘鸣和过敏性休克等。

2. 食物不耐症

食物不耐症是由于人体的先天缺陷引起机体对某些食物的不耐受症状，如常见的乳糖不耐症，即不能吸收乳糖而引起部分人乳糖不耐症。

食物不耐症是一种较为复杂的变态反应性疾病，表现在人体上，就是人体系统出现各种疾病，如消化不良、感染、过敏、腹泻等。儿童由于体质特殊，食物不耐症发生的概率比成人要高很多。其特点是发病较为缓慢，通常是在摄入食物数天或一周后，才出现症状，这些过敏反应因症状具有滞后性，而常被误诊或忽视，临床上主要表现为各系统出现慢性症状，如长期病因不明的小儿腹泻、营养不良、过敏、感染等。

四、食品加工过程对食品造成的危害

(一) 加工过程中形成的有害物质

1. 亚硝酸盐

亚硝酸盐被广泛应用在肉品和鱼的防腐和保存上，使肉制品呈现红色和香味，亚硝酸盐是食品添加剂中急性毒性最强的一种，长期过量摄入，会引起人体组织缺氧、导致呼吸困难、循环衰竭、中枢神经受损等症状，同时会增加人们发生癌症的危险性。

预防措施主要是合理施用化肥，氮肥要做到适量适时；限制作为食品添加剂在食品中的使用限量；在蔬菜的收获、运输、包装中尽可能避免菜体损伤；蔬菜不宜存放过久再食用；腌制蔬菜要腌透方可食用；对形态和食盐相似的亚硝酸盐要避免误食造成危害。

2. $N$—亚硝基化合物

食品中天然存在的$N$—亚硝基化合物含量极微，但却广泛存在形成亚硝基化合物的前体物质，如胺类、硝酸盐和亚硝酸盐等。大部分都是由食品中的硝酸盐、亚硝酸盐与其他物质在加工过程中形成的，致癌性很强。

$N$—亚硝基化合物可能引起甲状腺肿大，干扰碘的代谢；破坏维生素A的吸收；对人和动物有致癌作用，可诱发胃癌、肝癌、鼻咽癌、食道癌、膀胱癌等，同时也有致畸、致突变作用。

食品中亚硝胺的含量较高的产品以腌制海产品为主，如咸鱼、虾皮为最高。咸肉、腊肉、香肠和火腿次之。豆制品、酱油也较高。霉变食品中也有亚硝胺。

预防措施主要是控制其前体物质硝酸盐、亚硝酸盐在食品中的使用；防止食品霉变和微生物污染；在食品加工中加如维生素C、维生素E等抗氧化剂阻断亚硝胺的生成；少吃腌制食品；暴晒污染食品和饮水；施用钼肥降低果蔬中亚硝酸盐含量等。

3. 多环芳烃

多环芳烃中苯并芘的污染最广、致癌性最强，常作为多环芳烃化合物污染的监测指标。苯并芘的化学性质稳定，在烹调过程中也不易被破坏。它具有强致癌性，可导致胃癌和消化道癌等，它可通过皮肤、呼吸道及被污染的食品等途径进入人体或沉积于肺泡或进入血液，并可蓄积于乳腺和脂肪组织中，严重危害人体健康。

食品中苯并芘的主要来源有：食品在加工过程中受到的污染，如食品在烟熏、烧烤、烧焦等过程中与燃料燃烧产生的多环芳烃直接接触而受到污染；食品成分在加热时形成的衍生物，其中以苯并芘为最多；很多细菌、藻类以及高等植物体内都能合成苯并芘；沥青、润滑油、油墨等直接接触食品，使其苯并芘污染食品；环境中煤炭、石油、汽油等的不完全燃烧产生的多环芳烃通过污染大气、水体和土壤而污染食品。

预防措施主要是防止环境污染，加强"三废"综合治理，这是最根本的措施。再有，改进食品加工烹调方式，更换食品烟熏剂，不使食品与炭火直接接触；采用合适的食用方式，不吃焦糊的肉、鱼、蛋等食物，去除食品表面的烟油，食品若有烧焦部分应去除后再食用；粮食、油料种子不在柏油马路上晾晒，以防沥青污染等。

#### 4. 杂环胺

杂环胺是当烹调、加工蛋白质食物时产生的具有致突变、致癌的化合物。含蛋白质较多的食物如沙丁鱼、肉类，在烘烤中均可产生杂环胺。

预防主要措施是改进食品烹调加工方式，不使用烹调温度过高、不烧焦食物，避免过多采用煎炸烤的烹调方式；增加蔬菜水果的摄入量可能抑制杂环胺的危害；对于烧焦的食物除去烧焦部分后再食用。

#### 5. 丙烯酰胺

丙烯酰胺是一种用于制造塑料的原料，可致癌。其食物来源为热加工的土豆（薯条、薯片等）、谷物、咖啡等；聚丙烯酰胺塑料包装材料接触过的食物等。长期低剂量接触丙烯酰胺出现嗜睡、情绪和记忆改变、幻觉和震颤等症状的神经损伤疾病。

预防措施主要是避免温度过高、时间过长等过度烹饪食品；减少油炸和高脂肪食品的摄入，多吃水果和蔬菜，提倡膳食平衡；改进食品加工工艺，研究减少食品中丙烯酰胺的可能途径等。

#### 6. 反式脂肪酸

反式脂肪酸又名反式脂肪，被誉为"餐桌上的定时炸弹"，主要来源是部分氢化处理的植物油。部分氢化油具有耐高温、不易变质、存放久等优点，在蛋糕、饼干、速冻比萨饼、薯条、爆米花等食品中使用比较普遍。过多摄入反式脂肪酸可使血液胆固醇增高，从而增加心血管疾病发生的风险。

#### 7. 氯丙醇

氯丙醇是食品在加工、储藏过程中形成的污染物，具有致癌性和干扰雄性激素活性的危害。其食物来源为以酸水解蛋白为原料的调味品（如鸡精、酱油、方便面调料等）；某些强化纸张（如茶叶袋、咖啡袋等）和纤维肠衣也含有氯丙醇；作为水净化剂的含氯凝聚剂也会使饮水受到污染。

预防措施主要是防止调味品中氯丙醇超标，大力发展酿造酱油，配制酱油中使用合格的"酸水解植物蛋白调味液"，改进植物蛋白水解工艺，加强质量检测等。

### （二）食品容器、包装材料的污染

食品在生产加工、储藏、运输销售过程中，可能接触的各种容器、用具、包装材料以及食品容器的内壁涂料等，在于食品接触中，某些材料的成分有可能迁移或溶解到食品中，造成食品的化学性污染，危害人体健康。

#### 1. 纸制材料

纸或纸基材料构成的纸包装材料，成本低、易获得、易回收，是食品包装的重要材料。食品包装用纸的卫生要求主要如下。

（1）纸浆生产过程中添加的漂白剂、染色剂、防渗剂等添加剂应无毒或低毒且添加量应符合国家卫生标准。

（2）与食品直接接触的包装纸不得采用回收废纸作为原料。

（3）食品包装纸用蜡应采用食品级石蜡，不得使用工业级石蜡，蜡纸中多环芳烃化合物含量不超过标准要求。

（4）印刷油墨、颜料应符合国家食品卫生标准，印刷层不得与食品直接接触，要选用对人体无害的染料。

2. 塑料材料

我国允许使用的塑料制品主要有聚乙烯、聚丙烯、聚氯乙烯等。食品包装用塑料的卫生要求主要如下。

（1）生产塑料食具、容器、包装材料不得使用回收塑料。

（2）生产塑料制品时需要添加的增塑剂、稳定剂、着色剂等助剂，必须符合有关卫生标准。

（3）酚醛树脂因存在甲醛和苯酚的残留物，不得用于加工直接接触食品的制品。

（4）禁止非法使用回收塑料（废旧光盘、输液瓶子等），因其中含有大量有毒添加剂、重金属、病毒等污染食品的物质。

（5）避免塑料包装印刷过程中稀释油墨使用含苯类溶剂造成的苯超标污染。

3. 橡胶材料

食品用橡胶制品主要有橡胶瓶盖、奶嘴、垫圈、橡胶输送带、管道、手套等，有害成分主要来源于合成橡胶中添加的橡胶助剂（硫化剂、防老剂、填充剂、着色剂等），在接触酒精饮料、含油的食品或高压水蒸气而溶出有害物质。食品包装用橡胶的卫生要求主要如下。

（1）生产过程中使用的各种助剂，必须符合我国有关卫生标准。

（2）严禁使用再生胶。

4. 金属材料

金属用作包装材料的主要有镀锡薄钢板（马口铁）、铝板或铝箔，用作金属容器的主要有不锈钢、铝、铜等，用作工具、设备的多为不锈钢。食品用金属制品的卫生要求主要如下。

（1）要严格控制有害金属如铅、砷、镉、铬等的迁移。

（2）马口铁作为食品包装材料时要严格控制避免锡溶出问题，造成对食品的污染。

（3）严格控制铝制品包装材料中铸铝中的杂质金属和回收铝中的杂质对食品造成的污染，禁止使用回收铝制造食品容器。

5. 玻璃材料

玻璃作为包装容器的特点是高阻隔、光亮透明、化学稳定性好、易成型等，用作食品包装的玻璃是氧化物玻璃中的钠钙硅系列玻璃。食品用玻璃制品的卫生要求主要如下。

（1）熔炼过程中避免有毒物质溶出（二氧化硅等）。

（2）注意避免重金属如铅的超标。

（3）对于着色玻璃注意着色剂的安全性。

（4）玻璃瓶罐在包装含气饮料时严格控制避免发生爆瓶现象。

6. 陶瓷、搪瓷材料

陶瓷和搪瓷制品多作为食品容器，其卫生要求主要如下。

（1）避免釉料中重金属如铅、镉等的溶出。

（2）严格控制烧制过程，避免因烧制质量不佳，彩釉未能形成不溶性硅酸盐，其有害物质溶出污染食品。

此外，食品生产过程中使用到的化学物质包括人员消毒剂、化学清洁剂清洗不彻底也会造成对食品的污染。由于食品生产的特殊性，操作人员的卫生十分重要，因此，操作人员需要进行严格消毒，要避免消毒剂清洗不彻底而污染食品。食品生产中使用的化学清洁剂，使用后要清洗彻底，否则会残留在设备管道内、工器具上，直接转移到食品上。采用无毒化学清洁剂和优化的清洁程序设计和管理，防止其污染食品。

### 五、滥用食品添加剂对食品的危害

1. 食品添加剂及其安全性

食品添加剂是为改善食品色、香、味等品质以及为防腐和加工工艺的需要而加入食品中的人工合成或者天然物质。目前我国食品添加剂有23个类别，2000多个品种，包括酸度调节剂、抗结剂、消泡剂、抗氧化剂、漂白剂、膨松剂、着色剂、护色剂、酶制剂、增味剂、营养强化剂、防腐剂、甜味剂、增稠剂、香料等。

食品添加剂大大促进了食品工业的发展，并被誉为现代食品工业的灵魂，这主要是它给食品工业带来许多好处，其主要作用有：利于保存，防止变质；改善食品的感官性状；保持或提高食品的营养价值；增加食品的品种和方便性；有利食品加工，适应生产机械化和自动化；满足其他特殊需要等。

经政府部门批准的食品添加剂，按照国家标准的使用范围、使用量添加到食品中，对消费者的健康没有影响，是安全可靠的。

2. 使用食品添加剂应遵循的原则

（1）经过食品毒理学安全评价证明在使用限量内长期使用对人体安全无害。

（2）不应掩盖食品本身或加工过程中的质量缺陷。

（3）不应掩盖食品腐败变质或掺杂、掺假、伪造目的而使用食品添加剂。

（4）不应降低食品本身的营养价值。

（5）在达到预期的效果下尽量降低在食品中的用量。

（6）不得由于食用食品添加剂而降低良好的加工措施和卫生要求。

（7）婴儿及儿童食品除规定外不得加入食品添加剂。

（8）食品工业用加工助剂一般应在制成最后成品之前除去，有规定食品中残留的除外。

（9）食品添加剂在应用中应有明确的检验方法。

3. 滥用食品添加剂及危害

食品生产者在食品中除了食品原料和允许使用的食品添加剂外，不得添加其他任何化学物质和其他可能危害人体健康的物质，在食品中添加非食用的物质，是严重的食品安全违法行为，已公布的"违法添加的非食用物质"都不是食品添加剂，具体如下。

（1）三聚氰胺　三聚氰胺是一种化工原料，对身体有害，不可用于食品加工或食品添加物。2008年发生三鹿"三聚氰胺乳粉"食品安全重大事件，乳粉中添加三聚氰胺，因为三聚氰胺的含氮量很高，在乳粉中加入三聚氰胺可以明显提高产品的蛋白质含量。

（2）甲醛与吊白块　甲醛具有很强的防腐能力，其35%～40%的水溶液又称"福尔马林"。食品中甲醛的主要来源是在水发食品、米面制品中添加甲醛来进行防腐、增色和定性。甲醛急性中毒表现为打喷嚏、咳嗽、头晕、乏力、口腔黏膜糜烂、上腹部疼痛等，皮肤直接接触还可引起接触性皮炎。甲醛对人体的肝有一定损害，国内外均已禁用。

吊白块是甲醛次硫酸氢钠的俗称，为印染工业的拔染剂，常被非法添加到米粉、面粉、粉丝、糖、腐竹等食品中进行漂白增色、防腐和增加米面制品的韧性及口感，其分解产物为甲醛，由于甲醛对肾有损害，我国禁止使用。

（3）苏丹红　苏丹红是一种人工合成的红色染料，广泛应用于溶剂、油、蜡、汽油的增色以及鞋、地板等增光方面，被非法添加到辣椒、鸭饲料等产品中，以改善或保持产品色泽，如果经常摄入含较高剂量的苏丹红食品就会增加其致癌的危险性，已禁止在食品加工中进行添加使用。

（4）瘦肉精　瘦肉精又称盐酸克伦特罗，作为拟肾上腺素类药物，可用于治疗动物呼吸系统疾病，大剂量用在饲料中可以促进猪的增长，减少脂肪含量，提高瘦肉率。2011年发生双汇"瘦肉精"食品安全重大事件，添加"瘦肉精"养殖的有毒生猪，顺利卖到双汇集团旗下公司。食用含有瘦肉精的猪肉对人体有害，常见症状有恶心、头晕、四肢无力、手颤等中毒症状，含"瘦肉精"的食品对心脏病及高血压患者、老年人的危害更大，"瘦肉精"在我国已经禁用。

（5）甲醇　甲醇是一种强烈的神经和血管毒物，可直接毒害中枢神经系统、损害视神经，导致双目失明。甲醇中毒多是非法使用工业酒精（甲醇）或甲醇严重超标的酒精勾兑食用白酒。严禁用工业酒精配制饮料酒，严格控制酒类中的甲醇含量。

六、环境污染对食品的危害

1. 二噁英

二噁英是非人类生产的、没有任何用途的、伴随存在于各种环境介质的一类环境持续存在的污染物。可以说二噁英无处不在，二噁英主要是一些杀虫剂、除草剂、木材防腐剂等人工含氯有机物的衍生物和一些人工废弃物的不完全燃烧分解物。汽车尾气和香烟燃烧都可以产生二噁英。动物性食物是二噁英污染最主要的来源，特别是环境污染严重地区的牛羊肉、禽肉、蛋乳制品和鱼；油脂中高温烹调的食物，也可能会产生二噁英类物质。

二噁英可以损害人体多种器官和系统，可引起人体软组织癌、结缔组织癌、肺癌、肝癌、胃癌等；对人体生殖系统产生影响；对人体中枢神经系统、肝脏造成损害；产生甲状腺功能紊乱；对人体免疫系统造成损害等。

预防措施也是最根本的措施就是控制环境中二噁英的排放，从而减少其在食物链中的沉积，如合理治理"三废"、不乱烧垃圾等。

2. 多氯联苯

多氯联苯造成的环境污染问题已成为全球性环境污染问题之一，多氯联苯在工业上主要用于变压器和电容器的绝缘剂，用作不燃烧液压系统的润滑剂、塑料增塑剂和冷却剂及油漆、油墨和无碳复写纸的配料。环境中的多氯联苯主要是因工业泄漏事故和"三废"排放所造成，在动物中残留量最高的是水生动物和鸟类，一般陆生植物中残留量较低，禽畜类也较低，另外，在某些食品包装材料中含有的多氯联苯也可直接污染食品。

多氯联苯具有生殖系统、神经系统毒性，干扰内分泌系统，甚至会致癌，中毒症状包括痤疮样皮疹、皮肤色素沉积、眼皮发肿、食欲不振、全身乏力，严重时出现恶心、呕吐、腹胀痛、胃肠功能紊乱等症状。

预防措施主要是不使用以多氯联苯为介质的电力设备，建立多氯联苯集中焚烧处置基地，废旧电容器妥善安全处理等。

### 知识拓展

## 食品安全专家解读中国食品安全问题四大误区

1. 误区1　食品安全问题可消除

近年来，经媒体曝光的食品安全问题不在少数，如"河北红心鸭蛋事件""染色馒头事件"等，专家认为真正意义上的食品安全问题却在少数。所谓食品安全问题，根据世界卫生组织的定义，是指食物中有毒、有害物质对人体健康有影响的公共卫生问题。但根据国内专家所做的食品安全风险评估显示，个体长期每天吃一个含有微含量的苏丹红红心鸭蛋，才会对身体造成健康。尽管从风险来看，"红心鸭蛋事件"不能构成食品安全问题，但由于社会的广泛关注，引发了消费者对食品安全的讨论和担忧。

以饮料中经常加入微量元素铅为例，加入符合国家安全标准的量就是可以接受的，但超过了标准，哪怕只有一点，其风险就是不可接受的，从管理角度来讲，该饮料就是不合格。"零风险在食品安全上是不存在的，但从监管来说我们要零容忍，不允许一切不合格的食品存在。"

2. 误区2　使用食品添加剂等于危害健康

食品添加剂被大多数消费者戴上了十恶不赦的帽子，认为凡是有食品添加剂的就是不健康的、对身体有害的，一些商品也往往以"纯天然，无添加"为噱头吸引消费者。专家为食品添加剂正名，老人要求食品软一点，年轻人要求食品有嚼头，小孩要求食品颜色艳丽，这些不同的需求都是靠食品添加剂达到的。

所以"食品添加剂是现代食品加工业的灵魂"。事实上，无添加剂的食品确实是不存在的，而食品添加剂也有其正当的法律地位。

3. 误区3　我国食品安全问题严重

"我国食品安全总体情况是好的，合格率在90%以上"，专家认为过去几年我国的食品安全状况已经取得长足进步，但消费者却并不领情，对食品安全越来越不放心。事实上，较之21世纪初卫生部对全国食品样品的抽样性检测，现在的总合格率已经从50%～60%上升到了90%甚至更高，而儿童生长发育越来越好、中国预期寿命越来越长也说明我国的食品安全状况在不断得到改善。

那么为什么消费者对食品安全始终信心不足？究其原因，专家认为这与消费者对食品安全"零风险"的要求、维权意识的提高和政府风险交流能力弱息息相关。尤其是消费者的担心缺乏科学依据，而政府在风险交流中缺位，权威专家不愿意面对媒体，这些信息的不对称导致了正确的科学信息处于劣势，造成了消费者对食品安全的过度担心。

事实上，自2009年《中华人民共和国食品安全法》实施以来，食品安全风险监测已覆盖全国80%的县市，食品安全风险评估体系也在不断得到建设，预计2015年可将5000多项标准整合，建立起唯一强制食品安全国标体系。食品安全问题是不可规避的全球性问题，并不是中国"特产"，但是消费者对我国食品安全问题有如此严重的误解，是中国食品安全问题的"特色"之一。

4. 误区4　转基因食品不安全

基于对风险的认知，国内对转基因技术的看法可以说是完全不一致。在专家看来转基因从严格意义上来说并不属于食品安全问题。目前，国内没有通过任何形式推广和宣传转基因作物种植，在无法确定其究竟还是有害还是有利的情况下，转基因作物并没有实现商品化和产业化，因此消费者无须担心转基因食品会对健康造成危害。专家认为，目前对于转基因食品更关键的在于加强监管，避免其在市场上非法流通。

食品本身普遍存在致病性细菌、重金属、天然毒素、铅汞等各种生物性、化学性和物理性危害因素，并且不能被消除。在这样的情况下，食品监管的任务不在于消除危害，而在于降低食品安全所带来的风险，制定标准将风险控制在人体可接受的范围之内。

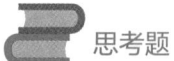 思考题

1. 常见的有毒动植物食物中毒有哪些？
2. 如何防止和减少农药、兽药残留？
3. 如何防止和减少重金属的污染？
4. 食品添加剂的使用原则有哪些？
5. 查找在食品中可能违法添加的非食用物质和滥用的食品添加剂。

## 项目三　食品中的物理性危害及预防

### 学习目标

1. 掌握放射性物质对食品的危害；
2. 掌握食品的杂质危害（物理性危害）。

### 案例分析　案例：面粉中出现黑色杂质

2014年春节期间，张先生在一家连锁超市购买了一袋面粉，没想到食用过程中却发现面粉中有黑色杂质。据张先生介绍，除夕晚上，家人用这袋面粉包了饺子。"可能是晚上光线不好，第二天早晨吃饺子的时候才发现面粉中有一些黑点，择都择不干净。"此时，张先生家人查看这袋面粉，"用箩筛了几斤面，没想到筛出很多黑色的杂质，看上去像老鼠屎一样。"一家人顿觉十分反胃。

随后，张先生联系了该超市的负责人，工作人员帮张先生联系了厂家，表示面粉属于预包装商品，且在保质期内，超市方面无责任。以往类似情况发生时，涉及超市责任的，一般会给消费者10倍的赔偿。

随后，记者联系了该面粉厂家的销售商，对方登门道歉后表示，这类黑色物质很可能是清洗机器时残留的污渍，对于消费者，他们和厂家沟通后会给予一定的经济赔偿，并对问题面粉做出更换或退货的处理。面粉中出现的肉眼可见的杂质问题，一般属于物理性危害，一般是食品在生产加工过程中外来的物体或异物，应严格控制整个食品的生产加工过程，保证食品安全。

—— 必备知识 ——

## 一、放射性物质对食品的危害

放射性危害是介于化学危害和物理危害之间的一种危害，本书将其列入物理性危害进行简单说明。

放射性污染指食品可以吸附或吸收外来的放射线核素的污染，主要是通过水及土壤污染农作物、水产品、饲料等，经过生物圈进入食品，并且可通过食物链进行转移。

1. 来源

（1）核试验降尘物的污染，颗粒大的受重量影响在24h内达爆炸区附近地面形成局部性污染，颗粒小的可进入对流层和平流层向远处分散，数月或数年降于地面，产生全球性污染。

（2）核废物排放的污染，通过"三废"排放污染环境从而污染食品，特别是对水源的污染更突出。

（3）意外事故泄漏造成的局部性污染，可使食品中含有相当高的放射性。

2. 危害

放射性物质经消化道、呼吸道、皮肤这三种途径进入人体后，对人体内各种组织、器官和细胞产生低剂量长期内照射效应，主要症状为对免疫系统、生殖系统的损伤，可诱发恶性肿瘤、白血病、致癌、致畸、缩短人的寿命等。

3. 预防措施

（1）加强对污染源的经常性监督，做好放射性源的管理，放射性废弃物的处理与净化工作。

（2）定期进行食品监测，严格执行国家卫生标准，使食品放射性污染量控制在限制浓度范围以内。

## 二、食品杂质危害（物理性危害）

食品中的杂质危害（物理性危害）通常指食品生产加工过程中外来的物体或异物，包括产品消费过程中可能使人致病或导致伤害的任何非正常的物理物质。

1. 物理性危害的种类

物理性危害包括骨头、碎石头、碎玻璃、铁屑、木屑、头发、蟑螂等昆虫的残体以及其他可见的异物。与生物性危害相比，物理性危害的显著特征就是凭借肉眼基本可以看见，主要种类如下。

（1）骨头　去骨肉类食品中的碎骨头残留也可能对机体健康造成威胁，可能造成创伤，甚至窒息。

（2）碎石头、木屑、塑料等　来自原料或包装材料的这类杂物也可能混入食品，可能会损害牙齿、割伤、感染甚至窒息。

（3）碎玻璃　食品生产中使用的瓶、罐、灯具、工具、仪器表盘、温度计等均包含玻璃材料，破碎或损坏后形成的碎玻璃可能混入食品，割伤、流血。

（4）铁屑等金属　食品生产中的金属设备的腐蚀碎片、螺丝、螺母、螺栓、金属碎屑等均可能混入食品，割伤、感染。

（5）头发、饰物等　这类危害主要是由员工造成的。

（6）昆虫残体　主要来自植物和食品加工、运输过程的污染，除影响食品外观外，昆虫残体还可能携带有害生物，导致疾病、心理影响等。

2. 物理性危害的污染途径

物理性危害可在食品生产加工的任何环节进入食品，其污染途径主要有：

（1）原料外来物质污染食品，如夹带金属、砂石、骨头、木屑、灰尘、包装残留物的原料。

（2）包装材料中携带的物质，如碎玻璃、塑料、木屑、金属等。

（3）加工过程操作失误、污染或员工带入的外来物质，如昆虫残体、玻璃、金属、骨头、头发、饰物等。

（4）食品储藏、运输过程中，储藏环境不卫生，装运食品的运输工具、容器清洗不彻底，与有害有毒物质混装混运等造成的污染。

（5）由于食品未做到专库专用，造成的意外污染或误用。

（6）人为掺杂掺假造成的污染，如谷物、豆粒中掺入沙子等。

3. 物理性危害的预防措施

（1）严格执行良好生产操作规范，加强加工过程的监督管理。

（2）对植物性原料着重于害虫的控制，防止夹杂物进入原料。

（3）检查包装材料，尤其是玻璃包装物的检查要特别注意。

（4）采用先进的加工工艺设备和检验设备，如金属探测器、吸铁石和过滤器等。

（5）加强食品从业人员的职业道德培训，做好卫生清洁，提高食品安全意识。

总之，要在食品生产过程中进行有效预防和控制，及时除去异物，以预防为主，保持食品生产厂区和设备的卫生。要充分了解一些可能引入物理性危害的环节，并重点进行防范，并采取有效的检测和除去危害的措施。

### 知识拓展

#### 不可忽视"五毛食品"的"杀伤力"

校园周边的"五毛食品"由来已久，也广受公众诟病。这些包装简陋、颜色鲜艳、香味浓郁的食品，不仅口味重而且价格便宜，很容易"抓住"辨别能力差、消费能力有限的学生群体。然而，"五毛食品"的质量安全却让人堪忧。正如媒体所披露出来的,"五毛食品"多为家庭小作坊的产物,不少食品存在着滥用或过量使用防腐剂、甜味剂、着色剂、香精等食品添加剂,有的食品添加剂多达二十多种。不法商贩为了牟利,在食品的用料上往往也是使用劣质的底料,加工环节没有科学规范,操作和管理粗放,加工环境十分恶劣,让人触目惊心。

处于成长时期的中小学生,如果长期食用这类不安全的食品,身体健康危害显而易见。一个广被引用的例子:2014年9月在四川省达州市,8名孩子因吃了在学校周边摊贩买的"五毛食品"而造成1死7住院的事件。其实,校园周边的"五毛食品"并非新鲜事物,伴随着不少人成长,尤其以辣条最广为人知。平常这种食品流动在街头巷尾,也没有引起大家的注意。一旦发生食品安全问题,往往会成为公众声讨的对象。但风头一过,"五毛食品"又开始"活跃"。就此而言,整治"五毛食品"需要的是多部门跨区域的联合行动。

细究起来看,"五毛食品"之所以会层出不穷,原因是多方面的。但最主要的在于,一方面一些黑心的商家和销售者,为了经济利益,罔顾食品安全的法律法规,全然不顾食品质量安全,导致"五毛食品"充斥校园周边。另一方面,学生群体食品安全意识不够,自我保护意识差,面对这些价格低廉的食品,往往很难自制。而且,即便食用后身体出现问题,只要不是大问题,也不敢告诉家长,更别说追究制售者的责任了。此外,由于这类食品的销售存在着点多面广的问题,职能部门在监管上难免力不从心,给不合格食品提供了可乘之机。

最近几年从国家到地方,对包括"五毛食品"在内的校园食品安全都保持着高压的态势。实际上,政府部门加强监管打击力度,这对于减少"五毛食品"的制售都十分重要。不过,更为关键的还是要提高中小学生对"五毛食品"危害的认识,增强自我保护的意识,自觉远离此类食品,别让"五毛食品"有更多的可乘之机。

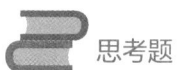
思考题

1. 简述放射性污染的主要来源。
2. 简述放射性污染的预防措施。
3. 简述物理性危害的污染途径。
4. 简述物理性危害的预防措施。
5. 你经历过哪些食品的物理性污染,举例说明。

## 项目四　食源性疾病及食物中毒

**学习目标**

1. 掌握食源性疾病的概念、分类和预防措施；
2. 掌握食物中毒的概念、分类及事故处理方法。

**案例分析**　案例：国家卫计委通报——2014年共接到食源性疾病暴发事件1480起

油扁豆做不熟容易引起中毒，鲜黄花菜加工不当同样如此……

食源性疾病是指食品中致病因素进入人体引起的感染性、中毒性疾病，包括食物中毒。全球每年发生食源性疾病的病例达数十亿例，仅食物所致腹泻死亡的人数每年达220万人。目前，我国食品安全问题的三大"敌人"依次是食源性疾病，农残、兽残、重金属、天然毒素、有机污染物等化学性污染以及非法使用食品添加剂。每年都有食源性疾病事件发生，主要集中在夏秋季，以细菌性食物中毒为主。近年来，有毒植物性食源性疾病的发病率也有所上升，主要是油扁豆、发芽马铃薯、鲜黄花菜、生豆浆等加工不当以及采集食用野生蘑菇等引起的食源性疾病事件。

食源性疾病有十大危险因素来源，包括：过早地烹调食物，煮熟的食物保存在室温条件下超过2h；熟食或剩余食物重新加热的温度和时间不够，未能杀死病菌；肉、乳、蛋、豆类及其制品加热不彻底或不均匀，未烧熟煮透；冷冻肉及家禽在烹调前没有充分解冻；由于人员操作或食品存放不当等造成生熟食品交叉感染；误食有毒的动植物或烹调加工方法不当，如四季豆未煮透，没有去除其中的有毒物质；生吃水产品及其他可能被寄生虫、细菌、病毒污染的食品；食物的体积过大，烹调的温度和时间不够；食品从业人员健康状况和卫生习惯不良；使用不洁净的水。

因此，建议市民不买"三无"产品，不光顾无证流动摊点，不私自采食瓜果蔬菜和野生食物，不食用室温条件下搁置超过2h的熟食和剩余食品，学会正确加工食品，如鲜黄花菜要用开水焯过之后再用凉水浸泡2h才能食用。在进食过程中如发现感官性状异常，应立即停止进食。

―― 必备知识 ――

## 一、食源性疾病

### 1. 概念、分类

根据世界卫生组织的定义,食源性疾病是指"通过摄食进入人体的各种致病因子引起的、通常具有感染性质或中毒性质的任何疾病"。我国颁布实施的《食品安全法》规定:食源性疾病指食品中致病因素进入人体引起的感染性、中毒性等疾病。致病因子包括细菌、病毒、寄生虫、有毒有害化学物质和天然毒素等,临床表现可分为4类,具体如下。

(1)食物中毒,即食用了被有毒有害物质污染的食品或者食用了含有毒有害物质的食品后出现的急性、亚急性疾病。

(2)经食品感染的肠道传染病(如痢疾)、人畜共患病(口蹄疫)和寄生虫病(旋毛虫病)等。

(3)与食物有关的变态反应性疾病。

(4)因一次大量或长期少量摄入某些有毒有害物质而引起的以慢性损害为主要特征的疾病。

其中,由致病微生物引起的食源性疾病是全世界发生最多的食品安全问题。

### 2. 预防措施

(1)在食品生产、加工、销售、储藏、运输各个环节防止食品被污染。

(2)加强食品从业人员的食品安全意识,严格健康体检和上岗制度。

(3)增强消费者自我防范保护意识,具体有以下10点。

① 避免在没有卫生保障的公共场所进餐。

② 在有卫生保障的超市和菜市场购买有安全系数的食品,不买散装食品。

③ 新鲜食品经充分加热后再食用,不喝生水。

④ 避免生熟食混放,混用菜板、菜刀等,避免生熟食交叉污染。

⑤ 不生食半生海鲜及肉类,生食水果时必须洗净。

⑥ 重视加工凉拌和生冷类食品的清洁。

⑦ 尽量每餐不剩饭菜。

⑧ 吃剩的饭菜尽量放10℃以下储藏,食用前必须充分加热。

⑨ 夏季避免食用家庭自制的腌制食品。

⑩ 养成饭前便后洗手的良好卫生习惯。

## 二、食物中毒

### 1. 概念、分类

食物中毒是指人体食用了被生物性、化学性等有毒有害物质污染了的食品后出现的非传染性的急性、亚急性食源性疾病。含有有毒有害物质并引起食物中毒的食品称为中毒食品,不包括传染性疾病、寄生虫病、暴饮暴食引起的疾病及慢性病。

食物中毒的发生一般与摄取某种食物有关，发病潜伏期短、来势急剧，呈爆发性，中毒症状基本相似（恶心、呕吐、腹痛、腹泻、头晕、无力等），一般无人与人之间的直接传染。

食物中毒一般分为细菌性食物中毒、真菌性食物中毒、有毒动植物中毒、化学性食物中毒、不明原因食物中毒等五种类型。

（1）细菌性食物中毒　细菌性食物中毒是指人体摄入被细菌和细菌毒素污染的食品而引起的急性或亚急性疾病，在全球所有的食源性疾病中，有60%以上为细菌性致病菌所引起，引起细菌性食物中毒的细菌主要有沙门菌、大肠杆菌、副溶血性弧菌、葡萄球菌、肉毒梭菌等（详见生物性危害中相关内容）。

（2）真菌性食物中毒　真菌性食物中毒是指人摄入被真菌及其毒素污染的食品而引起的急性疾病。引起真菌性食物中毒的真菌主要有黄曲霉毒素等（详见生物性危害中相关内容）。

（3）有毒动植物中毒　有毒动植物引起的食物中毒是指人误食有毒动植物或食入因加工、烹调方法不当未除去有毒成分的动植物食物而引起的食物中毒。其中，动物性中毒主要是河豚中毒，其次是鱼胆中毒，植物性中毒主要是豆角中毒、生豆浆中毒、蘑菇中毒、马铃薯中毒等（详见化学性危害中相关内容）。

（4）化学性食物中毒　化学性食物中毒是指人误食有毒化学物质或食入被有毒化学物质污染的食品而引起的食物中毒，常见的化学性食物中毒主要有农药、砷化物、多氯联苯、亚硝酸盐等。（详见化学性危害中相关内容）。

（5）不明原因食物中毒　不明原因食物中毒指一些由于人为因素引起的食物中毒如投毒事件，危害人民群众身体健康，扰乱社会稳定团结。

2. 食物中毒事故处理

食物中毒事故的处理依照中华人民共和国卫生部令第8号《食物中毒事故处理办法》有关规定执行，具体要求如下。

（1）报告　发生食物中毒或者疑似食物中毒事故的单位和接收食物中毒或者疑似食物中毒病人进行治疗的单位应当及时向所在地人民政府卫生行政部门报告发生食物中毒事故的单位、地址、时间、中毒人数、可疑食物等有关内容。

县级以上地方人民政府卫生行政部门接到食物中毒或者疑似食物中毒事故的报告，应当及时填写《食物中毒报告登记表》，并报告同级人民政府和上级卫生行政部门。

（2）调查与控制　县级以上地方人民政府卫生行政部门在接到食物中毒或者疑似食物中毒事故报告后，应当采取下列措施：组织卫生机构对中毒人员进行救治；对可疑中毒食物及其有关工具、设备和现场采取临时控制措施；组织调查小组进行现场卫生学和流行病学调查，填写《食物中毒个案调查登记表》和《食物中毒调查报告表》，撰写调查报告，并按规定报告有关部门。

县级以上地方人民政府卫生行政部门对造成食物中毒事故的食品或者有证据证明可能导致食物中毒事故的食品可以采取下列临时控制措施：封存造成食

物中毒或者可能导致食物中毒的食品及其原料；封存被污染的食品用工具及用具，并责令进行清洗消毒。为控制食物中毒事故扩散，责令食品生产经营者收回已售出的造成食物中毒的食品或者有证据证明可能导致食物中毒的食品。经检验，属于被污染的食品，予以销毁或监督销毁；未被污染的食品，予以解封。

造成食物中毒或者有证据证明可能导致食物中毒的食品生产经营单位、发生食物中毒或者疑似食物中毒事故的单位应当采取下列相应措施：立即停止其生产经营活动，并向所在地人民政府卫生行政部门报告；协助卫生机构救治病人；保留造成食物中毒或者可能导致食物中毒的食品及其原料、工具、设备和现场；配合卫生行政部门进行调查，按卫生行政部门的要求如实提供有关材料和样品；落实卫生行政部门要求采取的其他措施。

（3）责罚　对食物中毒或者疑似食物中毒事故隐瞒、谎报、拖延、阻挠报告的单位和个人，由县级以上人民政府卫生行政部门责令改正，并可以通报批评。对直接负责的主管人员和其他直接责任人员由卫生行政部门和其他有关部门依法给予行政处分。对造成食物中毒事故的单位和个人，由县级以上地方人民政府卫生行政部门按照《中华人民共和国食品安全法》和《食品卫生行政处罚办法》的有关规定，予以行政处罚。县级以上地方人民政府卫生行政部门在调查处理食物中毒事故时，对造成严重食物中毒事故构成犯罪的或者有投毒等犯罪嫌疑的，移送司法机关处理。

### 知识拓展

一、最容易引发食源性疾病的几种情况

（1）烹调的温度和时间不够，食物半生不熟。
（2）熟食或剩余食物重新加热的温度和时间不够，未能杀死病菌。
（3）过早烹调食物，煮熟的食物在室温条件下（25～40℃）超过2h。
（4）冷冻肉及家禽在烹调前没有充分解冻。
（5）生熟食品交叉污染。
（6）生吃水产品及其他可能被寄生虫、细菌、病毒污染的食品。
（7）误食有毒的动植物或烹调加工方法不当(如四季豆或豆浆未煮透)，没有除去其中的有毒物质。
（8）食品从业人员健康状况和不良卫生习惯。
（9）使用不洁净的水。

大家要防止病从口入，要不吃生、半生的海鲜及肉类；不喝生水；新鲜食品充分加热后再吃；不要生熟食混放、混用菜板菜刀；重视凉拌和生冷类食品的清洁；生食瓜果必须洗净；尽量每餐不剩饭菜，吃剩的饭菜要在10℃以下储藏，食用前充分加热。不要吃家庭自制的腌制食品；不买散装食品；养成饭前便后洗手的习惯;家有肠道传染病病人,要及时到医院就诊。

### 二、解读沙门菌食物中毒

1. 沙门菌是最常见的食源性致病微生物之一

沙门菌归属于沙门菌属,是一群在形态结构、培养特性、生化特性和抗原构造等方面极为相似的革兰阴性杆菌。沙门菌中毒是因为摄食了一定量活菌,这些活菌又在人体内生长繁殖所引起。

我国由沙门菌引起的食源性疾病居细菌性食源性疾病的首位。2006年至2010年间我国报告的病因明确的细菌性食源性疾病暴发事件中,70%~80%是由沙门菌所致。

2. 引起沙门菌中毒的食品种类多为动物性食物以及即食食品

虽然蛋、家禽和肉类产品是沙门菌致病的主要传播媒介,但近年来,被沙门菌污染的即食食品特别是海产品引起的食源性疾病也多次发生。以美国为例,2008年4月,美国43个州报告1442例因生食番茄和辣椒引起的食源性圣保罗沙门菌感染确诊病例,导致286人住院治疗,2人死亡。

3. 沙门菌对热、消毒药及外界环境抵抗力不强

在65℃条件下加热15~20min即可杀死,100℃下立即死亡。消费者应加强自身安全意识,养成良好习惯,减少沙门菌引起的食品安全隐患。

(1)养成良好的卫生习惯,饭前、便后要洗手。

(2)不吃生肉或未经彻底煮熟的肉,不生吃鸡蛋,不喝生乳。

(3)厨房的砧板要生熟分开。尤其是加工生鲜海产品和生肉类食品后,务必将砧板洗净晾干,以免污染其他食物。

(4)生家禽肉、牛肉、猪肉均应视为可能受污染的食物,情况允许时,新鲜肉应该放在干净的塑料袋内,以免渗出血水污染别的食物。

(5)对于市场销售的各种即食食品,应尽量购买正规品牌、包装完好的产品,并注意生产日期和保质期,食用前注意是否有变质情况。

(6)进食剩菜、剩饭前要彻底加热。

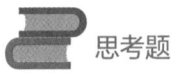 思考题

1. 什么是食源性疾病?什么是食物中毒?食物中毒可分为哪几种类型?
2. 什么是细菌性食物中毒?常见的中毒细菌有哪些?
3. 常见的有毒动植物食物中毒有哪些?
4. 简述食源性疾病的表现及预防治疗。
5. 简述食物中毒的发病特点及食物中毒事故处理办法。

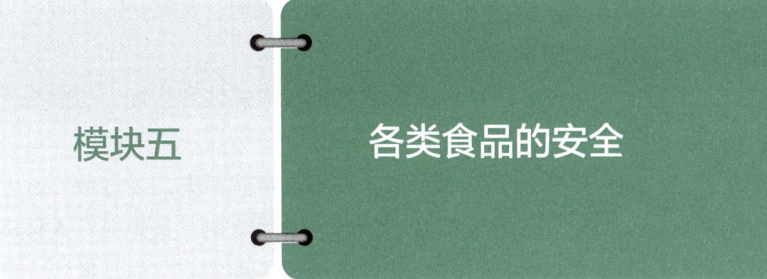

# 模块五　各类食品的安全

## 项目一　谷类和薯类的食品安全

**学习目标**

1. 了解谷类食品的安全问题；
2. 熟悉大米、小麦面粉、马铃薯等加工过程中的安全问题；
3. 了解包装、储运过程食品安全。

**案例分析**　案例："镉大米"事件引起社会反思：我们碗里的饭安全吗？

镉大米，这一自然界原本不存在的大米，连日来不断挑动着人们的神经。

2013年5月16日，广州市食品药品监管局公布了第一季度餐饮食品抽检结果，在对18个批次的大米及米制品抽检后，监管部门发现有8个批次的大米镉含量超标，比例高达44.4%。

该消息一出，立即在社会上引起轩然大波。一时间，"毒大米"搞得人们惴惴不安。市场上的含镉大米究竟有多少？除了镉，大米中还有无其他重金属？镉米到底有多毒……这些疑问，始终盘旋在人们心头。

镉大米究竟有多毒？

镉，是一种重金属，银白色，有光泽，化学符号Cd，在元素周期表中名列第48位。由于镉对人体具有很大的危害性，它亦被称作"48号魔鬼"。

原本，镉与人类没有亲密接触，但由于人在焙烧矿石及湿法取矿时，镉被释放到废水废渣中，并通过水源进入土壤和农田。自此，镉与人类形成了"剪不清，理还乱"的复杂关系，稻米成了介质。有研究表明，水稻是对镉吸收最强的大宗谷类作物，其籽粒中镉含量仅次于生菜。

此次"镉大米超标"事件，之所以引发人们的极大关注和担忧，主要缘于大家迫切想知道：吃了镉大米到底会怎样？

医学研究表明，镉主要在肝、肾部积累，并不会自然消失，经过数年甚至数十年慢性积累后，人会出现镉中毒症状。镉的"拿手绝招"是先损坏人体的肾功能，让骨骼生长代谢发生障碍，进而使骨骼出现各种病变，如骨痛病、软骨病、骨质疏松。

据南京农业大学潘根兴教授介绍，镉进入人体，会抑制锌和硒的吸收，后两种正是促进钙质吸收的微量元素。体内镉超标易患高血压、肺气肿、骨质疏松等病症。此外，镉代替了钙、锌等元素，容易引起体内功能紊乱，影响身体代谢。

"摄入多少量的镉会对人体产生危害，这要根据不同个体的体质确定。"广东省生态环境与土壤研究所研究员陈能场博士表示，综合国外尤其是日本科学家的研究综合而定，人一生中（前50年计），摄取的镉最好不宜超过2g，否则肾小管会开始受损，使得钙磷和小分子蛋白质不能被重吸收利用，导致骨痛病。

专家表示，预防镉危害首先要不吃镉超标大米。在无法自己区分的情况下，注意大米产地，不买来自镉污染地区的大米，多吃没有镉污染记录地区出产的大米，不要连续多年一直食用同一地区、同一品牌的大米，最好是多个品牌的大米换着吃。

大米不同于别的食品，我们可以不吃生姜，不喝牛乳，不吃黄瓜，但很少有人能不吃大米。"镉大米"事件关注度之高毫不奇怪。

老百姓的困惑，源自一种担心，不知道隐患潜伏在哪，隐患什么时候会冒出来。"换着产地吃"某种意义上是专家对民众不可预知的担心的安慰，透着几分无奈。但如果整天生活在忐忑之中，考虑怎么换米的品种，这日子过得也够沉重的。

因此，全面保障餐桌安全，给老百姓吃颗定心丸，是一项实实在在的民心工程。这些年，监管部门想了很多办法，监测、打击，时有成效，但类似"镉大米"的食品安全事件却屡禁不绝，原因固然是多方面的，但监管重流通环节，轻生产、加工环节的现象未有根本性改变，也是重要的原因。许多问题其实在源头——生产环节就出现了。

毫无疑问，要打造"放心餐桌"，建立一个清晰、透明、完善的食品安全监控体系，形成一个封闭的链条，覆盖从田间到餐桌各个环节，至关重要，也是当务之急。

生产环节要有效监管，比如土壤有没有污染，是否适合种植，土壤重金属污染监测预警体系必不可少，如果土壤有问题，就要及时治理和修复。又如农药是否滥用，化肥是否滥施，会否造成农药残留及其他污染。收购环节要有效监管,只有符合标准的才能被收购,各项检测指标必须正常。加工环节要有效监管,禁止为了卖相,非法加工,滥用添加剂。黄黑发霉的陈大米漂白抛光变"优质大米",即是一祸。流通环节要有效监管,要加强抽查检测,并及时公布结果……

这样,每一个环节都处在严密的监控之中,谁监管谁检测谁负责,各司其职,谁出了问题,就严肃追究谁的责任。当然,检测手段和指标也必须与时俱进,及时更新。

---

**必备知识**

---

## 一、原料的食品安全

### (一)谷类食品

谷类作物质量安全问题主要来源于以下几个方面。

**1. 霉菌和霉菌毒素的污染**

霉菌可以通过多种途径从粮食作物在田间生长期、收获期、储藏、运输和加工各个环节聚集到粮食籽粒上,污染粮食。霉菌侵染粮食后对粮食的影响较大,具体表现在粮食发热、粮食霉变、粮食的营养品质下降、变色变味、加工品质劣变等。霉菌污染后可以使粮食带毒,产生霉菌毒素,而霉菌毒素对人体可能造成严重危害。霉菌毒素是指霉菌在其所污染的谷物中所产生的有毒的次级代谢产物。目前已知的霉菌毒素有300多种,霉菌毒素犹如一个隐形杀手,几乎能攻击人体和动物机体的所有器官,如肾脏、肝脏、脾脏、大脑和神经系统等。谷物中常见的毒素有黄曲霉毒素、呕吐毒素、玉米赤霉烯酮等。

**2. 农药残留污染**

谷类中的农药残留的来源主要来自两个方面:一是防治病虫及杂草危害时直接施用于谷类作物,导致残留;二是农药施用于作物时,对周围环境造成了一定的污染,农药进入土壤和水体并存在于空气中,这部分环境中的农药进入谷物作物中,产生农药残留。

**3. 重金属对于谷物的污染**

谷类作物中主要的有毒物还包括重金属残留,如汞、砷、镉、铅等,这些有毒物质主要来源于土壤污染。重金属对土壤的污染首先来自于工业"三废"的排放;其次是由于不合理耕作、过度种植、农用化学品的大量投入导致土壤酸化,研究表明,土壤pH每下降一个单位值,土壤中重金属流活性值就会增加10倍,从而使其更容易被作物吸收,加剧了重金属污染的危害。因此应加强对原料种植地土壤指标的监控,重视土壤的保护与修复。

### (二)薯类食品

马铃薯中含有一种叫"龙葵碱"的毒素,一般成熟马铃薯的龙葵碱含量很少,不会引起中毒。但皮肉青紫发绿不成熟或发芽的马铃薯中,尤其在发芽的部位毒素含量高,吃了就容易引起中毒,感到咽喉发痒、胸口发热疼痛、恶心、呕吐、腹痛、腹泻等。马铃薯中毒绝大部分均发生在春季及夏初季节，原因是春季潮湿温暖，对马铃薯保管不好，易引起发芽。因此，要加强对马铃薯的保管，防止发芽是预防中毒的根本保证。食用时，如果发现发芽或皮肉成黑绿色时，最好不要食用。

木薯的块根富含丰富的淀粉，但其全株各部位，包括根、茎、叶都含有有毒物质，而且新鲜块根毒性较大，因此，在食用木薯时一定要注意。木薯含有的有毒物质为亚麻仁苦苷，如果摄入生的或未煮熟的木薯或喝其汤，都有可能引起中毒。其原因为亚麻仁苦苷或亚麻仁苦苷酶经胃酸水解后产生游离的氢氰酸，从而使人体中毒。一个人食用150~300g生木薯即可引起中毒，甚至死亡。要防止木薯中毒，在食用木薯前去皮，用清水浸薯肉，使氰苷溶解。一般泡6 d左右就可去除70%的氰苷，再加热煮熟，便可食用。

## 二、加工过程中的食品安全

### （一）大米加工过程中的食品安全

大米加工过程中的安全质量控制，不仅关系到生产企业能否产出优质的大米，提高产品固有的经济价值，更关系到大米食用的安全性和消费者的健康。

1. 稻谷中物理杂质的危害控制

稻谷在生长、收割、储藏和运输过程中，都有可能混入各种杂质。在加工过程中，如果不先将这种杂质清除，不仅会混入成品，降低产品的纯度，影响成品大米的质量；而且在加工过程中，还会影响设备的工作效率，损坏机器；污染车间的环境卫生，危害人体的健康，严重的甚至酿成设备事故和火灾危险。因此，清除粮食中的杂质，是稻谷加工过程中的一项首要任务。在清理稻谷中的杂质时，第一要根据稻谷中的含杂种类和含杂量，合理的选用除杂设备，以充分发挥设备的除杂效率；第二，要根据各种杂质的物理特性，本着先易后难的原则，加以清除；第三，清除的杂质要分别归类，以便集中处理；第四，稻谷经过清理后（即净谷），其含量应符合下列要求：含杂总量不应超过0.6%，其中含砂石粒数不应超过1粒/kg；含稗粒数不应超过130粒/kg。根据谷物与杂质的特性不同，一般可以采取筛选法、风选法、密度分级法、磁选法和色选法等除去稻谷中的物理杂质。

2. 化学性危害控制

稻谷化学性危害控制主要是通过品种筛选、培育种植基地和建立科学合理的耕作制度实现的。选择具有良好抗逆性和抗病性的水稻品种，能够有效地减少病虫的侵蚀，保持产量，降低病虫及其代谢产物对食物的安全危害；稻谷在种植过程中会受到诸多环境影响，如土壤、空气、水源及气候等，种植基地要远离化工企业等污染较为严重的产业场地；建立科学合理的耕作制度可以有效地防止滥用化肥和农药造成的污染，促进稻谷的产量提高和品质安全的保证。

3. 生物性危害控制

稻谷的生物性危害主要包括有毒植物和有害杂草的混入；稻谷在存储时产生霉变等。对于生物性危害一定要严格控制，一旦发生危害十分严重。

4. 加工工序可能引入的危害及控制

稻谷加工过程，按照生产程序，一般可分为稻谷清理、砻谷及砻下物分离、碾米、副产品整理四个工序。而其中的原料、设备、加工环节都将影响最终产品的质量和安全性。

（二）小麦面粉加工过程中的食品安全

小麦制粉生产过程主要包括小麦清理、水分调质（润麦）、研磨、筛理、清粉、成品后处理和副产品收集等，每个加工环节都直接影响着最终产品的品质和安全。

1. 小麦加工的清理工艺

所谓清理流程是指小麦从开始清理至入磨之前，按入磨净麦的质量要求进行连续处理的生产工艺流程，也称"麦路"，在设备完善的工厂中，清理流程中还包括小麦的计量和下脚处理。

在制粉前必须把小麦中的各种杂质清除干净，才能保证面粉的纯度和产品质量，满足食品工业和人民生活需要，确保消费者的身体健康，并达到安全生产的目的。

2. 小麦加工的制粉工艺

制粉是小麦加工最复杂也是最重要的工段，制粉过程主要包括研磨、撞击、清粉和筛理等步骤，在小麦研磨制粉的工艺流程中，各工序可能也引入下列危害。

（1）小麦研磨过程中，磨粉机或管道内会残留一些面粉，这些残留的面粉可能会发生霉变，如果不及时清理，霉菌就会污染面粉并大量繁殖，造成面粉变质或损害人体健康。

（2）磁钢上被吸住金属杂质，由于没有及时清理，又掉到面粉中，造成金属污染。

（3）集尘器没有定期检查和清理造成集尘器工作不正常，通风除尘效果降低或因设备和管道不严密，而使粉尘外扬，影响车间和环境卫生，粉尘也有可能回落，污染面粉。

（4）由于相关人员卫生意识不强，把已被污染的落地粉或半成品物料又回机，造成面粉二次污染。

3. 小麦粉后处理工艺

小麦粉后处理是小麦粉加工的最后阶段，这个阶段包括小麦粉的收集与配置，小麦粉的散存、称量、杀虫、微量元素的添加以及小麦粉的修饰和营养强化等。在现代化的小麦粉加工厂，小麦粉的后处理是非常重要的环节，设置小麦粉后处理具有改善小麦粉品质、稳定小麦粉质量、增加小麦粉品种等功能。

在小麦粉后处理工艺流程中，可能引入的危害主要是添加剂和调质剂的过量添加，添加不均匀和化学试剂的残留等所引发的安全隐患，针对这些危害，生产厂家应采取积极的措施，如改进添加方式，购置先进的添加设备及装置，严格控制添加剂、漂白剂和酶制剂的使用量等，确保小麦粉的质量安全。

（三）马铃薯加工过程中的食品安全

马铃薯是继水稻、小麦、玉米之后我国第四大主粮作物，我国马铃薯种植量大，是全球第一大马铃薯生产国，2013年马铃薯产量为8892.5万吨，占同期全球总产量的24.2%。2016年2月农业部发布并解读《关于推进马铃薯产业开发的指导意见》，力争到2020年，我国马铃薯种植面积扩大到1亿亩以上，适宜主食加工的品种种植比例达到30%，主食消费占马铃薯总消费量的30%。目前，马铃薯产业开发取得了积极进展。科技创新已有一批成果，主食产品已有一批投入市场，主体培育已有一批好的企业，市场开拓已有一批潜在群体，马铃薯产业开发稳健起步。各地政府为使本地资源优势转变为经济优势，相继筹建了各具规模的马铃薯淀粉生产厂、全粉厂和食品加工企业，拟通过加工转化使原来质优价廉的农产品转变成具有较高经济附加值的马铃薯深加工产品。因此，马铃薯加工过程中的食品安全也日益受到人们的关注。

1. 马铃薯中物理杂质的危害控制

马铃薯属茄科多年生草本植物，块茎可供食用，在生长、收获、储藏和运输过程中，都有可能混入各种杂质。在加工过程中，需要首先将杂质清除，如附着在马铃薯表面的泥土、砂石等。在加工设备中一般采用清洗机、脱皮机等进行处理，马铃薯经过清理后，应符合马铃薯的加工要求。

2. 化学性危害控制

马铃薯化学性危害控制主要是通过对生态环境条件的合理要求及生产基地的建设完善来实现的。在马铃薯的播种、灌溉、施肥等方面进行严格控制，防止滥用化肥及农药所造成的化学污染，减少马铃薯的种植过程中虫卵对其污染。

3. 生物性危害控制

马铃薯的生物性危害主要包括在马铃薯生长过程中危害茎叶的害虫及地下害虫。马铃薯的病害主要是晚疫病，马铃薯晚疫病是指由致病疫霉引起，导致马铃薯茎叶死亡和块茎腐烂的一种毁灭性真菌病害。该病各地普遍发生，危害严重。其预防措施主要包括：从源头抓起，不从疫病区调入种苗；农业防治，如轮作换茬，培育无病壮苗，加强田间管理，施足基肥等；化学防治，如发现有晚疫病植株，当应喷药治理。

4. 加工技术中可能引入的危害及控制

马铃薯的加工主要有淀粉加工、脱水马铃薯加工、薯条及薯片加工等，在其加工过程中要严格遵守国家法律法规，使用合法的添加剂，不得为了各种原因而使用过期或是对人体有害的物质，以求得加工出的产品是安全的。

## 三、包装、储运过程食品安全

粮谷类表面易受霉菌、细菌和酵母菌污染，同时在储藏过程中会受到仓库害虫的侵害。包装时考虑的主要问题是防潮、防虫和防陈化。面粉、精米的包装——采用多层复合材料的小包装方式以方便销售。包装形式主要有普通包装和真空包装。

薯类作物在储藏中一般采用窖藏，如马铃薯在入窖前要检查是否存有烂薯，如有发现要及时清理，防止其感染其他马铃薯。入窖后，要控制和调节窖内的温度、湿度和空气，抑制马铃薯的呼吸作用，同时防止马铃薯因温度问题引起发芽，造成马铃薯含毒，影响加工及食用。

### 知识拓展

#### 绿色食品种植已是行业趋势

绿色食品，是指产自优良生态环境、按照绿色食品标准生产、实行全程质量控制并获得绿色食品标志使用权的安全、优质食用农产品及相关产品。在许多国家，绿色食品又有着许多相似的名称和叫法，诸如"生态食品""自然食品""蓝色天使食品""健康食品""有机农业食品"等。由于在国际上，对于保护环境和与之相关的事业已经习惯冠以"绿色"的字样，所以，为了突出这类食品产自良好的生态环境和严格的加工程序，在中国，统一被称作"绿色食品"。我国近些年积极推进粮食绿色食品的种植及推广，成效显著，如水稻种植技术、春小麦栽培技术、大豆生产技术、脱毒马铃薯高产栽培技术等，均有相应的绿色食品种植规程，对推进我国实现传统农业向现代农业转变起着重要作用。

2011年宁夏西吉县创建全国绿色马铃薯标准化生产基地实践，积极推广全国绿色马铃薯标准化种植，初步形成了"政府推动+科研单位+龙头企业+基地+农户"的基地创建新模式。探索出了农技推广的新机制。基地创建与农业标准化、农业产业化、农产品区域布局、农产品质量安全、生态建设等工作有机结合，通过项目实施，使县、乡技术人员得到充分锻炼，科技推广能力增强。探索出了"多元化"技术推广之路。有效推动了农产品质量安全管理工作。通过基地创建，有效地提高了基地农产品质量，增强了农产品的市场竞争能力。促进了县域经济发展，同时进一步提高了社会各界对农产品质量安全管理工作的认识和重视，收到了良好的效果。建立了农业投入品监管的长效机制。基地创建进一步完善了农产品质量安全标准体系、检验检测体系、认证体系，建立了农产品、农业投入品质量监测和信息发布制度。同时扩大了标准化技术应用，建立了农业投入品监管、农产品生产档案、市场准入和产品质量追溯制度，整个基地创建工作规范运作，监管得力，确保了马铃薯产品质量。西吉县马铃薯产业服务中心，通过与中国农科院蔬菜花卉研究所、宁夏农林科学院、宁夏大学、甘肃省定西旱农中心、宁夏农业技术推广总站等科研单位密切合作，先后开展病虫害农业防治、丰产栽培技术、储藏技术等方面的技术合作，实施了"马铃薯优良品种大面积优质高产栽培技术与示范项目""马铃薯保鲜储藏技术与示范"等项目，取得了广泛成效，为今后绿色基地的保持和发展打下了良好的基础。

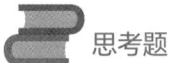 思考题

1. 影响谷类作物食品安全的主要因素有哪些？
2. 稻谷加工中原料有哪些安全隐患？
3. 简述大米加工过程中应该注意哪些安全问题？
4. 简述小麦面粉加工过程中应该注意哪些安全问题？
5. 谷类食品在包装、储运过程中如何控制安全隐患？

## 项目二　动物性食物的安全

**学习目标**

1. 掌握动物性食物相关的食品安全问题；
2. 了解影响动物性食物的安全问题因素及控制措施。

**案例分析　案例：三鹿乳粉事件**

在2008年3月，有消费者对三鹿乳粉提出投诉，2008年6月起甘肃兰州湖北就集中出现肾结石患儿，且均是食用了三鹿乳粉的婴幼儿。在9月8日此问题曝光后的几周内，呈现出人意料的严峻态势：一是波及面广。问题乳粉的分布区域由最初的甘肃、湖北、江苏、河北扩展至全国十多个省市；二是涉及的品种多。由"三鹿乳粉"扩展至液态乳及众多乳制品，甚至禽蛋等食品；三是所涉

及的企业之多。自"三鹿"曝光后，问题乳产品所涉及的企业多到令人震惊，其中包括了伊利、蒙牛、三元等一大批我国乳制品知名品牌。某产品三聚氰胺含量达2563mg/kg，已超出安全范围近千倍；四是受害的婴幼儿数量惊人。据卫生部统计，至2008年11月，全国服用"问题乳粉"的婴幼儿有29万由三聚氰胺引起的结石宝宝患者多达10666例，其中死亡3例。

从目前世界范围内发生的食品安全事故来看，三聚氰胺毒乳粉事件及2009年在美国发生的花生酱被沙门菌感染致多人死亡事件，这些食品中的毒物都不是由政府监管机构发现的，而是由一些涉及食品及毒物的科研机构首先发现，然后向政府监管部门发出预警信息的。通过这些过往的实例可以发现，食品安全离不开社会监督。

然而，这几年有关动物性食物安全的事件层出不穷，比如红心鸭蛋事件、多宝鱼事件、福寿螺致病事件、大闸蟹致癌事件等。因此认真分析和反思造成这种局面的深层次原因重构我国食品安全监管体系，是一项关乎国计民生的紧迫任务。在今天的中国，食品安全不仅只是一个沉重的话题，而且是一个关系到国计民生建设平安中国及和谐社会的重大现实课题。

—— 必备知识 ——

## 一、肉及肉制品的食品安全

肉制品的种类繁多，它满足了我们日常生活中对美食的需求，已成为我们餐桌上必不可少的一部分。肉与肉制品生产已成为现代农业系统中的一大支柱产业。与此同时，肉与肉制品的安全问题已成为当前和今后一个时期人们不容忽视和关注的焦点。

（一）影响肉及肉制品安全问题的因素

1. 生物性因素

微生物超标是这类产品不安全的主要问题。参与肉类腐败过程的微生物是多种多样的，一般常见的有：腐生微生物和病原微生物。腐生微生物包括有细菌、酵母菌和霉菌，它们污染肉品，使肉品发生腐败变质，病畜、禽肉类可能带有各种病原菌，如沙门菌、金黄色葡萄球菌、结核分枝杆菌、炭疽杆菌和布氏杆菌等。它们对肉的主要影响并不在于使肉腐败变质，严重的是传播疾病，造成食物中毒。

寄生虫的危害主要体现在原料肉上。寄生虫的幼虫通过带病的新鲜猪肉、牛肉等动物的消费侵染人体。寄生虫侵染可以通过良好的动物饲养和兽医检验结合加热、冷冻、干燥、盐腌等方法来预防。

2. 化学性因素

从动物生长到动物性食物加工消费整个过程中的任何阶段都可能发生化学性危害。主要表现为化学品在食物中的残留和污染。

（1）食品添加剂的超标使用　复合磷酸盐超标严重，磷酸盐作为水保持剂，在肉制品加工中用量很少。GB 2760—2014《食品安全国家标准 食品添加剂使用标准》规定，肉类食品复合硝酸盐的限量为≤5g/kg。但很多企业为了增加出品率，过多地使用磷酸盐，致使水分也超标。硝酸钠、硝酸钾（火硝）和亚硝酸钠（快硝）等可以防止鲜肉在空气中被逐步氧化成灰褐色的变性肌红蛋白，以确保肉类食品的新鲜度。硝盐还是剧毒的肉毒杆菌的抑制剂。因此，硝盐便成为腌肉和腊肠等肉制品的必备品。但是，加入肉中的硝盐，易被细菌还原成活性致癌物质亚硝酸盐，导致生产的肉制品对消费者的健康具有程度不同的潜在危害。不按照规定乱添加防腐剂，过量摄入防腐剂将会损害人体肾功能，对人体会有致癌、致畸等危害。

（2）农药、兽药的危害 在动物养殖环节，使用兽药的目的是治疗和预防疾病，控制寄生虫和促进动物生长繁殖。以下原因都会引起安全问题：使用禁用药物；未按使用的说明使用药物；无严格的停药期；误把不能作为药用的普通化学药品当作兽药使用。在这些问题中，目前广泛关注的是瘦肉精问题。瘦肉精是一类药物的统称，大剂量用在饲料中可以促进猪的增长，减少脂肪含量，提高瘦肉率，但食用含有瘦肉精的猪肉对人体有害。食用含"瘦肉精"的肉会直接危害人体健康。其主要危害是出现肌肉震颤、心慌、战栗、头疼、恶心、呕吐等症状，特别是对高血压、心脏病、甲亢和前列腺肥大等疾病患者危害更大，严重的可导致死亡。

3. 物理性危害

物理性危害物能在动物性食物加工的任何阶段进入食品产品中，物理性危害物是指可以引起消费者疾病或损伤，在食品中没有被发现的外来物质或物体；也会给生产造成严重损失，导致产品召回、生产线关闭甚至法律纠纷等问题。

4. 新生动物疫病

新生动物疫病包括发生在动物群体内的新型传染病以及先前已经存在但其发病频率和发病范围快速增加的传染病。自20世纪80年代以来，新生动物疫病的发生日益受到全世界广大的动物卫生和公共卫生人员的关注。例如，广受关注的牛海绵状脑病（疯牛病）就是发生在牛群内的新型传染病，而口蹄疫则是先前已经存在但其发病频率和发病范围快速增加的传染病。随着人类生存和生活方式的改变，动物产业的高度集约化，新生动物疫病不断出现，已经严重制约了动物产业的发展，并危害到肉与肉制品安全和人类健康。

（二）肉及肉制品的安全防控措施

1. 规范畜禽饲养生产经营行为

查处在饲料生产、经营过程中添加"瘦肉精"等违禁药品及其他化学品的行为；清理无生产许可证、无批准文号、无质量合格证、无产品标准的"四无"饲料添加剂及其预混合饲料企业；取缔无标准、无厂址、无生产日期的配合饲料和浓缩饲料加工单位（点）；清理饲料标签不规范行为；督促企业建立并完善饲料和饲料添加剂生产经营及使用记录制度。

2. 规范生产工艺管理行为

集中整治无证无照肉制品加工点（作坊）；严格市场准入，对取得营业执照和卫生许可证，但管理薄弱、质量安全无法保证、不符合基本准入条件的肉制品加工企业（作坊）进行整顿和规范；依法查处以病死、病害猪肉加工肉制品的行为；加大对肉制品监督抽查和问题肉制品的处理力度，督促企业加强原料进货检验和产品出厂检验；指导肉制品加工企业加强检测能力建设，保证出厂上市产品检验合格；落实食品添加剂备案制度，依法打击使用非食品原料或滥用添加剂生产加工肉制品的行为。

3. 规范肉品流通和经营行为

加强对集贸市场、超市等流通环节监督检查，全面清理规范肉类经营主体资格，督促经营主体全面落实肉类食品进货台账和索证索票制度，严厉查处非法经营肉类食品和采购、使用私宰肉、注水肉、病害肉行为。

监督检查餐饮单位、学校食堂、超市、集贸市场食品卫生安全制度的落实情况，重点检查有效卫生许可证、从业人员健康检查合格证明持有情况以及肉及肉制品采购索证、登记情况；严厉查处餐饮单位和学校食堂采购、使用未经检验检疫的猪肉及病死、病害猪肉等违法行为。

## 二、乳及乳制品的食品安全

乳及乳制品质量安全直接关系着消费者的身体健康和生命安全，关系着奶农的利益和企业的生存发展，对乳制品行业的健康发展意义重大。但是，乳制品生产不断出现的质量安全问题，已严重影响了我国乳制品行业的健康发展。

（一）当前乳及乳制品安全中的主要问题

1. 原料乳质量

目前原料乳质量是影响乳制品质量的主要因素，而造成原料乳质量差的主要原因是手工挤乳、饲料结构不合理以及供乳方掺假，如在原料乳中掺入碱、水、豆浆等。

2. 乳制品中的兽药残留

一般认为，因用药不当或不注意安全时间，是造成牛乳中兽药（特别是抗生素）残留的重要因素。随着畜牧业的发展，在牛饲料中添加饲料添加剂已十分广泛，其中含有一定比例的抗生素，主要作用是预防疾病的发生，这也是牛乳抗生素残留重要原因。

3. 乳及乳制品的过敏源

已经发现，由于个体差异，相当比例的人体缺少消化牛乳中乳糖的转化酶。这些人在饮用一定量的牛乳后，就会感到身体不适，甚至肠鸣腹泻。另外有些人，对乳中的蛋白质或其他物质过敏，会出现呕吐、腹泻、气喘甚至休克等症状。

#### 4. 环境污染物

乳产地的性质、地理条件、工业排污以及农业生产带来的污染，如重金属、放射性元素、有机氯和有机磷等，均对原料乳及乳制品的生产安全性产生了极大的危害。

### （二）乳及乳制品安全质量问题应对措施

乳品行业产业链长（包括了第一产业、第二产业和第三产业），环节多，安全优质的乳品应从原料乳生产、乳品加工、销售到餐桌的全过程的质量管理环节，认真解决影响乳品安全的各项关键点，逐一加大管理力度，杜绝可能存在的质量隐患，积极探索安全优质乳品全程质量控制管理的组织和技术措施，才能有效地解决无公害乳品全程质量控制中存在的问题。

#### 1. 原料乳生产环节

乳业发展，乳源为先。为此，需要加强稳定安全的奶源基地建设，加快推进养殖环节的规模化、集约化、标准化，逐步解决奶牛养殖规模小而散的问题。在养殖环节，目前对原料乳影响最大的是奶牛乳房炎，患乳房炎的乳汁中以金黄色葡萄球菌的带菌率最高，其次是大肠杆菌和链球菌感染。乳房炎大多是由继发感染、环境因素和饲养管理中的病毒引起的，这对奶牛乳房炎的发病率有很大影响。若奶牛生活环境卫生条件差，挤乳不当损伤乳管，都会使乳房遭受病原微生物侵袭而发生乳房炎。因此，必须大力推进养殖企业严格按照行业标准，进行无公害生鲜牛乳的生产和质量控制。

#### 2. 乳品加工环节

乳品工业是食品工业的重要组成部分，牛乳具有鲜活易腐的自然属性，挤出的牛乳需要及时冷却、收集、储运、生产、流通和经销，任何一个环节有问题，都会影响乳品的质量安全。安全优质的乳及乳制品是生产出来的，而不是检测出来的。防止和杜绝乳品安全问题发生，只有通过源头生产、加工过程的控制才能实现；只有确保每一批产品都符合国家标准，才能杜绝不合格产品进入流通环节。

#### 3. 乳品流通环节

2007年11月，国家质检总局和农业部联合发出"关于加强液态乳标识标注管理的通知"。强调乳制品是重要的"菜篮子"产品，与人民生活息息相关。乳业的稳定发展对于优化产业结构、增加农民收入和增强国民身体素质等具有十分重要的意义。为此，生产企业要按照有关法律法规和国办有关规定，严格实行液态乳标识制度。

## 三、蛋及其制品的食品安全

### （一）鲜蛋常见的安全问题

#### 1. 微生物污染

鲜蛋最容易受到细菌及霉菌的污染。蛋在形成过程中如果病禽体质差，抵抗力弱，易受到来自饲料及饮用水中的病原菌感染，病原菌可通过体内血液转到卵巢侵入蛋内。禽蛋在排出体外时，易受到禽粪便或环境中的细菌污染。鲜蛋在保存及运输中受到各因素的影响，微生物接触蛋壳，通过气孔或裂纹侵入蛋内，造成污染。霉菌对蛋的污染主要是与鲜蛋的包装填充材料相关，同时也与外界环境的温度和湿度相关。

2. 腐败变质

鲜蛋随着储存时间的延长或由于各种微生物的入侵，导致蛋腐败变质，使蛋内的主要营养成分化劣化，无法食用，也无法作为蛋制品的加工原料。

3. 兽药残留

兽药（主要是抗生素、激素等）在养禽业用量很大。由于在蛋禽饲养过程中不得不使用抗生素等预防和治疗禽病，因此，药物残留问题是影响蛋品质的重要因素，现已在禽蛋中检测出残留的多种药物。

4. 农药残留

如杀虫剂、除草剂等可以通过饲料传递到禽蛋内，造成污染。

5. 饲料添加剂残留

若在饲料中添加人工色素等添加剂，经动物摄入体内后可转入蛋中，成为潜在的不安全因素。

6. 重金属污染物的污染

环境中的各种重金属污染物可通过禽类摄入的饲料和饮用水转移到禽蛋中，常见的重金属污染物如砷、铅、镉、汞等。

（二）蛋制品加工过程中的安全措施

蛋制品在加工过程中要求鲜蛋收购时应进行检验，符合鲜蛋卫生标准，具体控制措施如下。

（1）采取有效措施缩短鲜蛋的收购、运输时间，鲜蛋的包装容器和运输工具要清洁、干燥、无臭。运输时应有防雨、防晒、防冻设备。

（2）蛋品储藏时进出库均要进行检验或抽检。蛋制品生产企业应建立化验室。

（3）生产冰蛋时，蛋壳均须进行洗刷、消毒。

（4）加工皮蛋时，原料蛋必须经过照验，保证原料蛋的新鲜完整。

（5）食品卫生监督机构应加强对生产经营者的卫生监督，根据需要无偿抽取样品进行检验。

（6）蛋制品要在标签上注明加碘量。

四、水产品的食品安全

（一）我国水产品存在的安全问题

1. 药物残留超标

近年来，药物残留带来的水产品质量安全问题已成为制约我国水产品出口的瓶颈，欧盟、日本、美国等主要贸易国家和地区针对药物残留的贸易技术壁垒越来越高，给我国造成巨大经济损失。在养殖过程中使用添加含有激素或者腐烂变质的饲料以降低成本；滥用抗生素、激素等药物防治水产动物疾病；捕捞前不执行渔药的休药、停药制度；水产品生产、销售和加工过程中，存在使用孔雀石绿、氯霉素等不良行为；违规使用饲料、药物、水质改良剂、消毒剂、保鲜剂、防腐剂等投入品；使用具有禁药成分而未列入禁药清单的渔药，导致药物残留超标。

2. 环境污染

工业"三废"（废气、废水、废渣）不经处理或处理不彻底任意排入水体，其中有害化学物质通过食物链与生物富集作用，给水产食品造成严重污染。水产品通过工业污水中的汞、镉、铜、锌、铅、砷等重金属进行蓄积而危害人体健康。如2007年太湖无锡水域暴发的蓝藻污染事件，导致了严重的饮用水危机，也带来了水产食品安全隐患。广泛使用农药使空气、水、土壤受到污染，并使许多水生动植物体内残留农药。

3. 微生物污染

水产品中的微生物污染主要是致病菌和寄生虫。某些水产品中存在寄生虫并且富集了能够引起甲肝、霍乱、副溶血性中毒、甲肝病毒、霍乱弧菌等致病菌。副溶血弧菌是水产品中引起食物中毒的主要致病菌。如2006年北京福寿螺事件则是因人们食用生的或加热不彻底的福寿螺后，感染了广州管圆线虫，导致中毒和感染。

4. 毒性水产品中毒

主要有海参毒素苷中毒、淡水鱼胆汁的氰甙、组胺、胆盐中毒，裸鲤、鲶鱼、鳇鱼和石斑鱼等鱼卵毒素中毒，食用鲨鱼和鳕鱼的肝脏过量中毒，河豚毒素、石房蛤毒素、肉毒鱼毒素、螺类毒素、海兔毒素、西加毒素中毒等。因食用水产品食品而引起的过敏性食物的中毒事件，因加工或烹调方法不科学导致的中毒事件常有报道，放射性物质对水产品的污染与危害引起了各国关注。

5. 水产品中的致敏原

含致敏原的水生生物常见的有虾、龙虾、蟹和其他贝类，成人比儿童过敏反应率高，表现为手脸红色水肿、特异性皮肤炎症、横纹肌溶解、毒性反应等，但一般不会死亡。过敏源存在于水产品的肉、皮、骨中，鱼胶制品也包含一定的过敏源。

（二）水产品的安全防范措施

水产品质量安全涉及水产品生产、加工、存储、运销、消费者食用等诸多环节，任何环节都有可能引发质量安全问题。水产品质量安全的水平直接决定了水产品市场竞争力的强弱。提高我国水产品的市场竞争力，必须从提高水产品的质量入手。

1. 采用严格的水产品质量控制措施

为满足国内外市场需求，全面提高水产品质量安全水平，必须从源头抓起，实施从"水域到餐桌"的全过程质量管理。水产养殖企业的水源水质、种苗、渔用饲料、渔药的使用，养殖过程中的各项记录，捕捞收获前养殖产品的休药期，水产品的加工，运输工具，销售人员、销售点和销售时所用物品的卫生管理等都必须按照国家制定的相关法律法规严格执行。

2. 建立和完善我国的水产品质量安全管理体系

食品安全是重大的国计民生问题，近年来频发的水产品质量安全事件，暴露出我国水产品安全监管的薄弱。尤其是我国加入世贸组织后，因质量安全引发的绿色贸易壁垒成为国际贸易中的瓶颈。同时，北京、上海等大中城市对水产品实行的市场准入制度对水产品质量安全提出了更高的要求。要控制水产品质量，保障消费者的健康，必须建立和完善水产品质量安全体系。

3. 健全相关法律法规体系

明确和完善我国水产行业的行政管理与安全条款，建立我国自己的技术性贸易措施。建立并完善养殖证制度、水产养殖用地和用水规划保护制度、水产苗种生产管理制度、水产养殖饲料和添加剂及饲料监管制度、水产养殖用药监管制度。规范水产养殖生产行为，杜绝违规药物使用。严格执行休药期制度、水产养殖记录制度和养殖操作规程，从根本上杜绝影响水产品卫生安全的事件发生。

### 知识拓展

#### 传统节日动物性食品消费上升，更要注意"舌尖上的"安全

我国传统节日传承中华民族五千年，节日期间，很多人不可避免地摄入过多的能量和油脂，尤其在盛大节日如春节、中秋节等，亲朋好友聚会肉类食品更是不可缺少。肉类市场消费逐渐升温，此时消费者要警惕质量安全问题。

近期，国家食品药品监督管理总局组织抽检肉及肉制品、蛋及蛋制品、茶叶及其相关制品、咖啡、酒类、焙烤食品、调味品、豆类及其制品和乳制品等8类食品647批次样品，抽样检验项目合格样品644批次。

其中，肉类及肉制品86批次，不合格样品3批次，占3.5%；蛋及蛋制品45批次；茶叶及其相关制品、咖啡72批次；酒类91批次；焙烤食品93批次；调味品64批次；豆类及其制品107批次和乳制品89批次，均未检出不合格样品。抽检出3批次肉类及肉制品不合格，其中2批次羊肉被检出禁用兽药克伦特罗，1批次广式香肠检出不得在其中使用的色素胭脂红。

克伦特罗是一种什么成分？食药监总局在通报中说明，克伦特罗是 $\beta$-兴奋剂的一种，可促进动物体蛋白质沉积、促进脂肪分解抑制脂肪沉积，能提高胴体的瘦肉率，增重和提高饲料转化率。

科信食品与营养信息交流中心研究员阮光峰表示，"'克伦特罗'即我们通常意义上所说的'瘦肉精'。"

农业部公告第235号《动物性食品中兽药最高残留限量》规定，克伦特罗是禁止使用的药物，在动物性食品中不得检出。长期食用残留克伦特罗的动物

性食品,有可能引起人体四肢、面、颈部骨骼肌震颤,内分泌紊乱。

胭脂红是一种人工合成色素,添加的食品范围和用量有国家标准。根据GB 2760—2014《食品安全国家标准 食品添加剂使用标准》的规定卤肉制品中不得检出胭脂红。

食药监总局表示,对上述抽检中发现的不合格产品,已要求企业所在地省级食品药品监管部门依法对不合格产品的生产经营者进一步调查处理,查明不合格产品的批次、数量和原因,制定整改措施。

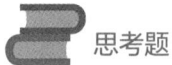 思考题

1. 简述影响肉制品安全问题的主要因素有哪些?
2. 简述肉及肉制品的安全防控措施?
3. 乳及乳制品安全中的主要问题有哪些?
4. 蛋制品加工过程中的安全措施主要有哪些?
5. 我国水产品存在的安全问题是什么?如何防范?

## 项目三 豆制品加工的食品安全

**学习目标**

1. 了解豆制品原料的安全问题;
2. 掌握豆制品加工过程中的安全隐患;
3. 熟悉豆制品包装及储存的安全要求。

**案例分析** 案例:辽宁海城3000余学生离奇"病倒"

2003年3月19日上午,辽宁省海城市兴海管理区所属站前、铁西和苏家等8所小学近4000名学生同时饮用教育部门推荐的豆乳,从中午开始,陆续有学生发生腹痛、头痛、眩晕、浑身无力等症状,随后被学校送往医院治疗。在其

后的几天内，到医院就诊检查的学生不断增加，一些学生分别出现了肺炎、肝炎、脑膜炎和心肌炎等疾病。据统计，到4月9日为止，已有3000余名学生先后入院接受治疗，并且已证实有三名学生死亡。4月9日至15日卫生部和辽宁省卫生厅共同组织联合调查组，食品卫生、流行病学、食品加工工艺、理化和微生物检验及临床医学等方面的专家，对海城市8所小学饮用鞍山宝润乳业有限公司生产的"高乳营养学生豆乳"引发突发事件的发病情况进行了调查。

经卫生部和辽宁省组成的联合专家组多方调查认定：造成本次豆乳食物中毒的原因是活性豆粉中的胰蛋白酶抑制素等抗营养因子未彻底灭活。生大豆中含有一种胰蛋白酶抑制剂，又称抑肽酶，能抑制胰蛋白酶及糜蛋白酶，阻止胰脏中其他活性蛋白酶原的激活及胰蛋白酶原的自身激活，并对胃肠有刺激作用。一般在食用生豆浆或未煮开的豆浆后数分钟至1h内，会出现恶心、呕吐、腹痛、腹胀和腹泻等肠胃症状。而生产厂家置换了生产配方，把原来用的非活性豆粉改成活性豆粉，但没有相应地改变技术参数和生产流程，使得活性豆粉中的胰蛋白酶抑制素等抗营养因子未彻底灭活，就直接销往各大小学，致使这一次大规模的中毒事件。

---- 必备知识 ----

## 一、豆制品原料的食品安全

### （一）豆制品原料的食品质量安全隐患分析

豆制品原料的安全隐患主要包括以下几方面。

#### 1. 黄曲霉毒素污染

黄曲霉毒素是由黄曲霉菌和寄生曲霉菌产生的一种代谢产物，具有毒性和强致癌性，毒性相当于氰化钾的10倍，砒霜的68倍，敌敌畏的100倍，是霉菌毒素中毒性最大、对人类健康危害极为突出的一类霉菌毒素。黄曲霉毒素存在于土壤、动植物、各种坚果中，特别容易污染大豆、花生、玉米、稻米等粮油产品，可以在农作物生长、收获、晾晒、加工和储藏的任何环节产生并积累，并由此而直接进入食物链，造成终端产品的污染。黄曲霉毒素是由黄曲霉菌和寄生曲霉菌产生的，霉菌在温暖潮湿的环境中容易产生，大豆等油料农产品未能及时晒干及储藏不当是造成黄曲霉毒素污染的主要原因，黄曲霉毒素在大豆中分布不均，主要集中在一些破损、变色、霉变、虫咬的坏大豆中。

#### 2. 微生物污染

我国豆制品厂使用的大豆等豆类原料是直接收货后未加特殊处理的，表面附着泥土，因此除了残存农药有可能造成污染外，原料中携带大量的土壤中的微生物，细菌总数多不可计。根据目前研究结果，引起豆制品腐败的主要微生物是大肠杆菌、革兰阳性芽孢杆菌，它们可以使豆制品在夏季短时间内腐败变质。

#### 3. 铅、铝等化学元素污染

造成豆制品化学元素较高的原因有大自然因素，如大豆产地的土质、空气状况等地理因素,也有人为因素,如油漆工业、化工工业等产生的有害化学元素尘粒等被豆类吸收而造成的原料污染。

(二)豆制品原料的食品质量安全隐患控制

豆制品原料质量安全是豆制品质量安全的基础,在对原料豆的采购中,要做好各方面的验收及预防工作,采购的原料应符合相关标准的要求,选择无霉点、色泽光亮、籽粒饱满、无虫蛀和鼠咬的豆类为佳,不得使用变质或含有有害物质的原料。为避免原料在储藏过程中发生霉变,原料应储藏在阴凉干燥处,并注意通风,同时原料储藏场所应设有有效的防虫防鼠系统。豆类原料在制浆前,应采用专门的清洗设备反复清洗,以清除混在豆类原料中的诸如泥土、石块、草屑及金属碎屑等杂物混杂。

## 二、豆制品加工过程中的食品安全

(一)豆制品加工过程中的食品质量安全隐患分析

1. 原料处理阶段

原料豆经清洗、分选、脱皮、浸泡等工艺,应除去豆类表面残留的农药、微生物及有害杂质,若工艺控制不严,则会给整个生产过程埋下安全隐患,带来终端产品的食用安全性问题。

2. 制浆与熟制阶段

有两个工艺目标:一是使蛋白质溶出形成溶胶,二是使蛋白质变性,同时将豆浆中混入的土壤菌(包括大量的芽孢菌)杀死,并使大豆中天然存在的对人体有害的抗营养因子如胰蛋白酶抑制剂、血球凝集素、皂素等消除。

3. 豆制品成型阶段

豆制品成型阶段大多都要使用一些食品添加剂,比如凝固剂、食用胶、乳化剂等。豆腐类常用的凝固剂为卤水或石膏,卤水是海水制盐后的副产品,成分比较复杂,除主要成分氯化镁外,还含有一定量的氯化钙、氯化钠、氯化钾、硫酸镁、硫酸钙等,由于海洋污染越来越严重,海水中的有害物质可能会在浓缩的海水副产品中富集,从而对人体构成危害。石膏是一种矿物盐,曾有报道个别豆制品生产者使用不正当渠道来源的石膏作凝固剂。豆制品保质期较短,一些生产厂家为延长豆制品货架期,在豆制品中添加了防腐剂苯甲酸(长期食用会损害人体肝),而根据国家标准规定,即食豆制品中不得添加苯甲酸(只有黄豆酱允许添加,而且必须≤0.5g/kg)。此外,一些腐竹生产厂家利用甲醛次硫酸氢钠(甲醛次硫酸氢钠俗称"吊白块",常用于工业漂白剂,还原剂等,是一种强致癌物质,对人体的肺、肝和肾损害极大,国家明文规定严禁在食品加工中使用)有凝固蛋白的特性,在加工腐竹过程中加入这一化学物质以增加成品出产率,提高产量,改善腐竹的外观和口感。

4. 半成品加工阶段

素制品主要通过卤制、熏制及油炸等工艺赋予豆制品特殊的口感和风味,发酵类豆制品则需在基料上接种发酵剂,进行发酵。素制品的熏制及油炸,控制不好易产生一些致突变物质。如在油炸温度下（200℃），加热的油脂中可分离出具有有毒成分的甘油酯二聚物，这种物质在体内被吸收后与酶结合，会使酶失活引起生理异常现象。目前国内传统发酵豆制品的生产仍处于比较粗放的境况，发酵过程基本在开放的环境下进行，生产周期长，生产季节性强，参与发酵的微生物种类繁多，极易感染对人体有害的致病菌，比如肉毒芽孢杆菌、蜡样芽孢杆菌、黄曲霉等。

5. 其他隐患分析

除上述安全隐患外，豆制品生产加工过程中的卫生条件也是影响豆制品食品质量安全的重要因素，主要有以下几方面。

生产设备未及时清洗。豆制品生产过程中会用到大量的容器、案板等工具及各种炊具，这些设备如果没有及时清洗，就会衍生大量细菌，对豆制品质量产生危害。

生产车间布局不合理、卫生不达标。人们普遍认为豆制品是低档、廉价的产品，目前我国很多豆制品生产企业仍然按照传统加工习惯进行生产，对豆制品生产的卫生条件重视不够。从原料加工到最后的包装无明显的空间分割，生产中操作人员双手接触豆浆、辅料和器具等，带入大量细菌。煮浆、过滤、添加凝固剂等工序均暴露在空气中进行，从而造成原料、成品的污染。

工作人员个人卫生状况较差。工作人员个人卫生状况较差，进入工作场所没有换上洁净的工作衣帽并洗手，生产操作过程中双手直接接触豆浆、辅料和器具等，也会进入细菌，给豆制品带来一定的危害。

（二）豆制品加工过程中的食品质量安全隐患控制

豆制品加工环节是豆制品质量安全控制的重要环节，豆制品加工企业必须严格按照国家规定的标准进行加工，遵守国家法律法规，做好各个方面的质量安全保障。

1. 制浆与熟制阶段

为减少浸泡过程中有害微生物的生长，应选用自来水或净化水进行原料浸泡（磨浆、豆乳线等的生产用净化水），不直接使用地下水、深井水等，并严格控制好浸泡的温度和时间（大豆浸泡的温度和时间，以淮南地区为例：春秋季，水温20℃左右，浸泡12h；冬季，水温5℃左右，浸泡24h；夏季，水温25℃左右，浸泡8h）。严格控制好煮浆的温度和时间，在不降低豆制品营养、风味品质的同时，以达到基本消除影响豆制品卫生品质的各种微生物和有害因子的目的。

2. 半成品加工阶段

对于油炸制品，为避免油炸工艺中油的重复使用、油温不正确而产生对人体有害的物质，油温应控制在150~180℃，当油色发暗、气泡大而无力时应及时换油；豆制品中添加剂的使用应选用合格产品，添加应符合国家标准的规定；对于发酵食品，发酵剂的制备应选用纯化培养的母种，接种及菌种保藏等都要严格按照无菌要求操作。

### 3. 其他隐患控制

在豆制品生产过程中，同时应采取以下措施，保持生产车间卫生，以避免环境污染等造成的豆制品质量安全问题。

从生产设备来说：所有用于生产及可能接触产品的设备、设施、器具等都应使用无毒、耐腐蚀、不生锈、易清洁消毒的材料制成。采用木质或竹质材料的设施、设备、器具等应采取必要的食品安全、卫生保障措施。所用生产设备在每天生产结束后进行严格清洗，所有器具都应用自来水冲洗干净，消毒后安放在清洁的地方。

从生产车间布局来说：生产车间面积、高度应满足生产需求；车间地面应使用不渗水、不吸收、无毒材料覆涂；企业应具备排水设施、污水与废弃物处理设施、清洗消毒设施、通风设施、防鼠防虫设施等应有的生产设施；厂区布局满足工艺流程和质量卫生要求；原材料与半成品和成品、生原料和熟食品均应分别存放，杜绝交叉污染。

从生产人员个人卫生来说：工作人员应每年至少进行一次体检，没有取得卫生监督机构颁发的健康证者，一律不得上岗；工作人员在进入车间前均要穿戴好工作衣帽，双手应洗净并消毒；直接与原料、半成品、成品等接触的人员不准佩戴耳环、戒指、手镯、项链、手表等；操作人员手部受到外伤后，不得接触食品或原料。

从加工过程来说：豆制品加工应按标准工艺流程进行，工艺流程应当科学、合理，严格控制加工过程，防止交叉污染；不得使用国家禁止使用或明令淘汰的工艺和设备。根据豆制品质量安全要求确定生产过程中的关键质量控制点，制定关键质量控制点的操作控制程序或作业指导书，切实实施质量控制，并有相应的记录。

### 三、包装、储运过程食品安全

#### 1. 包装、储运过程中的食品质量安全隐患分析

豆制品包装能有效保护其内在质量，使豆制品在离开工厂到消费者手中的流通过程中，防止生物的、化学的、物理的外来因素的损害，它既有保持豆制品本身稳定质量的功能，又方便豆制品的食用。目前，使用劣质包装或包装材料污染、包装后的密封性能差、包装过程中的二次污染是造成豆制品包装过程中污染的主要原因。

非发酵豆制品属高蛋白、高营养、高水分活度的易腐食品。根据检测，在不添加任何防腐剂、保鲜剂的情况下，散装非发酵豆制品在常温空气中放置4h细菌总数就会翻倍，在夏天露天存放4h就会发酸发黏。因此，储运时间长、装备落后或储运场所、设备卫生不合格等都会给豆制品带来一定的安全隐患。

#### 2. 包装、储运过程中的食品质量安全隐患控制

产品的包装材料应符合相关标准的规定，做到清洁卫生，产品包装封口应平整、严密无泄漏，产品外包装要有规定载重量的支撑力。在产品包装之前，

不要过早打开外包装材料，操作人员的手要清洁干净，包装材料在使用前应放置在清洁卫生的地方。非发酵豆制品生产企业要加强冷库、冷藏车、冷柜等硬件投入保障；杜绝冷热产品混装。

产品运输工具应清洁卫生，不得与其他有毒有害物质混运，运输应在常温或冷藏条件下进行，产品应轻装、轻卸，防止挤压、防止日晒雨淋，并有防尘措施。产品应在阴凉通风处储存或冷藏，不得与其他有毒有害物质混放。

### 知识拓展

#### 自制食品成时尚，美味背后存隐患

家庭自制食品逐渐成为一种时尚，特别是豆浆、腐乳、豆豉、臭豆腐等传统豆制品美食，令美食达人和爱好者跃跃欲试。然而，时常曝出的家庭自制豆制品中毒事件令人担忧：家庭自制豆制品真的安全吗？

今年春节前，网友黎先生在家做了一大罐臭豆腐，准备过年享用。年初一，黎先生和父母及5岁的女儿吃了几块，当时感觉味道不错，也没有出现不适。谁知年初三早上，一家四口先后出现四肢乏力等症状。全家人一起赶往医院，医生初步诊断为食物中毒，医生怀疑是臭豆腐出了问题。经过化验，吃剩的臭豆腐中提取到了肉毒杆菌毒素。

而在春节前夕，家住湖南怀化的陈女士一家多人也因食用自制豆腐乳导致腹泻等肠胃不适。医生称，患者食用的自制腐乳遭到病菌污染，进而导致食物中毒。

近年来，多起食物中毒事件中，常能见到发酵豆制品的身影。中山大学预防医学研究所副所长、公共卫生学院营养学系主任蒋卓勤对新京报记者介绍，家庭自制食品特别是豆制品，没有经过食品安全的评估，难以保证食用安全。臭豆腐等发酵豆制品最容易被杂菌污染，在发酵性食品的制作环境中，细菌也容易繁殖，甚至可能产生毒素。一旦达到一定的量，就会造成食用者中毒。在这些细菌中，肉毒杆菌毒性最大，服用过量可能致命。肉毒杆菌是一种生长在缺氧环境下的致命病菌，在繁殖过程中分泌肉毒毒素，肉毒毒素是一种神经毒素，能透过机体各部的黏膜，由胃肠道吸收后，经淋巴和血行扩散，影响神经冲动的传递，导致肌肉的松弛性麻痹。

食品安全风险评估中心在2016年1月22日发布的《家庭如何注意食品安全》指南中指出，生大豆含有胰蛋白酶抑制物，对胃肠有刺激作用。如没煮开或没热透，有毒物质就不能彻底破坏，喝后数分钟到1h可能出现恶心、呕吐、腹痛、腹胀等中毒症状。一般不需治疗就能康复，但对婴幼儿和老人可能带来严重后果。

值得关注的是，不少人除了自己食用自制食品，还通过朋友圈及网店大肆

售卖，潜在风险进一步扩大。一位通过朋友圈出售湖南风味臭豆腐的店主告诉记者，他的臭豆腐全部由其一人在家制成，一天能生产几十斤，用一个透明罐子装好后，直接发货给客人。在被问及如何保证食品安全时，他的回答是，全凭经验。

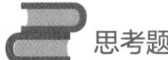思考题

1. 豆制品原料的食品安全隐患有哪些？
2. 豆制品原料的质量安全控制可以采取哪些控制措施？
3. 豆制品加工过程的食品安全隐患有哪些？
4. 在豆制品生产过程中，生产车间应采取哪些措施保证产品的安全？
5. 豆制品在包装、储运过程中应注意哪些食品安全问题？

## 项目四　果蔬及其制品的食品安全

**学习目标**

1. 了解影响果蔬原料安全的因素；
2. 了解果蔬制品加工过程的安全问题。

**案例分析**　案例：潍坊"毒姜军"这次"将"了谁的军？

2013年5月，媒体曝光山东省潍坊市峡山区农户种植大姜使用剧毒农药"神农丹"。尽管相关部门迅速反应、妥善处置，但对生姜行业，乃至整个地区经济的负面影响短期内很难消除。这一事件也使人们更加重视蔬菜安全问题。为此，只有找到产生此类安全问题的根源，对症下药，才能避免类似危及人们生命健康的事件重演。

此次姜农使用的剧毒农药"神农丹"，主要成分是涕灭威，50mL就可使一个50kg重的人死亡，其另一特点是能够被植物全身吸收，因此不能直接用于

蔬菜瓜果，一般适用于棉花、花生等作物。2006年潍坊市已将"神农丹"列入禁止销售使用的农药目录，规定凡在区内销售"神农丹"的，一律为非法经营，要严厉打击。对于农药的毒性等专业知识、生产厂家和销售商最清楚，他们有责任向农民说明农药的毒性和适宜的农作物。而实际情况却恰恰相反，部分生产厂家和销售商在利益的驱动下，无视法律法规，继续生产并向农民销售"神农丹"，甚至吹捧其功效，推荐农民使用这些农药，生产厂家和销售商是剧毒农药神农丹生产流通的根源，也是毒姜事件的罪魁祸首。

毒姜事件再次反映出政府预防监管和打击食品安全问题这张大网出现了漏洞。潍坊生姜分为出口姜和内销姜两种。所有出口基地的姜都没有也无法使用高毒农药，因为外商对农药残留检测非常严格；而对内销姜的农药残留实行抽查制度，一年抽样几次，而且检测的都是姜农自己送去的样品。姜农只要从合格的姜区找几斤检验，就可以拿到农药残留合格的检验报告。政府监管执法部门工作人员玩忽职守，敷衍了事；地方保护主义思想严重，有的领导为了追求政绩和经济效益，害怕查出问题后影响当地经济，对使用有毒农药种姜的行为采取默许态度。正是政府监管部门这种不负责任的检查、监督方式，没有守住蔬菜上市前的最后一道防线，最终导致毒姜事件发生。

---- 必备知识 ----

## 一、原料的食品安全

### （一）产地环境污染

产地环境污染包括大气、土壤、灌溉水。重金属（铅、汞等）污染对果蔬的毒理作用主要是通过其与酶或其他蛋白中的巯基结合而使酶蛋白失活、酶的功能减弱或丧失，从而引起果蔬生理代谢功能的紊乱，生长发育受阻甚至死亡。果蔬中积累的重金属还可通过食物链进入人体而给人类健康带来潜在的危害。

### （二）农药残留对果蔬的污染

果蔬病虫害是影响我国蔬菜产量和安全品质的重要因素，一般可造成果蔬产量损失的10%~30%；在病害流行时，损失更加严重，据分析损失可达一半以上甚至绝产。农药的使用非常普遍，我国自20世纪80年代初就限制使用的农药，至今仍然在果蔬农作物中检出。

农药在果蔬中的残留程度取决于农药的性质和剂型、施药方式、蔬菜品种特性及外界环境条件等。

### （三）化肥使用的污染

我国化肥的产量和消费量一直居世界首位，大量施用化肥会导致一系列消极后果。过量施用氮肥会使土壤中硝酸盐含量较高，磷肥的过量施用会导致磷肥中有害杂质和重金属在土壤中不断富集，从而污染果蔬产品。新鲜的果蔬含有很多硝酸盐，是由于农业生产中氮素肥料的过量使用或施用时间不当，蔬菜吸收土壤中氮肥后氮素暂存于植物体内，致使果蔬中积累了过量的硝酸盐，亚硝酸盐在胃肠道的酸性环境中也可以转化为亚硝胺，而这些亚硝基化合物均是致癌因子，对人体健康有害。

## 二、果蔬制品加工过程中的食品安全

### （一）原料预处理

果蔬原料在收获过程中易混入物理性杂质，如铁丝、钢丝、碎石、塑料等，同时也可能有农药等残留或细菌、真菌、食源性病毒、寄生虫和天然毒素的污染。因此，在原料预处理中，要处理彻底，严格按照质量标准和工艺操作，加强原料收购的检验检疫，减少中转环节，在短期内运到加工厂。

### （二）环境和设备

果蔬加工车间的地面、天花板、墙壁以及设备等卫生不规范，也会导致果蔬制品的安全问题。因此，与果蔬原料直接接触的设备内表面及工作零件表面，尽可能不要有台、沟及外露的螺栓连接。表面应平整、光滑、无死角，易清洗、消毒。在食品生产中，对所有设备、管道及容器等按规定必须彻底清洗和灭菌，消除冲洗水残留异物及设备运行过程中释放出的异物和不溶性微粒，降低或消除微生物及热原对果蔬制品的污染。

### （三）生产工艺技术

在生产加工过程中，果蔬制品中采用的护色液、酒精发酵过程中形成的甲醇和杂醇油等对果蔬产品造成污染；在生产工艺加入辐射、紫外线、臭氧等，也会对果蔬产品造成污染。对此，要严格控制生产技术，掌握生产技术的关键控制点，防止由于技术原因而影响果蔬产品的质量与安全。

### （四）食品添加剂的滥用

食品添加剂的不正确使用，比如按照国家标准要求，果蔬罐头产品中不得检出甜味剂、防腐剂，但仍有罐头被检出了合成甜味剂；某些果蔬生产企业为了达到保质期长和食品色泽好的目的或为了以次充好，用低档次人工合成的劣质添加剂冒充天然品，或超标加入食品添加剂；同时，严禁使用有毒有害的食品添加剂或工业用原料、控制食品添加剂的使用种类和范围。

## 三、包装、储运过程食品安全

### （一）果蔬原料储藏时的食品安全

果蔬采收后，失去了来自土壤或母体的水分和营养供应，成为一个利用自身已有储藏物质进行生命活动的独立个体。果蔬采摘后，要进行及时、适当的保存，否则容易败坏，原因主要有微生物引起的腐烂变质以及周围环境中理化因素（温度、湿度、气体）和果蔬自身的生命活动引起的物理、化学和生理变化造成的品质下降。目前，果蔬储藏的方法主要有低温储藏、气调储藏、减压储藏、辐射储藏、化学防腐保鲜、微生物菌体及其代谢产物拮抗储藏保鲜和基因工程保鲜技术等，可大幅降低果蔬原料的腐烂变质，保护产品的品质。

（二）果蔬制品的包装、储运过程食品安全

1. 果蔬制品包装的食品安全

果蔬制品在储藏、销售和消费等过程中常会受到各种不利条件和环境因素的影响和破坏。对果蔬制品进行包装可以较好地防止以下安全问题：由自然因素引起的，包括光线和氧气、水及水蒸气、高低温、微生物、昆虫、尘埃等，可引起食品变色、氧化、变味、腐败和污染；由人为因素，包括冲击、振动、跌落、刺穿、承压载荷及人为破坏污染等，可引起内装物变形、破损和变质。因此，采用科学合理的包装可使果蔬制品免受或减少破坏和影响，以期达到保护果蔬制品的目的。

2. 果蔬制品在储运过程中的食品安全

（1）浓缩果蔬汁　浓缩果蔬汁在储存和运输时，装入料罐中或装在塑料桶中。需要长途转运时，最好使用塑料桶。浓缩汁的温度在转运过程中不超过6℃，并采取严格的卫生措施，转运时间不超过30~40h。卸车以后，置于-18℃下冰冻储存，如果是果浆或果汁，应该重新消毒灭菌，并储于无菌容器中。

（2）果蔬罐制品　果蔬罐制品在储存和运输时主要的问题是胖听、变色变味、罐内汁液混浊和沉淀等。

① 胖听：即当罐头内部压力大于外界空气的压力时，底盖鼓胀，形成胖听或称胀罐。为防止胖听，可对罐藏原料充分清洗或消毒，严格注意加工过程中的卫生管理，防止原料及半成品的污染；在保证罐头食品质量的前提下，对原料的热处理（预煮、杀菌等）必须充分，以消灭产毒致病的微生物；在预煮水或糖液中加入适量的有机酸，降低罐头内容物的pH，提高杀菌效果；严格封罐质量，防止密封不严而造成泄露；冷却水应符合食品卫生要求或经氯化处理的冷却水更为理想；罐头生产过程中，及时抽样保温处理，发现带菌问题，要及时处理。

② 变色及变味：许多果蔬罐头在加工过程中或在储藏运销期间，常发生变色变味的质量问题，这是果蔬中某些化学物质，在酶或罐内残留氧的作用下或长期储存在温度偏高的环境中，而产生的酶促褐变和非酶促褐变所致。对此，在加工过程中，可加入适量的苹果酸、有机酸等，起到护色作用，降低内容物的pH，降低褐变的速率；杀菌时要充分，杀死有害的微生物，防止产品酸败。

③ 罐内汁液混浊和沉淀：产生罐内汁液混浊和沉淀的原因有很多，如加工用水中钙、镁等金属离子含量过高，原料成熟度过高。热处理过度。罐头内容物软烂，制品在运销中振荡过剧使果肉碎屑散落，保管中受冻等。针对上述原因，可采取相应措施。

> 知识拓展

### 蔬菜一卡通，安全可追溯

"互联网+"就是"互联网+各个传统行业"，但这并不是简单的两者相加，而是利用信息通信技术以及互联网平台，让互联网与传统行业进行深度融合，创造新的发展生态。农业看起来离互联网最远，但"互联网+农业"的潜力却是巨大的。农业是中国最传统的基础产业，亟需用数字技术提升农业生产效率，通过信息技术对地块的土壤、肥力、气候等进行大数据分析，然后据此提供种植、施肥相关的解决方案，大大提升农业生产效率。此外，农业信息的互联网化将有助于需求市场的对接，互联网时代的新农民不仅可以利用互联网获取先进的技术信息，也可以通过大数据掌握最新的农产品价格走势，从而决定农业生产重点。与此同时，农业电商将推动农业现代化进程，通过互联网交易平台减少农产品买卖中间环节，增加农民收益。面对万亿元以上的农资市场以及近七亿的农村用户人口，农业电商面临巨大的市场空间。

在2012年中国（海南）国际热带农产品冬季交易会开幕前夕，冬交会组委会组织中央驻琼主流媒体和省内主要新闻媒体到澄迈县、儋州市、屯昌县、万宁市和定安县进行采风活动。在采风过程中我们深深地感受到，海南省委省政府对抓好农产品质量安全的高度重视。为了实现瓜菜从田间到餐桌安全无污染生产目标，从2011年起，全省推广了"瓜菜质量安全田头监管3G系统"和澄迈县"农资一卡通"的管理经验，筑起了一道确保瓜菜质量屏障。"农资一卡通"创始人许泉在他的农资专营店向大家介绍说："安全农产品是靠管控出来的，有了这张卡，源头可追溯，流向可跟踪；农户在什么种菜、什么时候施肥、施什么肥、打什么药，菜卖到哪儿去等信息都有记录，当农户的菜采摘上市时，合作社将对准备上市的瓜菜进行安全检测，通过检测100%达到安全后，将给这批菜的每一个包装箱上贴上一个二维码标识。只要包装上贴有二维码的瓜菜，就是人们识别海南瓜菜安全是否安全的唯一的标识。"

2014年广州的一些菜市场开始实现一卡通买菜，顾客使用一卡通可在任意档口买菜，方便快捷，整个菜市场的效率提高了不少。不久，青岛的蔬菜批发也开始采用一卡通形式来进行交易，以此使得每批蔬菜都有源可查，保障食品安全。相关负责人介绍说，蔬菜批发商与菜农的交易从此不再采用传统的现金结算方式，而是采用一卡通形式。每一笔交易的情况都存储在一卡通里面，进入市场的买卖双方在进场时需要刷卡进场，场内交易均需刷卡完成，交易双方的身份信息、货物种类、数量及抽检信息、交易数额、流向等信息全部存储进信息卡，同时结算中心自动完成信息记录。一旦出现质量问题，即可实现食品安全质量问题追溯和倒查。据了解，这是继广州的菜市场实现一卡通交易后，一卡通系统在菜市场方面又一次成功应用。

目前来看，居民买菜使用一卡通，生活方便快捷。菜商菜家批发交易使用一卡通后，进入市场的买卖双方在进场时需要刷卡进场，场内交易均需刷卡完成，交易双方的身份信息、货物种类、数量及抽检信息、交易数额、流向等信息全部存储进信息卡，同时结算中心自动完成信息记录。这样的操作方式对于解决国内菜市场食品安全问题有着极大的现实意义。因为一旦出现质量问题，即可实现食品安全质量问题追溯和倒查。

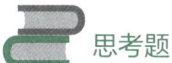 思考题

1. 影响果蔬制品原料的安全因素有哪些？
2. 果蔬制品加工过程中有哪些潜在的安全问题？
3. 果蔬制品包装时应注意哪些安全方面？
4. 浓缩果蔬汁在储运过程需要注意哪些问题？
5. 果蔬罐制品在储运过程需要注意哪些问题？

## 项目五 营养强化食品和保健品加工的食品安全

**学习目标**

1. 了解营养强化食品的主要安全问题；
2. 熟悉保健食品的主要安全问题；
3. 能够运用保健食品相关知识评价某些保健品的安全性。

**案例分析** 保健食品购买要认清"真面目"

随着生活水平的提高，"花钱买健康"的观念被越来越多的人接受，保健食品消费也一路攀升。但部分不法商家为牟取利益，处处设下陷阱骗取消费者钱财，导致近年来因保健食品引发的消费投诉日益增多。

2015年1月15日，云南省工商局根据国家工商总局移送群众举报，依法对云南广播电视台所属云南卫视频道以"健康靠自己—告别骨关节炎"健康知识讲座栏目形式变相发布氨糖保健食品广告行为涉嫌违法，检察机关已进行

立案调查。

经查，当事人云南广播电视台与威海康宝生物科技开发有限公司签订了播映协议书，约定当事人在云南卫视频道2014年12月播出"健康靠自己——告别骨关节炎"健康知识讲座。该讲座以健康知识栏目形式变相发布广告，且广告中宣称"简单又高效的骨关节治疗法——氨糖""目前针对骨关节疾病效果非常好的氨糖疗法，既高效，又简单，而且是国际上公认的效果最快的一种方法""氨糖的两大作用：第一是修复软骨，弹力恢复……第二就是消除它的炎症……"等内容，并使用中华中医药学会医学专家梁立新的名义和形象，通过其列举的颈椎病（骨质增生）出租车司机患者病例及3位患者（一男性腰椎间盘突出、一女性腰椎、颈椎病和一男性膝关节疼痛）作功效证明。当事人实收广告发布费38000元。

当事人以专题栏目形式变相发布保健食品广告，广告中使用了医疗用语和易与药品混淆的用语宣传治疗作用，并使用专家的名义和形象，通过列举颈椎病患者病例及3位患者作功效证明。其行为违反了《广告法》第十三条、第十九条，《食品广告发布暂行规定》第七条、第九条、第十条的规定。依据《广告法》第四十一条和《云南省工商行政管理机关行政处罚自由裁量权量化执行标准（试行）》第一百八十五条（二）项的规定，云南省工商局依法责令当事人立即停止发布该违法广告，并对当事人做出没收广告费用38000元，并处广告费用两倍罚款76000元的行政处罚。

目前市场上的保健食品广告宣传五花八门，消费者挑选起来往往眼花缭乱。那么，哪些宣传才是可信的呢？药监专家特别提醒：保健食品系指表明具有特定保健功能的食品，即适宜于特定人群食用，具有调节机体功能，不以治疗疾病为目的的食品。也就是说，保健食品不是药品，不能用于治疗疾病。凡是声称能治疗疾病的保健食品，都不可信。不管保健食品广告采用什么形式进行宣传，都必须注明"本品不能替代药物"这一忠告语。消费者切不可将保健食品当作药品来食用，对保健食品抱有药用期望。

保健食品法律规定保健食品的包装盒上应标有以下内容：保健食品标志、保健食品名称和批准文号、净含量、配料、功效成分、保健功能、适宜人群、食用方法及食用量、储藏方法、执行标准、生产日期和保质期、生产企业名称、地址和卫生许可证号。药监专家建议：消费者在选购保健食品时，应仔细阅读保健食品外包装盒是否有保健食品蓝帽子标识和批准文号是否清晰可辨；同时还要看其外包装盒、说明书所标注的保健功能是否与批件的功能一致。

—— 必备知识 ——

## 一、营养强化食品加工的食品安全

### 1. 产品中存在的问题

在1980—2000年，对强化食品的调查表明，约60%的强化食品的营养素含量与标示值不符、内在质量与标签不符，少加、不加或多加营养强化剂的现象相当普遍；营养强化剂滥用的情况比较严重。强化食品的质量问题应引起关注。

2. 标准中存在的问题

目前的营养强化剂使用卫生标准是2012年颁布的，每年有新增补的品种。该标准增补的内容是基于各企业的申报，因此标准中存在不协调的地方。例如，标准中的使用范围所涉及的食品有的是指食品的类别，有的是指具体的食品的品种；有些食品的品种概念不十分清楚；该标准涉及的食品种类和品种较多，没有充分注意当消费者食用多种强化食品而造成营养素摄入的不平衡或可能有摄入量不合理的问题。目前在食品中应用的一些营养强化剂没有国家或行业标准，对控制产品质量非常不利。

3. 监管中存在的问题

虽然我国营养强化剂的发展已有20多年，但对营养强化剂产品进行监管和抽检的报道并不多。一方面是由于目前颁布的法律法规未对营养强化食品的监管提供有效的支持，因此，对营养强化食品作为普通的食品进行管理，未能充分探讨适合营养强化食品特点的监管要求。另一方面，营养强化食品的抽检对技术要求高、投入的资金多。应积极探讨加强强化食品监管的有效途径和措施。

## 二、保健品加工的食品安全

食品是人类赖以生存的物质基础。当今，健康已成为人们普遍关注的问题，研究食物的功能成分、营养成分，开发保健食品已成为国际、国内食品研究的热点和发展趋势。保健食品属于食品，就是强调其成分能充分显示对身体防御功能、调节生理节律、预防疾病和促进康复等方面的工业化食品。适于特定人群食用，但不以治疗疾病为目的。

（一）保健食品原料的安全隐患

保健食品原料众多，来源复杂，其采收、加工、运输及不同的气候条件等均可导致安全隐患。有些不法者会在安全评价时降低功效成分的含量，而在功能评价时提高功效成分的含量，导致消费者只看到保健食品的保健功能而忽视其安全性隐患。对于一些允许使用但具有一定毒性的物质，作为药物使用时，其安全性能得到保障；而作为食品，一般没有规定的食用方法、食用数量和特定的加工制作方法，若出现毒副作用，很难得到及时的注意和治疗。

1. 植物成分本身的毒性

（1）人参　在我国传统的保健行业中，人参自古以来就被誉为保健品中的上品，具有大补元气的功效，价值极高。但是人参的根和茎均含有有毒成分，主要的有毒成分是人参萜、人参圭能萜、人参苷、人参皂苷元。有报道称，口服3%人参酊100mL可减轻轻度不安和兴奋。如口服200mL以上人参酊或较大剂量人参粉，可致中毒。出现玫瑰疹、瘙痒、头痛、眩晕、体温升高及出血等症状。曾有口服人参根酊剂500mL而至死亡的报道。将人参提取液注入蛙体内，发现蛙的呼吸次数减少，且陷于一般麻痹状态，最后痉挛而死。

（2）苦杏仁　苦杏仁具有止咳平喘、润肠通便等功效。实验证明其成分苦杏仁苷具有毒性作用，人口服苦杏仁60g，约含苦杏仁苷1.8g，可致死。口服毒性比静脉注射大40倍左右，生品比炮制品毒性大。

（3）桃仁　桃仁具有活血祛瘀、润肠通便、消痈排脓、止咳平喘等功效。小鼠口服山桃仁的$LD_{50}$为$(25.42±0.3)$ g/kg。桃仁含苦杏仁苷，人若食用过量，可因苦杏仁苷在体内分解产生较多的氢氰酸而引起中毒，引起组织窒息，延髓呼吸中枢麻痹，成人食数十粒桃仁可中毒死亡。

（4）肉豆蔻　肉豆蔻的功效：涩肠止泻、温中行气。有毒成分主要为挥发油中的黄樟醚、肉豆蔻醚。肉豆蔻未经炮制去油或服用量过大可引起中毒，轻则出现幻觉，如浮动、飞行、手脚离体、迷茫，重者出现恶心、眩晕、谵妄、昏迷、瞳孔散大、呼吸减慢、反射消失，甚至死亡，一般用量不宜大于10g。人口服7.5g肉豆蔻粉即可引起眩晕、昏睡。

（5）决明子　决明子具有清热明目、润肠通便的功效。决明子含蒽醌苷类物质，毒性很低，有致泻作用，误食过量可引起腹泻。

随着医药等相关学科的发展以及人们对毒副作用的进一步了解和重视，还将有更多的植物成分被发现具有毒性，所以在保健食品原料采用时应该慎重。

2. 各种成分配伍后的相互作用

根据古代医学家的经验，认为中药之间的配伍和中药与食物之间的配伍是十分严格的，植物在经过配合后，会产生复杂变化。如有些植物配伍后可加强药效，有些植物则可使药效减弱，也有的甚至会产生剧烈的有害作用。由此对于保健食品的植物原料尤其是被批准可用于保健食品的中药成分的配伍作用必须加以重视。

（1）增毒作用　两种植物合用，能增强或产生毒副作用，称为增毒作用。其中有些反应仅于给药后数小时内发生，有些于数日或数周内发生，也有的在其中的一种成分突然停用时发生。

（2）降效作用　一种植物能降低或消除另一种植物的效应，称为降效作用。造成这种情况有不同的作用机制。其一是两种作用相反的植物同时或相继使用时可导致两功效成分的降低或消失。例如吴茱萸能使外周血管扩张而降低外周血管的阻力，有降压、利尿作用，而甘草长期服用，可出现浮肿、血压升高，又有抗利尿作用，故甘草能使吴茱萸的降压作用消失。其二是一种成分能增加其他成分的排泄速度，因而显著降低了其他功效成分的作用。

3. 其他的安全性隐患

此外，原料中的农药残留导致的污染也不容忽视。例如灵芝作为我国传统的保健食品一直被广为使用，但是日前有学者指出灵芝的质量参差不齐，部分野生灵芝重金属含量严重超标，可导致人体器官衰竭。我国灵芝方面研究的学术权威林志彬教授与同事曾调查过国内几个主产区的灵芝，结果发现灵芝的最大问题不在于是栽培还是野生，也不在于是不是破壁，而是重金属及有毒元素和农药残留。原因一方面因为种植者重视不够，随意栽培，另外也因为很多地方本身土壤污染严重。

（二）保健食品行业存在的问题

1. 生产方面的问题

（1）投入不足，新产品开发受限　保健食品广告投入远超科技研发投入。往往以报批代替科研，致使产品科技含量低，保健食品有效成分作用机理不清、量效关系不明，制约了市场占有率和新产品的开发。

（2）产品科技含量普遍较低，低水平重复现象较为严重　目前市场上的保健食品大多属于第二代产品，保健功能比较集中，大约有2/3的产品功能集中在免疫调节、抗疲劳和调节血脂方面，在一定程度上造成了低水平重复和恶性竞争的加剧。

（3）个别企业违规生产，安全问题突出　个别企业不按批准的产品配方生产，甚至在保健食品中添加违禁化学成分。

（4）产品标识和功能声称不规范　管理混乱，损害消费者知情权，如没有保健食品批准文号的普通食品，以保健食品名义进行宣传和销售；产品标识缺乏食用注意事项；擅自改变产品的适宜人群等。

（5）夸大宣传，影响行业整体信誉　许多企业在市场运作和产品宣传中极力宣传其疗效，还有冒用医疗机构、科研单位名义，在广告中宣称该产品治疗疾病有效率，严重影响保健食品行业的整体信誉。

2. 监督管理方面的问题

（1）法律法规不完善　《保健食品注册管理办法》仅是一个产品注册管理办法，缺乏新功能、新原料、再注册、检验机构认定等配套的管理办法；保健食品检验缺乏系统的技术规范，目前检验只能借鉴食品、药品的规范；保健食品的国家标准、行业标准、原材料目录面临升级。随着时代进步，原有的保健食品检测技术和评价标准已经跟不上科技和行业的发展。

（2）监管体系不健全　监管过程中存在多头管理的局面，各部门之间缺乏沟通与信息交流，未能建立起从行政许可到市场监督一体化的监管体系；审评制度不够完善；缺乏退出机制，只批不收；重形式许可，轻监管效果。

（3）政策扶持较少　保健食品行业与国外和国内其他行业相比，得到的政策支持较少，处于劣势境地。国家对不同类型的国有企业有一系列的扶持政策，涉及税收、土地、信贷以及各部委、地方的有关配套支持资金等。而国内保健食品领域多是民营企业，基本上享受不到这些优惠的政策，处于不平等的竞争地位。

### 知识拓展

**我国保健食品的发展前景**

全球保健食品目前已占整个食品销售的5%，达1000亿美元。目前，我国年销售额也近600亿元人民币。保健食品市场会出现两极分化，高端所占市场份额越来越大。消费者对保健食品的需求非常旺盛，随着生活节奏加快，消费者越来越倾向服用方便快捷的保健食品。而随着医药卫生体制改革的深入，消费者将更加注重自身保健。

中国保健食品行业还是一个新兴行业，发展历史较短，市场还不规范，企业、消费者、管理部门对保健食品认识也需要一个过程，这就决定了这个行业是一个有潜力的产业。市场需求是保健食品发展最重要的动力，从宏观角度分析，保健食品作为需求弹性大的行业，经济增长对行业的推动作用是显而易见的。此外，在建设"和谐社会"的大前提下，政府的宏观调控思想也开始从"限制"转向"规范"，这一指导思想的改变决定了保健食品行业健康发展的主方向。保健食品产业发展将使"预防为主"的理念得到深入贯彻，有利于控制国家和居民用于疾病发生后的治疗费用，是解决健康问题的重要途径。随着人们健康意识的增强，对保健食品的关注越来越强。保健食品行业将向天然、安全、有效的方向发展，新资源、高技术、方便剂型的保健食品将成为主流。保健食品将是今后全球发展最为强劲的一个食品门类。

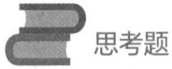
思考题

1. 我国营养强化食品的安全问题主要有哪些方面？你有何建议？
2. 保健食品的特点有哪些？
3. 保健食品的加工中，对于原材料要注意什么？
4. 营养强化食品行业存在哪些问题？你认为该如何解决？
5. 保健食品行业存在哪些问题？你认为该如何解决？

# 项目六 转基因食品的安全

**学习目标**

1. 了解转基因食品的发展状况；
2. 掌握转基因食品的安全性；
3. 了解我国对转基因食品的态度。

## 案例分析　案例："央视名嘴"与"打假斗士"的转基因争论

2014年，崔永元和方舟子，一个央视名嘴，一个打假斗士，因"转基因食品该不该吃"产生骂战长达半年之久，从通过微博的隔空拌嘴，发展到"问候"家长、扯出经济问题，直到走上法庭。在7月24日的庭审现场，方舟子索赔30余万元，而崔永元反诉索赔67万元，且均称对方"恶意诉讼"——这无疑给中国从未冷却的转基因争论火上浇油。中国在经历了毒奶粉等一系列食品安全事件后，公众对食品安全异常敏感，面对转基因食品，"能不吃就不吃"成为多数人的信仰共识。而这，折射出的是国民对食品安全的信任危机。正是因为这样的社会心理，在中国，要求转基因食品强制标注的呼声一直很高。2014年12月23日，食品安全法修订草案二审稿提请全国人大常委会审议。草案二审稿增加了关于食品储存和运输、食用农产品市场流通、转基因食品标识等方面内容。为保障消费者的知情权，二审稿增加规定："生产经营转基因食品应当按照规定进行标识。"

针对转基因的问题，食品科学与工程专业人士裘文杰指出，国内争论最多的是转基因食品是否安全，这本身是一个科学问题，根据国际主流科学界的观点，经过安全评估后上市的转基因食品和传统食品一样安全，但是目前在中国，这个问题被越来越多地裹上了政治、经济、文化，乃至阴谋论的外衣，变得难以辨认。针对"挺转"及"反转"的辩论，他指出，辩论双方因为没能建立一定的共识，辩论往往流于低层次的纠缠，比如"反转"人士经常会拿一些已被证明虚假的事实——像"美国人不吃转基因""转基因玉米致癌"、"对虫子有害的东西人吃了也有害""转基因完全不能增产"等来证明自己的观点；而"挺转"人士面对这些已经辟谣多次的流言会逐渐失去耐心。除安全性方面的争议外，转基因食品的标识、转基因作物的非法种植等话题，也是双方争议的热点。面对双方各执一词的纷乱局面，公众往往无所适从，"宁可信其有，不可信其无"就成了他们的首选。这般整体的民意反过来又影响到转基因产业的发展，比如我国早已批准了两种转基因水稻的安全证书，但是因为公众的疑虑及其他方面的因素，一直无法实现商业化种植。

正是因为这样的社会心理，在中国，要求转基因食品强制标注的呼声一直很高。按照中国现在的规定，转基因初加工食品，即不改变原始形态的食品，例如面粉、食用油等，都必须进行强制性的定性标注，但对面包、蛋糕、饼干、疫苗、生物制剂等转基因的深加工产品，并没有强制标注的规定。欧盟规定只要转基因占比超过0.8%，就必须在食品外包装进行定量标注，保证消费者的知情权，而美国因为对是否转基因采取自愿标注原则，90%的转基因食品目前并没有明确标注。但是，很多中国消费者期待更广泛的标注，以实现自己的知情权和选择权。

但如果仔细追究，要想用标注的方法来避免转基因食品，几乎是不可能的。设想，如果所有以转基因作物为原料的食品都需要标注，那么，一家餐馆出售的一盘菜如何标注？

既然转基因行业内专家不可信任，忧心忡忡的消费者开始从他们认为更加客观公正的"第三方"那里寻找答案，杂交水稻之父袁隆平就常常被要求回答是否支持转基因技术。

袁隆平一生从事杂交水稻育种，经过20世纪70年代全国范围内的宣传，袁隆平作为权威科学家的形象深入人心。在"挺转"与"反转"僵持不下的时候，很多人希望袁隆平能表达自己的态度。遗憾的是，很长一段时间，袁隆平对转基因技术的表态面容模糊。

不过，在最近接受媒体采访时的谈话中，这位老科学家对转基因技术表现出肯定的态度。2014年1月10日袁隆平在接受采访时说："转基因技术是目前的尖端技术，我认为转基因及转基因所属的分子技术将是未来发展方向。转基因技术不能一概而论，不能一听转基因就觉得很可怕。"袁隆平还表示，他将身体力行支持转基因技术的发展，自己也愿意试吃转基因作物。

转基因争论，折射出足够丰富的中国社会现状，多年后回望，会不会哑然失笑？

——— 必备知识 ———

## 一、转基因食品的安全性

### 1. 转基因食品安全事件

1998年，英国苏格兰研究所的Arpad Pusztiai教授用转基因马铃薯喂老鼠，1998年秋在电视上宣布大鼠食用后，引起器官生长异常，体重和器官质量减轻，免疫系统受损。此事引起国际轰动。这是对转基因食品提出的最早的，有所科学证据的质疑，并在英国及全世界引发了关于转基因食品安全性的大讨论。虽然，英国皇家学会于1999年5月宣布此项研究"充满漏洞"，从中不能得出转基因马铃薯有生物健康的结论。

1998年3月，美国专利和商标局批准了一项由美国农业部和DPL公司联合的所谓"终结者"技术专利，"终结者"技术获得专利后引起国际的强烈反响。因为该技术不是一般性技术，利用这个技术可以使作物第一年种植获得的种子不育，在第二年种植时，种子会自动死亡。"终结者"技术是将一种终止子基因插入到作物基因组中得到转基因作物种子，种子公司在种子出售前，在种子表面喷上一种诱导剂，农民播种后，种子可以长成正常的植株，结出成熟的种子。但是在诱导剂的作用下，插入的终止子基因会在种子成熟时激活启动，产生毒素杀死种子胚胎，因此收获的种子在第二年再种植不能正常发芽，但这种种子在油脂、蛋白质等方面完全正常。美国农业部发言人声称，"终结者"技术是为了保护基因工程技术的知识产权。1998年10月，国际农业研究磋商小组在华盛顿召开会议，明确提出禁止"终结者"技术，理由主要有：外观上不能辨认终结者技术生产的种子，易造成不可弥补的损失；通过花粉非故意造成生物安全风险。1999年5月，美国康奈尔大学一个研究组报告，一个斑蝶食用了转苏云金杆菌的杀虫蛋白基因玉米花粉后44%死亡，表明转基因食品可能存在安全隐患。此事引起科学家对转基因食品的广泛争论。杀虫蛋白基因玉米中的杀虫晶体蛋白CryLA是特异毒杀鳞翅目害虫，斑蝶属于鳞翅目昆虫，自然会受到杀虫蛋白基因蛋白的影响。该事件成为《纽约时报》《华尔街日报》《今日美国》等报刊的头版消息。但是最后，该事件被科学界否定。

2001年7月9日联合国开发计划署承认，转基因食品可能会破坏生态平衡，它们可能把自身的基因传递给相关物种，产生超级杂草，也可能会对其他植物或动物产生意想不到的有害影响。有关转基因食品的潜在危险和安全性的许多问题，有待于进一步研究才能下结论。因此，对转基因食品的种植要慎重，否则可能对人体健康和生态造成不可估量的损失。虽然目前没有发现转基因食品对人类健康有害的案例，但这并不表明没有危害，因为它进入人类的时间还太短，其潜在危害在短时间内不会表现出来。直到目前为止，人类长期食用的食物是否安全仍然成疑，而科学界对这些食品是否安全也没有共识。世界粮农组织、世界卫生组织及合作组织这些国际权威机构都表示，人工移植外来基因可能令生物产生"非预期后果"。即是说我们到现在为止还没有足够的科学手段去评估转基因生物及食品的风险。国际消费者联会（成员包括全球115个国家的250个消费者组织）表示"现时没有一个政府或联合国组织会声称转基因食品是完全安全的。"

2. 对转基因食品的担忧

目前，人们对转基因食品安全性的担忧基本上可以归纳为3类：一是转基因食品里加入的新基因在无意中对消费者造成的健康危害；二是转基因作物中的新基因对食物链其他环节造成无意的不良后果；三是人为强化转基因作物的生存竞争性对自然界生物多样性的影响。其中人们最为担心的是转基因食品对人体健康是否安全及转基因食品与常规食品比较有无不安全的成分。这就需要对其主要营养成分、微量营养成分、抗营养因子的变化、有无毒性物质、有无过敏性蛋白、转入基因的稳定性和插入突变进行检测。另外，人们对转基因食品安全性的担忧表现为对"基因逃逸"的担心。所谓基因逃逸，就是指微生物之间可以通过转导转化接合进行基因转移。转基因作物及基因食品的有害基因是否会逃逸到人体或环境中，加快抗药性问题。如野生植物种通过受粉可能会完成抗除草剂的基因改良会变成"超级杂草"，由此形成的具有非自然抗逆性的植物对那些以其为生的动物们来说，可能会导致生物链的断裂。

3. 我国对转基因食品的态度

2015年8月，农业部表示，国际上关于转基因食品的安全性是有权威结论的，即通过安全评价、获得安全证书的转基因生物及其产品都是安全的。我国转基因生物安全管理法规遵循国际通行指南，并注重我国国情，能够保障人体健康和动植物、微生物安全以及生态环境安全。农业部表示，国际上关于转基因食品的安全性是有权威结论的，即通过安全评价、获得安全证书的转基因生物及其产品都是安全的。国际食品法典委员会制定的一系列转基因食品安全评价指南，是全球公认的食品安全评价准则和世界贸易组织国际食品贸易争端的仲裁依据。各国安全评价的模式和程序虽然不尽相同，但总的评价原则和技术方法都是参照上述标准制定的。

国际组织、发达国家和我国开展了大量转基因生物安全方面的科学研究，认为批准上市的转基因食品与传统食品同样安全。世界卫生组织认为，"目前尚未显示转基因食品批准国的广大民众食用转基因食品后对人体健康产生了任何影响"。经济合作与发展组织、世界卫生组织、联合国粮农组织召开专家研讨会，得出"目前上市的所有转基因食品都是安全的"的结论。欧盟委员会历时25年，组织500多个独立科学团体参与的130多个科研项目，结论是"生物技术，特别是转基因技术，并不比传统育种技术危险"。

我国转基因生物安全管理法规遵循国际通行指南，并注重我国国情，能够保障人体健康和动植物、微生物安全以及生态环境安全。2015年新修订并实施的《中华人民共和国食品安全法》对转基因食品标示及法律适用等问题进行了明确规定。正在修订的《中华人民共和国种子法》对涉及转基因植物的相关条款作了修改，《食品安全法实施条例》《农业转基因生物安全评价管理办法》等也正在修订。我国转基因法律法规体系已日臻完善。我国基本建立起涵盖研究、试验、生产、加工、经营、进出口全过程的安全监管体系，农业部、质检总局突出重点、严控源头，坚决防止转基因生物违规扩散。

目前，我国是唯一采用定性按目录强制标识方法的国家，也是对转基因产品标识最多的国家。2002年，农业部发布了《农业转基因生物标识管理办法》，制定了首批标识目录，包括大豆、油菜、玉米、棉花、番茄5类17种转基因产品。国内批准商业化生产仅有棉花和番木瓜，批准进口用作加工原料的有转基因大豆、玉米、棉花、油菜和甜菜，这些是在国内市场能见到的转基因农产品，与首批标识目录基本一致。

我国人多地少的状况下，转基因食品的发展显得更为重要。我们相信，随着对转基因食品检测技术的不断进步，转基因食品安全性评估体系和安全卫生监督管理办法将不断健全和完善，转基因食品必将为世人所接受，并将成为21世纪人类解决粮食安全问题的一条重要途径。

## 二、转基因食品已在国外端上餐桌，我国转基因食品在走上餐桌的道路仍困难重重

2015年11月19日，在生物科技发展史上是一个值得铭记的日子。美国食品与药物管理局（FDA）当日批准了将"转基因三文鱼"作为人类食用用途的方案，转基因三文鱼成为世界上第一例供食用转基因动物。在我国，现在批准可以进行商品化生产和销售的转基因农产品只有棉花和木瓜，番茄、辣椒、紫薯都不是转基因的。目前，中国对于农业转基因技术有三项原则，第一，转基因技术是前沿科学，中国不能没有一席之地，要加强技术研发；第二，转基因是新生事物，需要经过严格的科学评审和监测，任何进行商品化生产的转基因农产品只有确保安全才能上市；第三，充分保障消费者的知情权和自主选择权，任何转基因农产品，或者用转基因农产品作为加工原料的食品上市销售，都必须清晰标识。

我国对转基因的研究和应用的管理之严格，完全可以说，即使不是世界上最严格的国家，也一定是最严格的国家之一。在法律法规建设上，早先在1996年，农业部就发布了《农业生物基因工程安全管理实施办法》。后来在2001年，国务院颁布了《农业转基因生物安全管理条例》，对在中国境内从事的农业转基因生物研究、试验、生产、加工、经营和进出口等活动进行全过程安全管理。依据该条例，农业部和国家质量监督检验检疫总局先后制定了5个配套办法来规范农业转基因生物安全评价、进口安全管理、标识管理、加工审批、产品进出境检验检疫工作。

在管理体系建设上，建立了各个相关部门间协作的四个层面的管理体系。按照要求，在中国境内从事转基因生物研究，从实验室内的转化事件（即在实验室中构建载体将外源基因转入受体生物）开始就要向转基因安全管理机构报备，此后还需要继续进行中间试验、环境释放与生产试验，以及环境安全和食用安全评价。以"华恢1号"和"Bt汕优63"为例，这两种转基因水稻从1999年进行中间试验开始，至2009年拿到安全证书，经历了整整11年的时间（不包括实验室做转化，以及在田间选育到遗传稳定、农艺性状优良品系的时间）。

现在，农业部每年还会组织各地方相关部门对科研单位和种子公司种植的试验及繁殖材料取样进行转基因检测，以杜绝转基因材料的滥种和非法扩散。由此可见，我国对转基因的审批和监管是非常谨慎和严格的。转基因食品在我国走上餐桌的道路仍困难重重，任重道远。

▰ 知识拓展 ▰

### 转基因与非转基因区别

非转基因食品就是以前我们每天吃的常规种植方法培育出来的粮食、蔬菜等以及以其为原料做成的其他食品。转基因作物是近年来科学家在实验室培育出来的，能抗病虫害，产量很高，但有可能对人体正常生长发育造成负面影响，所以转基因食物一度受到社会抵触，很多食物生产厂商也都标榜自己生产的是"非转基因食物"而吸引消费者。目前还没有证据能够证明转基因作物对人体造成危害，提高产量确是解决粮食问题的一个重要途径。

一般来说，非转基因是自然界就存在的，是自然选择出来的个体；转基因则是经过了人为的改造，将某些外源基因转入到自然存在的个体或敲除其某些基因。从基因型来讲，转基因个体比非转基因个体多了或少了一些基因；从表现型来讲，转基因个体比非转基因个体多一些人们想要的性状，如高产、抗虫等。国家要求严管转基因种子，保护非转基因农产品生产基地，进一步加强转基因种子监管，严防非法转基因种子流入和种植，确保粮食生产安全，保护非转基因农产品生产基地。

各有关研发单位要严格按照相关规定进行过程管理，建立转基因活动管理记录，实施转基因材料转移合同制度，确保转基因材料可监管、可溯源，严防育种材料非法扩散。要对非法和违规研发、扩散、使用转基因材料、种子行为责任单位和相关责任人要依纪依法严肃追责和问责。鼓励社会各界和广大人民群众对非法研发、生产、经营、种植转基因农作物种子的行为进行举报，对举报的线索，要追根溯源，一查到底。

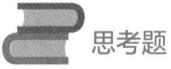
思考题

1. 简述转基因食品与非转基因食品有哪些区别？
2. 结合所学知识，谈谈你对转基因食品的想法？
3. 我国对转基因食品如何监管？
4. 人们对转基因食品安全性的担忧有什么？
5. 简述我国对转基因食品的态度？你有何感想？

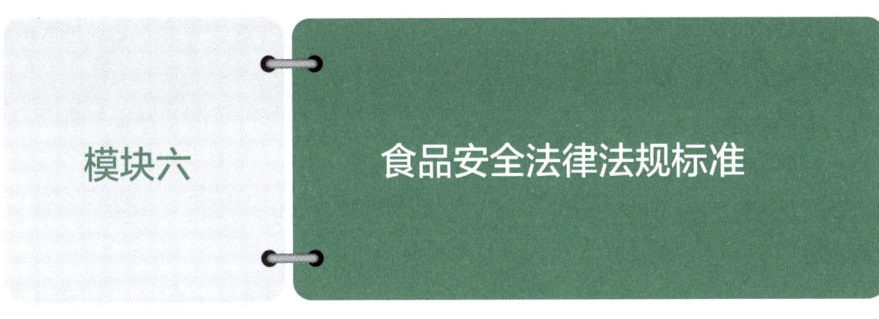

# 模块六 食品安全法律法规标准

## 项目一 食品安全法律法规

**学习目标**

1. 了解我国食品安全法的法律法规体系;
2. 了解新食品安全法、农产品质量安全法、产品质量法、消费者权益保护法、国务院关于加强食品安全工作的决定、食品安全法实施条例的主要内容;
3. 掌握食品安全法修订后的主要变化。

**案例分析　案例:双汇质量门事件**

2011年3月15日,中央电视台曝光双汇瘦肉精事件。3月31日上午,双汇集团因"瘦肉精"问题在河南漯河召开"万人职工大会",集团董事长万隆再次向消费者致歉,并承诺消费者将会严把质量关。

2011年5月底,桂林市李女士买了一袋玉米风味火腿肠,家人在食用时发现肠内掺有玻璃碴,李女士用尺子量后发现足足有1.7 cm。在电话沟通中,双汇方面强调其产品中不可能会有玻璃,并表示会派业务员上门核实。

5月底,天津王女士到超市买了10根双汇火腿肠,打开时发现严重长毛。双汇厂家的相关负责人在接受采访时表示,其生产环节肯定没有问题,但商品从生产到摆上货架还要经历一段时间,问题可能出在储藏或者运输环节。

6月初,南昌市民黄女士购买了一包双汇润口香甜王玉米风味香肠。4岁的外甥女食用时发现塑料外包装上有芝麻大的白色物体蠕动。工商执法人员对剩余的香肠进行了检查，也发现有近似虫卵的物体。

6月初，福州陈先生的妻子买回双汇非清真鸡肉肠和双汇"泡面拍档"香肠的搭售装，在食用时发现香肠"外衣"上布满蛆虫，其中一些已经死亡。事后，双汇福州负责人要求和陈先生单独协商解决办法，拒绝接受采访。后经记者了解，双汇答应向陈先生赔偿人民币100元。

6月初，南京市民卞先生购买的一袋双汇玉米热狗肠疑似变质，其女友在食用后严重腹泻，被送往医院治疗。事后，卞先生和双汇进行协商，双汇赔付医药费、误工费共计600元。

6月底，山东的杨先生在食用一根双汇Q星火腿肠时发现异物，经辨认竟是一条长约20cm的塑料绳。杨先生随即进行了投诉。双汇销售人员称这种情况很常见，属于良性杂质，同意赔付10根火腿肠，遭到杨先生的拒绝。在经过十几天的拉锯后，双汇支付给杨先生500元作为补偿，双方和解。

7月中旬，南京市的熊小姐在超市购买了两根双汇王中王火腿肠，在食用后中毒，入院抢救。该火腿肠生产日期为2011年4月11日，保质期6个月。事后，双汇工作人员解释为运输过程中破包导致火腿肠的霉变。但超市方面却表示自己定期检查火腿肠包装，坚称所销售的火腿肠包装是完整的。

2011年8月2日据《华西都市报》报道，成都市民谭先生的侄子在吃下一根双汇"Q趣儿"火腿肠后，上吐下泻，被送到医院治疗。在购买火腿肠的超市，谭先生、售货员及双汇业务员先后拆开同种类包装完整的火腿肠，均发现存在发臭的情况。而这些火腿肠都是2011年5月生产的，保质期为90天，离过期还有20多天的时间。受双汇成都地区负责人的委托，其供货商表示愿意赔付20000元，但前提是谭先生不要在媒体上曝光。

双汇的市场受到极大冲击，双汇集团意识到质量管理的重要性。在食品安全方面，双汇采取了多种措施。从源头上逐头检查生猪，确保100%无瘦肉精；双汇引入第三方检测机构——中国检验认证集团，进行全方位的第三方监督审核和检测检验，并定期向企业和社会反馈结果，公开透明，接受监督；强化源头控制的索赔机制，供应商供应前要签订质量安全承诺书，凡提供问题生猪的供应商，除按国家规定赔偿外，还要按商品价值的两倍进行索赔。2015年3月15日，双汇集团迎来第四个"食品安全警示教育日"，与此同时，"大江南北看双汇，双汇质量万里行"活动在该集团漯河总部正式启动。

—— 必备知识 ——

食品安全法律法规指的是由国家制定的适用于食品从农田到餐桌各个环节的一整套法律规定，它是国家对食品进行有效监督管理的基础。我国目前的食品安全法律法规体系包括国家基本法律、行政法规和部门规章。我国的食品安全基本法以《中华人民共和国食品安全法》《中华人民共和国产品质量法》《中华人民共和国农产品质量法》为主导，以《中华人民共和国消费者权益保护法》《中华人民共和国传染病防治法》《中华人民共和国进出口商品检验法》《中华人民共和国标准化法》等法律中相关食品质量安全的相关规定构成的食品安全法律体系。

## 一、《中华人民共和国食品安全法》

### （一）《中华人民共和国食品安全法》简介

《中华人民共和国食品安全法》（以下简称《食品安全法》）于2009年2月28日第十一届全国人民代表大会常务委员会第七次会议通过，由中华人民共和国第十二届全国人民代表大会常务委员会第十四次会议于2015年4月24日修订通过，自2015年10月1日起施行。其内容共包括十章：总则、食品安全风险监测和评估、食品安全标准、食品生产经营、食品检验、食品进出口、食品安全事故处置、监督管理、法律责任、附则。

### （二）《食品安全法》的适用范围

根据食品安全的特点和实际需要，借鉴国际通行做法，《食品安全法》规定，食品加工、食品经营、食品添加剂、食品相关产品的生产、经营和食品生产经营者使用食品添加剂、食品相关产品以及对食品、食品添加剂和食品相关产品的安全管理，应遵守本法。食用农产品的质量安全管理遵守农产品质量安全法的规定。但是，制定有关食用农产品的质量安全标准、公布食用农产品安全有关信息，应当遵守本法的有关规定。

### （三）《食品安全法》的主要内容

1. 食品安全的监管体制

国务院确定了对食品安全实行分段监管的体制。《食品安全法》规定：农业部门负责初级农产品生产环节的监督；质监部门负责食品加工环节的监管；工商部门负责食品流通环节的监管；卫生部门负责餐饮业和食堂等消费环节的监管；食品药品监管部门负责对食品安全的综合监督、组织协调和依法查处重大事故。同时，对不属于任何一个环节的工作，包括食品安全风险评估、食品安全标准制定、食品安全信息公布、食品安全事故的调查和处理以及有关食品检验机构的资质认定条件和检验规范的制定，规定由国务院授权的部门负责；并规定，国务院根据实际需要可以对食品安全监管体制做出调整。

2. 食品安全风险评估

食品安全风险评估是对食品的生物性、化学性和物理性对人体健康可能造成的不良影响的物质进行科学研究的过程。食品安全风险评估结果作为制定食品安全标准和制定政策的科学依据，是人们对食品安全监管规律的深刻认识的结果。《食品安全法》规定，食品安全风险评估的结果应当作为制定、修订食品安全标准和对食品安全实施监督管理的科学依据；国务院授权负责食品安全标准制定的部门应当根据食品安全风险评估结果及时修订、制定食品安全标准；国务院授权负责食品安全风险评估的部门应当会同国务院有关部门，根据风险评估结果和食品安全监督管理信息，对食品安全状况进行综合分析，对可能发生安全风险程度较高的食品提出食品安全风险警示，有国务院授权负责食品安全信息公布的部门予以公布。

3. 食品安全标准

《食品安全法》规定，制定、修订食品安全国家标准，应当根据食品安全风险评估结果，并充分考虑食用农产品质量安全风险评估结果，参照相关的国际标准，与我国经济、社会和科学技术发展水平相适应，并广泛听取食品生产经营者和其他有关单位和个人的意见。食品安全国家标准应当经食品安全国家标准评审委员会审查通过。

4. 食品检验

《食品安全法》规定，除本法或者其他法律另有规定外，食品检验机构必须经国务院认证认可监督管理部门依法进行资质认定后，方可从事食品检验活动。食品检验机构的资质认定条件和检验规范，由国务院食品药品监督管理部门规定。食品检验由食品检验机构指定的检验人独立进行，实行食品检验机构与检验人负责制。县级以上人民政府食品药品监督管理部门应当对食品进行定期或者不定期的抽样检验，并依据有关规定公布检验结果，不得免检。进行抽样检验，应当购买抽取的样品，委托符合本法规定的食品检验机构进行检验，并支付相关费用；不得向食品生产经营者收取检验费和其他费用。

5. 食品生产经营的主要制度

《食品安全法》为从制度上保证食品生产经营者成为食品安全的第一责任人，食品安全法除规定食品生产经营许可、食品生产经营者安全信用档案等制度外，还确立了不安全食品召回和停止经营等一系列法律制度。主要包括如下。

（1）生产流通和餐饮服务许可制度　国家对食品生产经营实行许可制度，从事食品生产、食品流通、餐饮服务，应当依法取得食品生产许可、食品流通许可和餐饮服务许可。

（2）索票索证制度　食品生产者采购食品原料、食品添加剂、食品相关产品应当查验供货者的许可证和产品合格证明文件。食品生产企业应当建立进货查验记录制度、出厂检验记录制度和台账制度。

（3）企业的食品安全管理制度　食品生产经营企业应当建立健全本单位的食品安全管理制度，加强对职工食品安全知识的培训，配备专职或兼职食品安全管理人员，做好对所生产经营食品的检验工作，依法从事食品生产经营活动。食品生产企业应当就下列事项制定并实施控制要求，保证所生产的食品符合食品安全标准：原料采购、原料验收、投料等原料控制；生产工序、设备、储存、包装等生产关键环节控制；原料检验、半成品检验、成品出厂检验等检验控制；运输和交付控制。

（4）食品召回和停止经营制度　食品安全法借鉴国际通行做法，明确了不安全食品的召回和停止经营制度。食品生产者发现其生产的食品不符合食品安全标准，应当立即停止生产，召回已经上市销售的食品，通知相关生产经营者和消费者，并记录召回和通知情况。食品经营者发现其经营的食品不符合食品安全标准，应当立即停止经营，通知相关生产经营者和消费者，并记录停止经营和通知情况。食品生产经营者未依照规定召回或停止经营不符合食品安全标准的食品的，县级以上质检、工商、食品药品监管部门可以责令其召回或者停止经营。

（四）新修订《食品安全法》的主要变化

新修订的食品安全法由原来的104条变成154条。

1. 大幅加重法律责任

健全责任机制，提高违法成本。严厉法律责任、重罚治乱是《食品安全法》修改的一个重要思路，也是新法的一个重要特征。加重法律责任突出表现在三个方面：完善民事赔偿机制、加大行政处罚力度、与刑事责任的衔接。除此之外，新法在严厉执法的同时还新增食品经营者豁免条款。

（1）完善民事赔偿机制　新《食品安全法》规定民事赔偿实行首付责任制，在尊重消费者选择赔偿主体的基础上，突出规定先接到消费者赔偿请求的生产者或经营者，应当承担先行赔付责任，不得推诿。新《食品安全法》实行第三方连带责任，第三方主体如明知食品经营者从事严重违法行为、仍为其提供生产场所或者其他条件的，将与生产经营者共同对消费者承担连带责任。第三方平台未依法对入网食品经营者进行实名登记、审查许可证而使消费者的合法权益受到损害的，与食品经营者共同承担连带责任。新《食品安全法》完善了赔偿标准，规定了法定情形下，消费者十倍价款或者三倍损失的惩罚性赔偿金制度。生产不符合食品安全标准的食品或者经营者明知是不符合食品安全标准的食品，消费者除要求赔偿损失外，还可以向生产者或者经营者要求支付价款十倍或者三倍损失的赔偿金，增加的赔偿金额不足一千元的，为一千元。价款十倍的赔偿金在原法中已有规定，但三倍损失以及增加的赔偿金额不足一千元按一千元计则是基于食品的特性而做出的新规定，这在产品价款较低但造成的损失较高时更能体现惩罚力度。

（2）加大行政处罚力度　新《食品安全法》大幅度提高了原有的处罚金额，将处罚金额上调了数倍，最高可达货值的三十倍。低违法成本将成为历史，重罚将成为今后食品违法处罚的明显趋势。新法增加了对明知从事严重违法行为、仍为其提供生产场所或者其他条件的主体的处罚，最高处罚金额可达二十万元。除了增加违法的处罚金额外，新法强化了对食品从业人员的管理。对违法个人施加人身性质或资格的处罚，处罚包括终身禁入制度和限制从业制度。终身禁入制度指食品安全犯罪被判处有期徒刑以上刑罚的，终身不得从事食品生产经营管理工作、以及担任食品安全管理人员；同时，严禁食品经营主体聘用上述人员。对于严重违法的直接负责主管或其他责任人，可直接予以行政拘留。限制从业制度指被吊销许可证的食品生产经营者及其法定代表人、直接负责的主管人员和其他直接责任人员五年内不得申请食品生产经营许可，或者从事食品生产经营管理工作、担任食品生产经营企业食品安全管理人员。

（3）与刑事责任的衔接　新《食品安全法》增加了规定：行政部门发现涉嫌构成食品安全犯罪的，应当依法移送公安机关立案侦查并追究其刑事责任，同时公安机关对于不构成犯罪但是应当追究行政责任的案件也应当及时移送行政部门。这一条款主要是将《食品安全法》中规定的行政责任的追究与《刑法》第一百四十一、一百四十三、一百四十四条等规定的食品安全犯罪刑事责任的追究相衔接，也是加强行政部门和公安机关在打击食品安全违法活动中的协作。

新法在严峻以上责任的同时，对于已尽合理注意义务的不知情食品经营者新增了豁免条款。

2. 整合食品安全监管体制

新《食品安全法》将多部门分段监管食品安全的体制转变为由食品药品监管部门统一负责食品生产、流通和餐饮服务监管的相对集中的体制。新法下，多部门分段监管将成为历史，食品药品监管部门"一揽子"主导监管，其他部门包括卫生部门、工商部门、质监部门则发挥辅助监管作用。

3. 实施全过程和全方位监管

全过程监管强调从食品原料阶段至消费者购入之间各个环节的无缝管理。

（1）源头阶段延伸至食用农产品　新法首次明确将食用农产品的销售纳入《食品安全法》的管辖，同时规定了一系列与食用农产品相关的要求，包括食用农产品检验制度、进货查验记录制度、投入品记录制度等。新法特别指出，食用农产品的销售无需申请食品流通许可证。新法还规定，食用农产品的质量安全管理仍然适用《农产品质量安全法》。

（2）食品储存和运输直接纳入监管环节　新法明确将储存、运输、装卸作为六大适用经营行为之一。尽管修订前，《食品安全法》也涉及了食品的运输和储存环节，但新法的规定更加全面和细致，并首次规定了从事食品储存、运输和装卸的非食品生产经营者的义务（第三十三条规定了非食品生产经营者应当与食品生产经营者遵守同样的储存、运输和装卸的安全要求）和责任（第一百三十二条规定，未按要求进行食品储存、运输和装卸的由相关部门责令改正、责令停产停业并处一万元以上五万元以下罚款，情节严重的可吊销许可证）。

（3）生产、流通环节的新要求　新法在生产和流通环节增加更多的要求，包括投料、半成品及成品检验等关键事项的控制要求、批发企业的销售记录制度、生产经营者索证索票以及进货查验记录等制度。新要求包括：新法第四十七条新设食品生产经营者食品安全自查制度，要求食品生产经营者定期对食品安全状况进行检查和评价；对于原有批发企业的销售记录制度，新法第五十三条则规定应当建立相关记录并保存凭证。对于原有生产经营者的索证索票、进货查验记录制度，新法更加详细具体地规定记录和凭证保存期限不得少于产品保质期满后六个月；没有明确保质期的，保存期限不得少于两年。

（4）增加第三方平台网络食品交易规定　流通环节中的第三方平台网络食

品交易是本次修订新增的内容。新法规定了食品经营者在第三方网络交易平台的实名登记制度和第三方平台审查经营者许可证的义务，并规定了第三方平台提供者未遵守该制度的连带责任。网络食品交易第三方平台提供者应当对入网食品经营者进行实名登记，明确其食品安全管理责任；依法应当取得许可证的，还应当审查其许可证。网络食品交易第三方平台提供者发现入网食品经营者有违反本法规定行为的，应当及时制止并立即报告所在地县级人民政府食品药品监督管理部门；发现严重违法行为的，应当立即停止提供网络交易平台服务。

（5）全面强化食品添加剂的管理　　新法第二十六条规定食品安全标准应包含食品添加剂中危害人体健康物质的相关限量规定。第三十四条明确列出了禁止生产经营的食品添加剂。第一百二十四条增加了违法生产和经营第三十四条禁止的食品添加剂的处罚。

（6）餐饮服务环节　　新法增设了餐饮服务提供者的原料控制义务以及学校等集中用餐单位的食品安全管理规范。从责任角度来看，对餐饮服务提供者未按规定制定、实施生产经营过程控制的责任有所加重。新法明确规定，该种违法情形由相关部门责令改正，给予警告，拒不改正的，处五千元以上五万元以下罚款。在新法中对餐饮服务环节进行规范是对全过程监管这一理念的贯彻，体现了从"菜篮子"到"餐桌"的监管。

4. 对特殊食品的监管

新《食品安全法》专门设立了特殊食品一节，集中规定包括保健食品、婴幼儿食品的法律要求。

（1）保健食品

① 注册制与备案制相结合：新法将现有的保健食品统一注册制度改变为注册与备案相结合的制度（向国家食药监注册）。根据新法，注册制适用于使用保健食品原料目录以外原料的保健食品以及首次进口的保健食品，而备案则适用于属于补充维生素、矿物质等营养物质的初次进口的保健食品（向国家食药监备案）以及其他保健食品（省级食药监备案）。相比注册制，备案制无需技术审批环节，程序相对简化。

② 对保健食品广告的要求：新法明确规定保健食品的广告内容应当经生产企业所在地省、自治区、直辖市人民政府食药监管理部门审查批准，并取得保健食品广告批准文件。新法增加了对保健食品广告的要求，必须声明"不得替代药物"。

③ 制定保健功能目录：新法中规定，由国务院食药监会同其他部门制定保健食品原料目录和允许保健食品声称的保健功能目录。保健食品原料目录应当包括原料名称、用量及其对应的功效。这将有助于规范保健食品市场。

（2）婴幼儿配方食品及婴幼儿配方乳粉　　新法在条文上增加了婴幼儿配方食品的备案和出厂逐批检验等义务，并将婴幼儿配方乳粉产品的配方由备案制改为注册制，且重申不得以分装方式生产婴幼儿配方乳粉。婴幼儿乳粉的配方由备案制变更为注册制，意味着食品药品监督管理部门将会对企业提交的乳粉配方进行审查，且企业在申请注册时必须提交能够表明配方的科学性、安全性的相关材料。这表明国家对婴幼儿乳粉的配方将采取更为严格的管控，企业在设计配方时也应当对其科学性和安全性更加注意。新法的另一个新变化是将配方备案和出厂逐批检验制度扩展到了所有婴幼儿配方食品，而不再局限于婴幼儿乳粉制品。

5. 进出口食品管理制度

进出口食品管理制度的主要变化有以下两个方面内容。

（1）当地国家标准　尚无食品安全国家标准的进口食品可由境外出口商提交所执行的相关国家（地区）的标准或者国际标准，以替代原法规定的相关安全性评估材料。当地国家标准或国际标准，显然比提供安全性评估资料更加简便，也更方便操作，从而能够加快缺乏国内食品标准的产品取得许可的过程，也能够为卫生部门制定新的标准提供参考。

（2）进口商审核体系　规定进口商应当建立境外出口商、境外生产企业审核制度。此条规定要求了进口商建立审核体系，着重审核进口食品、食品添加剂、食品产品符合《食品安全法》、食品安全国家标准以及标签和说明书的合规性。

6. 继承性修订的有关内容

新法明确规定了禁止将剧毒、高毒农药用于蔬菜、瓜果、茶叶和中草药材等国家规定的农作物。该规定在2001年颁布的《农药管理条例》第二十七条中已有完全相同的规定。新法中增加了违反该规定情况下可对相关负责人处以行政拘留。新法第六十九条新增了转基因食品标识的要求，强调了转基因食品的标识应当"显著"。新法加入了食用农产品销售者的进货查验记录制度、食用农产品批发市场的检验要求。在新法中写入该条体现了建立食品和食用农产品全程追溯协作机制的理念。新法新增了进口食品进口商的备案。

## 二、《中华人民共和国农产品质量安全法》

《中华人民共和国农产品质量安全法》（以下简称《农产品质量安全法》）由中华人民共和国第十届全国人民代表大会常务委员会第二十一次会议于2006年4月29日通过，自2006年11月1日起施行。《农产品质量安全法》共包括总则、农产品质量安全标准、农产品产地、农产品生产、农产品包装和标识、监督检查、法律责任、附则八章内容。农产品是指来源于农业的初级产品，即在农业活动中获得的植物、动物、微生物及其产品。农产品质量安全，是指农产品的质量符合保障人的健康、安全的要求。农产品的质量安全状况如何，直接关系着人民群众的身体健康乃至生命安全。"民以食为天，食以安为先"。不但要保证老百姓吃得饱，还要保证老百姓吃得安全、吃得放心，这是坚持以人为本、对人民高度负责的体现。为了从源头上保障农产品质量安全，维护公众的身体健康，促进农业和农村经济的发展，制定出台了《农产品质量安全法》。

(一)《农产品质量安全法》规定的基本制度

《农产品质量安全法》从我国农业生产的实际出发，遵循农产品质量安全管理的客观规律，针对保障农产品质量安全的主要环节和关键点，确立了七个基本制度。第一，政府统一领导，农业主管部门依法监管，其他有关部门分工负责的农产品质量安全管理体制。第二，农产品质量安全标准的强制实施制度。政府有关部门应当按照保障农产品质量安全的要求，依法制定和发布农产品质量安全标准并监督实施；不符合农产品质量安全标准农产品，禁止销售。第三，防止因农产品产地污染而危及农产品质量安全的农产品产地管理制度。第四，农产品的包装和标识管理制度。第五，农产品质量安全监督检查制度。第六，农产品质量安全的风险分析、评估制度和农产品质量安全的信息发布制度。第七，对农产品质量安全违法行为的责任追究制度。

(二)《农产品质量安全法》的主要内容

1.《农产品质量安全法》对农产品产地管理的规定

农产品产地环境对农产品质量安全具有直接、重大的影响。抓好农产品产地管理，是保障农产品质量安全的前提。农产品质量安全法规定，县级以上政府应当加强农产品产地管理，改善农产品生产条件。禁止违反法律、法规的规定向农产品产地排放或者倾倒废水、废气、固体废物或者其他有毒有害物质；禁止在有毒有害物质超过规定标准的区域生产、捕捞、采集农产品和建立农产品生产基地。县级以上地方政府农业主管部门按照保障农产品质量安全的要求，根据农产品品种特性和生产区域大气、土壤、水体中有毒有害物质状况等因素，认为不适宜特定农产品生产的，应当提出禁止生产的区域，报本级政府批准后公布执行。

2. 农产品生产者在生产过程中应当保障农产品质量安全的规定

生产过程是影响农产品质量安全的关键环节。《农产品质量安全法》对农产品生产者在生产过程中保证农产品质量安全的基本义务作了如下规定：

（1）依照规定合理使用化肥、农药、兽药、饲料和饲料添加剂等农业投入品，严格执行农业投入品使用安全间隔期或者休药期的规定，禁止使用国家明令禁止使用的农业投入品，防止因违反规定使用农业投入品危及农产品质量安全。

（2）依照规定建立农产品生产记录。

（3）对其生产的农产品的质量安全状况进行检测。农产品生产企业和农民专业合作经济组织应当自行或者委托检测机构对其生产的农产品的质量安全状况进行检测，经检测不符合农产品质量安全标准的，不得销售。

3.《农产品质量安全法》对农产品的包装和标识的要求

逐步建立农产品的包装和标识制度，对于方便消费者识别农产品质量安全状况，对于逐步建立农产品质量安全追溯制度，都具有重要作用。农产品质量安全法对于农产品包装和标识的规定：对国务院农业主管部门规定在销售时应当包装和附加标识的农产品，农产品生产企业、农民专业合作经济组织以及从事农产品收购的单位或者个人，应当按照规定包装或者附加标识后方可销售；属于农业转基因生物的农产品，应当按照农业转基因生物安全管理的规定进行标识。依法需要实施检疫的动植物及其产品，应当附具检疫合格的标志、证明。农产品在包装、保鲜、储存、运输中使用的保鲜剂、防腐剂和添加剂等材料，应当符合国家有关强制性的技术规范。销售的农产品符合农产品质量安全标准的，生产者可以申请使用无公害农产品标识；农产品质量符合国家规定的有关优质农产品标准的，生产者可以申请使用相应的农产品质量标志。

4.《农产品质量安全法》监督检查制度

依法实施对农产品质量安全状况的监督检查，是防止不符合农产品质量安全标准的产品流入市场，危害人民群众健康的必要措施，是农产品质量安全监管部门必须履行的法定职责。农产品质量安全法规定的农产品质量安全监督检查制度的主要内容包括：县级以上政府农业主管部门应当制定并组织实施农产品质量安全监测计划，对生产中或者市场上销售的农产品进行监督抽查，监督抽查结果由省级以上政府农业主管部门予以公告，以保证公众对农产品质量安全状况的知情权。监督抽查检测应当委托具有相应的检测条件和能力检测机构承担，并不得向被抽查人收取费用。被抽查人对监督抽查结果有异议的，可以申请复检。县级以上农业主管部门可以对生产、销售的农产品进行现场检查，查阅、复制与农产品质量安全有关的记录和其他资料，调查了解有关情况。对经检测不符合农产品质量安全标准的农产品，有权查封、扣押。对检查发现的不符合农产品质量安全标准的产品，责令停止销售、进行无害化处理或者予以监督销毁；对责任者依法给予没收违法所得、罚款等行政处罚；对构成犯罪的，由司法机关依法追究刑事责任。

## 三、《中华人民共和国产品质量法》

《中华人民共和国产品质量法》（以下简称《产品质量法》）于1993年2月22日第七届全国人民代表大会常务委员会第三十次会议通过，自1993年9月1日起实行。根据2000年7月8日第九届全国人民代表大会常务委员会第十六次会议《关于修改〈中华人民共和国产品质量法〉的决定》第一次修正，根据2009年8月27日第十一届全国人民代表大会常务委员会第十次会议《关于修改部分法律的决定》第二次修正。共包括总则、产品质量的监督、生产者、销售者的产品质量、责任和义务、损害赔偿、罚则、附则六章内容。产品质量法是调整在产品的生产、销售和消费领域中，因产品质量而发生的生产者、销售者与消费者之间的权利、义务关系以及产品质量监督管理关系的法律规范。

（一）《产品质量法》的实施意义

从我国实际出发，根据建设社会主义市场经济体制的需求，实行宏观调控与市场引导相结合的方针，激励企业提高产品质量，是实施产品质量法的根本目的。《产品质量法》的颁布是提高我国产品质量的需要；是规范社会经济秩序的需要；是保护消费者合法权益的需要；是建立和完善我国产品质量法制的需要。

（二）《产品质量法》的适用范围

产品质量法中的产品是指经过加工、制作并用于销售的产品，并不是所有的产品都适合用产品质量法来调整。农产品、渔业产品等直接来自自然界的物品，未经过加工制作过程，不属于产品质量法所称的产品。虽经过加工制作但不用于销售，仅用于个人消费的产品，也不属于产品质量法的调整范围。建设工程不适用产品质量法，但是建设工程使用的建筑材料、建筑构配件和设备，适用产品质量法。兽药不适用产品质量法。军工产品不适用产品质量法的规定。

（三）《产品质量法》的特点

《产品质量法》是一部综合性的法律规范。它调整的社会关系相当广泛，它把产品质量的监督管理和产品责任合二为一，它的立法宗旨是加强对产品质量的监督管理，提高产品质量水平，明确产品质量责任，保护消费者的合法权益，维护社会经济秩序，体现了国家干预市场的经济法精神。《产品质量法》具有统一立法，区别管理；标本兼治，突出重点；扶优治劣，建立机制；立足国情，借鉴国外等特点。

（四）《产品质量法》的主要内容

《产品质量法》的基本内容包括产品质量监督管理和产品质量责任。

1. 产品质量的监督管理

（1）产品质量监督体制所包括的机构和职能　产品质量监督管理是指各级人民政府质量监督部门依据法定权限对产品质量进行监督管理的活动。就全国来说，具有产品质量执法监督职能的是国务院产品质量监督管理部门。国务院有关部门在各自的职责范围内负责产品质量监督工作。县级以上地方人民政府管理产品质量监督工作的部门，指的是单独设置的技术监督部门或未单独设置但具有产品质量监督管理职能的部门。国务院有关部门和县级以上人民政府有关部门在各自的职责范围内负责产品质量的监督管理工作。

（2）产品质量监督的管理、检查制度　国家对涉及人体健康、人身和财产安全的产品，对影响国计民生的重要产品，以及用户、消费者、有关组织反映有质量问题的产品实行监督检查制度。国家采取激励引导政策，对企业的技术进步给予奖励，对质量管理先进和产品达到国际先进水平、成绩显著的单位和个人，给予奖励。

（3）生产者、销售者的产品质量的责任和义务

① 生产者的产品质量责任和义务：生产者有保证产品内在质量的义务。产品不存在危及人身、财产安全的不合理的危险，有保障人体健康、人身、财产安全的国家标准行业标准的，应当符合该标准；具备产品应当具备的使用性能，但是，对产品存在使用性能的瑕疵做出说明的除外；符合在产品或其包装上注明采用的产品标准；符合以产品说明、实物样品等方式表明的质量状况。《产品质量法》对产品或其包装上的标识规定：应有产品质量检验合格证明；

应有中文标明的产品名称、生产厂家和厂址；根据产品的特点和使用要求，需要标明产品规格、等级、所含主要成分的名称和含量的，应用中文相应予以标明；需要事先让消费者知晓的，应当在外包装上标明，或者预先向消费者提供有关资料；限期使用的产品，应当在显著位置清晰地标明生产日期和安全使用期或失效日期；使用不当，容易造成产品本身损坏或者可能危及人身、财产安全的产品，应有警示标志或者中文警示说明；裸装的食品和其他根据产品的特点难以附加标识的裸装产品，可以不附加产品标识。《产品质量法》对某些特殊产品包装的规定：对易碎、易燃、易爆、有毒、有腐蚀性、有放射性等危险物品以及储运中不能倒置和其他有特殊要求的产品，其包装质量必须符合相应要求，依照国家有关规定做出警示标识或中文警示说明，标明储运注意事项。《产品质量法》中禁止生产者从事的行为有：第一，生产者不得生产国家明令淘汰的产品。国家明令淘汰的产品是指国务院有关行政部门依据其行政职能，对消耗能源、污染环境、疗效不确、毒副作用大、技术明显落后的产品，按照一定的程序，采用行政措施，通过发布行政文件的形式，向社会公布自某日起禁止生产、销售的产品。第二，生产者不得伪造产地。伪造产品产地是指在甲地生产的产品，而在产品标识上标注乙地的地名的质量欺诈行为。第三，生产者不得伪造或者冒用他人的厂名、厂址。伪造或者冒用他人厂名、厂址是指非法标注他人厂名、厂址标识，或者在产品上编造、捏造不真实的生产厂名和厂址以及在产品上擅自使用他人的生产厂厂名和厂址的行为。第四，生产者不得伪造或冒用认证标志等质量标志。质量标志是指标明产品质量状况的证书、标记。伪造或者冒用认证标志等质量标知识质在产品、标签、包装上，用文字、符号、图案等方式非法制作、编造、捏造或非法标注质量标志以及擅自使用未获批准的质量标志的行为。第五，生产者生产产品，不得掺杂、掺假，不得以假充真，以次充好。第六，生产者不得以不合格产品冒充合格产品。掺杂、掺假是指生产者、销售者在产品中掺入杂质或者造假，进行质量欺诈的违法行为；以假充真是指依此产品冒充与其特征、特性等不同的他产品或者冒充同一类产品中具有特定质量特征、特性的产品的欺诈行为；以次充好是指以低档次、低等级产品冒充高档次、高等级产品或者以旧产品冒充新产品的违法行为。

② 销售者的产品质量责任和义务：销售者应当建立并执行进货检查验收制度，验明产品合格证明和其他标识。如果在验收中发现产品的质量、品种、规格、产品标识不符合规定，销售者应当提出书面异议，要求供货方予以解决；如果需方不提出异议的，责任由其自负。销售者应当采取措施，保持销售产品的质量。销售者应当根据产品的特点，采取必要的防雨、防晒、防霉变处理，对某些特殊产品采取控制温度、湿度等措施，确保其销售的产品不失效、不变质。销售者不得销售国家明令淘汰并停止销售的产品和失效、变质的产品。销售者销售的产品标识应当符合法律对生产产品或其包装上的标识的规定。销售者不得伪造产地，不得伪造或冒用他人的厂名、厂址。销售者不得伪

造或冒用认证标志等质量标志。销售者销售产品不得掺杂、掺假，不得以假充真，以次充好，不得以不合格产品冒充合格产品。

2. 产品质量责任

产品质量责任是指产品质量因不符合国家法律、法规、质量标准的规定或合同约定时，产品的生产者或销售者所应承担的责任。产品质量责任是一个社会问题，涉及民法、经济法、行政法、刑法等多个法律部门，只有多部门集中协作，才能从根本上解决这个问题。《产品质量法》第三条规定，生产者、销售者应当建立健全内部产品质量管理制度，严格实施岗位质量规范、质量责任以及相应的考核办法。这是一条强制性的规定。《产品质量法》第六条规定，国家鼓励推行科学的质量管理方法，采用先进的科学技术，鼓励企业产品质量达到并且超过行业标准、国家标准和国际标准。产品质量法第七条规定了各级人民政府对提高产品质量的责任。一个国家质量水平的提高，是一项宏伟的系统工程，既要靠市场机制，也要靠政府进行一定的宏观调控。产品质量的提高不仅要靠政府管理，同时也要靠政府促进。提高产品质量水平，既是企业的责任，也是政府的责任。产品质量责任包括如下方面。

（1）民事责任　民事责任主要包括产品瑕疵担保责任和产品缺陷赔偿责任。因产品质量发生民事纠纷时，可以通过协商、调解、协议仲裁和诉讼四种渠道予以处理。责任形式主要有：第一，修理、更换、退货。责任人为销售者。承担责任的条件包括：不具备产品使用性能而事先未作说明的；不符合在产品或者其包装上注明采用的产品标准的；不符合以产品说明、实物样品等方式表明的产品质量状况的。承担了责任的销售者，如果因产生责任的缺陷系由生产者或其他供货者引起，可以行使追偿权。第二，赔偿损失。产品存在缺陷造成人身、缺陷产品以外其他财产损害的，生产者应当承担赔偿责任。以下情况生产者可以免责：未将产品投入流通的；产品投入流通时，引起损害的缺陷尚不存在；将产品投入流通时的科学技术水平尚不能发现缺陷的存在。要由消费者举证。民事责任是最基本的责任，不仅不依赖于其他责任而存在，而且在一定条件下会排除其他以金钱为内容的责任，如行为人财产不足以同时支付赔偿金和罚款或罚金时，优先支付赔偿金。

（2）行政责任　行政责任是指侵害了受法律保护的产品质量行政关系而尚未造成犯罪的，应当承担行政责任，受到国家有关行政部门的行政制裁。常见违法行为有：生产的产品不符合国家标准、行业标准或其产品标识上采用的标准；掺杂、掺假、以假充真、以次充好、以不合格产品冒充合格产品；伪造产地、伪造或者冒用他人厂名、厂址等。行政法上的责任形式主要是责令停止生产销售、警告、罚款、没收财物、没收违法所得、罚款、吊销营业执照、取消检验认证资格等。

（3）刑事责任　刑事责任指生产、销售了刑法以及有关产品质量法律法规规定禁止生产销售的产品，依照刑法规定应当承担刑罚的法律后果。质量监督部门或工商行政管理部门在查处违法行为过程中，如发现行为人的行为涉嫌构成犯罪，应当移交司法机关追究刑事责任。如制售假冒伪劣产品罪所应承担的责任。

### 四、《中华人民共和国消费者权益保护法》

《中华人民共和国消费者权益保护法》(以下简称《消费者权益保护法》)是维护全体公民消费权益的法律规范，是为了保护消费者的合法权益，维护社会经济秩序稳定，促进社会主义市场经济健康发展而制定的一部法律。《消费者权益保护法》于1993年10月31日全国人大常委会第4次会议通过，自1994年1月1日起施行。2009年8月27日第一次修正，2013年10月25日第2次修正，2014年3月15日正式实施。《消费者权益保护法》分总则、消费者的权利、经营者的义务、国家对消费者合法权益的保护、消费者组织、争议的解决、法律责任、附则共8章。新消法最重要的理念是与时俱进，进一步体现了公平与效率并举，更加注重公平，体现了规范与发展并举，更加注重规范，体现了契约自由和契约正义同等关注，更加注重契约正义，体现了平等善待消费者与经营者，同时更加鲜明地向消费者适度倾斜的立法理念。对经营者、监管部门、消费者及其组织都有新的具体的要求规定。

(一)《消费者权益保护法》的适用范围

消费者权益保护法是调整在保护消费者权益过程中发生的经济关系的法律规范。消费者，是指为满足个人生活消费的需要而购买、使用商品或接受服务的自然人。该法用于协调个体营利性和社会公益性之间的矛盾，兼顾效率与公平，以推动经济的稳定增长，保障社会公共利益和基本人权，从而推动经济和社会的良性运行和协调发展。

(二)《消费者权益保护法》的主要内容

1. 消费者的权利

我国消费者应享受的权利包括九类。

(1) 保障安全权　保障安全权是消费者最基本的权利，是消费者在购买、使用商品和接受服务时享有的保障其人身、财产安全不受侵害的权利。

(2) 知悉真情权　它是消费者在消费时享有知悉其购买、使用的商品或接受的服务真实情况的权利。

(3) 自主选择权　自主选择权是消费者享有的自主选择商品或服务的权利，包括以下几个方面：自主选择商品或服务的经营者的权利；自主选择商品或服务方式的权利；自主决定购买或不购买任何一种商品、接受或不接受任何一项服务的权利；自主选择商品或服务时享有的进行比较、鉴别和挑选的权利。

(4) 公平交易权　它是消费者在购买商品或接受服务时享有的获得质量保障和价格合理、计量正确等公平交易条件的权利。

(5) 依法求偿权　它是消费者在因购买、使用商品或接受服务受到人身、财产损害时享有的要求获得赔偿的情况。依法求偿权是弥补消费者损害的必不可少的经济性权利。

（6）依法结社权　它是消费者享有的依法成立维护自身合法权益的社会团体的权利。

（7）求教获知权　它是消费者享有的获得有关消费者和消费者权益保护方面知识的权利。

（8）维护尊严权　它是消费者在购买、使用和接受服务时享有的其人格尊严、民族风俗习惯得到尊重的权利。

（9）监督批评权　它是消费者享有对商品和服务以及保护消费者权益工作进行监督的权利。

2. 经营者的义务

（1）经营者有保障人身和财产安全的义务　为了有效实现消费者的保障安全权，经营者应当保证其提供的商品或服务符合保障人身、财产安全的要求；对于可能危及人身、财产安全的商品或服务，应当向消费者做出真实的说明和明确的警示，并说明和表明正确使用商品或服务的方法以及防止危害发生的方法。经营者发现其提供的商品或服务存在严重缺陷，即使正确使用商品或接受服务仍然可能对人身、财产安全造成危害的，应当立即向有关部门报告和告知消费者，并应采取防止危害发生的措施。

（2）经营者有不得作虚假宣传的义务　为了保证消费者的知悉真情权，经营者应向消费者提供有关的商品或服务的真实信息，不得作引人误解的虚假宣传，否则就构成侵犯消费者权益的行为和不正当竞争行为。经营者对消费者就其提供的商品或服务的质量和使用方法等具体问题提出询问时，应当做出真实、明确的答复。在价格标示方面，商店在提供商品时，应当明码标价。

（3）经营者有出具相应的凭证和单据的义务　经营者在提供商品或服务，应当按照国家有关规定或商业惯例向消费者出具购货凭证或服务单据；消费者索要购买凭证或服务单据的，经营者必须出具。由于购货凭证或服务单据具有重要的证据价值，对于界定消费者和经营者的权利义务也具有重要意义，因此明确经营者出具相应的购货凭证和单据的义务，有利于保护消费者权益。

（4）经营者有不得从事不公平、不合理的交易的义务　为了保证消费者的公平交易权，经营者不得以格式合同、通知、声明、店堂告示等方式对消费者做出不公平、不合理的规定，或者减轻、免除其损害消费者合法权益应当承担的民事责任。经营者在格式合同、声明、店堂告示等含有对消费者做出不公平、不合理的规定或减轻、免除经营者损害赔偿责任等内容的，其内容无效。

3. 争议的解决

（1）争议解决的途径　争议解决的途径有：与经营者协商和解；请求消费者协会调解；向有关行政部门申诉；提请仲裁；向人民法院提起诉讼。

（2）责任与赔偿　消费者在购买、使用商品时，其合法权益受到损害的，可以向销售者要求赔偿。销售者赔偿后，属于生产者的责任或者属于向销售者提供商品的其他销售者的责任的，销售者有权向生产者或者其他销售者追偿。消费者或者其他受害人因商品缺陷造成人身、财产损害的，可以向销售者要求赔偿，也可以向生产者要求赔偿。属于生产者责任的，销售者赔偿后，有权向生产者追偿。属于销售者责任的，生产者赔偿后，有权向销售者追偿。消费者在接受服务时，其合法权益受到损害的，可以向服务者要求赔偿。消费者在展销会、租赁柜台购买商品或者接受服务，其合法权益受到损害的，可以向销售者或者服务者要求赔偿。展销会结束或者柜台租赁期满后，也可以向展销会的举办者、柜台的出租者要求赔偿。展销会的举办者、柜台的出租者赔偿后，有权向销售者或者服务者追偿。消费者通过网络交易平台购买商品或者接受服务，其合法权益受到损害的，可以向销售者或者服务者要求赔偿。网络交易平台提供者明知或者应知销售者或者服务者利用其平台侵害消费者合法权益，未采取必要措施的，依法与该销售者或者服务者承担连带责任。消费者因经营者利用虚假广告或者其他虚假宣传方式提供商品或者服务，其合法权益受到损害的，可以向经营者要求赔偿。广告经营者、发布者发布虚假广告的，消费者可以请求行政主管部门予以惩处。广告经营者、发布者设计、制作、发布关系消费者生命健康商品或者服务的虚假广告，造成消费者损害的，应当与提供该商品或者服务的经营者承担连带责任。社会团体或者其他组织、个人在关系消费者生命健康商品或者服务的虚假广告或者其他虚假宣传中向消费者推荐商品或者服务，造成消费者损害的，应当与提供该商品或者服务的经营者承担连带责任。

（3）投诉　消费者向有关行政部门投诉的，该部门应当自收到投诉之日起七个工作日内，予以处理并告知消费者。对侵害众多消费者合法权益的行为，中国消费者协会以及在省、自治区、直辖市设立的消费者协会，可以向人民法院提起诉讼。

4. 法律责任的确定

（1）民事责任的确定　经营者提供商品或者服务有下列情形之一的承担民事责任：商品或者服务存在缺陷的；不具备商品应当具备的使用性能而出售时未作说明的；不符合在商品或者其包装上注明采用的商品标准的；不符合商品说明、实物样品等方式表明的质量状况的；生产国家明令淘汰的商品或者销售失效、变质的商品的；销售的商品数量不足的；服务的内容和费用违反约定的；对消费者提出的修理、重做、更换、退货、补足商品数量、退还货款和服务费用或者赔偿损失的要求，故意拖延或者无理拒绝的；法律、法规规定的其他损害消费者权益的情形。

（2）经济责任和行政责任的确定　经营者有下列情形之一，除承担相应的民事责任外，其他有关法律、法规对处罚机关和处罚方式有规定的，依照法律、法规的规定执行；法律、法规未作规定的，由工商行政管理部门或者其他有关行政部门责令改正，可以根据情节单处或者并处警告、没收违法所得、处以违法所得一倍以上十倍以下的罚款，没有违法所得的，处以五十万元以下的罚款；情节严重的，责令停业整顿、吊销营业执照。第一，提供的商品或者服务不符合保障人身、财产安全要求的；第二，在商品中掺杂、掺假，以假充真,以次充好,或者以不合格商品冒充合格商品的;第三,生产国家明令淘汰的商品或者销售失效、变质的商品的;第四,伪造商品的产地,伪造或者冒用他人的厂名、厂址,篡改生产日期,伪造或者冒用认证标志等质量标志的;第五,销售的商品应当检验、检疫而未检验、检疫或者伪造检验、检疫结果的;第六,对商品或者服务作虚假或者引人误解的宣传的;第七,拒绝或者拖延有关行政部门责令对缺陷商品或者服务采取停止销售、警示、召回、无害化处理、销毁、停止生产或者服务等措施的;第八,对消费者提出的修理、重作、更换、退货、补足商品数量、退还货款和服务费用或者赔偿损失的要求,故意拖延或者无理拒绝的;第九,侵害消费者人格尊严、侵犯消费者人身自由或者侵害消费者个人信息依法得到保护的权利的;第十,法律、法规规定的对损害消费者权益应当予以处罚的其他情形。

(3) 刑事责任的确定　经营者违反本法规定提供商品或者服务,侵害消费者合法权益,构成犯罪的,依法追究刑事责任。以暴力、威胁等方法阻碍有关行政部门工作人员依法执行职务的,依法追究刑事责任。国家机关工作人员玩忽职守或者包庇经营者侵害消费者合法权益的行为的,由其所在单位或者上级机关给予行政处分;情节严重,构成犯罪的,依法追究刑事责任。

(三) 新修订《消费者权益保护法》的主要变化

新修订《消费者权益保护法》的总体特点是针对近年来新出现的网购、电话订购等交易模式,填补了过去的立法空白,进一步加大了对消费者权益的保护力度,鼓励消费者维权。具体而言,主要有如下变化。

1. 将网购等纳入调整范围

近年来,随着淘宝、京东等一批网络交易平台的兴起,网购交易额持续快速增长,同时,网购投诉量也相应地增长。修订后的消费者权益保护法紧密结合实际,明确规定了网络、电视等购物模式下的七日无条件退货、网购平台提供者的责任等,在维护好消费者权益的同时,也将有利于网络、电话等新型销售市场的健康发展。

2. 加大了对消费者权益的保护

(1) 举证责任倒置　根据我国民事诉讼法"谁主张谁举证"的原则,消费者须就其主张提供相应证据。而正是因为信息不对称、专业知识的缺乏及一些情况下需事先鉴定,导致维权成本过高,消费者不得不选择放弃。修订后的消费者权益保护法在第二十三条添加一款"经营者提供的机动车、计算机、电视机、电冰箱、空调器、洗衣机等耐用商品或者装饰装修等服务,消费者自接受商品或者服务之日起六个月内发现瑕疵,发生争议的,由经营者承担有关瑕疵的举证责任。"该规定合乎情理地将部分举证责任转至经营者,因经营者掌握着较多的商品或服务信息,而六个月内出现的瑕疵更有可能是由商品或服务自身原因所致。该条从程序上为消费者维权提供了极大的便利,鼓励消费者在产生纠纷后积极维权。

(2) 退换货保障　修订后的消费者权益保护法第二十四条在原来的第

二十三条基础上进行了修改，将原来的"不得故意拖延或者无理拒绝"改为"没有国家规定和当事人约定的，消费者可以自收到商品之日起七日内退货；七日后符合法定解除合同条件的，消费者可以及时退货，不符合法定解除合同条件，可以要求经营者履行更换、修理等义务。"修改后的规定设置了七日的期限，可操作性更强，明确规定经营者拖延或拒绝处理时，满足法定解除条件的，消费者可进行退货。修订后的消费者权益保护法增加了第二十五条，"经营者采用网络、电视、电话、邮购等方式销售商品，消费者有权自收到商品之日起七日内退货，且无需说明理由，但下列商品除外：消费者定做的；鲜活易腐的；在线下载或者消费者拆封的音像制品、计算机软件等数字化商品；交付的报纸、期刊。"该规定保障了网络、电视等消费模式下消费者的绝对选择权，因不同于传统销售，上述几种销售模式下消费者无法在购买前接触到实物，无法通过产品的文字描述、图片等确定是否与其需求完全吻合，而商家有可能采取一些措施误导消费者，七日无条件退货实质上保证了交易的公平性。

（3）隐私权保护　在移动互联网时代，消费者反映个人信息泄露、骚扰信息不断等问题屡禁不止且有愈演愈烈之势。修订后的消费者权益保护法规定了经营者收集和使用消费者个人信息应当履行的告知义务、保密义务以及经营者的商业推销不得侵犯消费者的生活安宁权。

3. 强化了消费者协会职能

修订后的消费者权益保护法第四十七条规定，对侵害众多消费者合法权益的行为，中国消费者协会以及在省、自治区、直辖市设立的消费者协会，可以向人民法院提起诉讼。该条赋予消费者协会一定情况下的诉讼主体地位，发生群体性消费者权益受侵害事件时，消协可向法院提起诉讼。消费者协会主体地位的确立不仅有利于消费者维权，同时也为法院审判工作的开展提供了便利。

4. 严格经营者责任

（1）缺陷产品容忍度降低　修订后的消费者权益保护法第十九条将原来的"存在严重缺陷"改为"存在缺陷"，只要产品存在可能危及人身、财产安全的缺陷，经营者就应采取相应措施防止危害的发生。

（2）对欺诈行为惩罚力度加强　修订后的消费者权益保护法第五十五条加大了对经营者欺诈行为的惩罚力度。"经营者提供商品或者服务有欺诈行为的，应当按照消费者的要求增加赔偿其受到的损失，增加赔偿的金额为消费者购买商品的价款或者接受服务的费用的三倍；增加赔偿的金额不足五百元的，为五百元。"将原来的对欺诈的处罚从"退一赔一"提高到"退一赔三"。若经营者明知商品或者服务存在缺陷，仍然向消费者提供，造成消费者或者其他受害人死亡或者健康严重损害的，受害人有权要求经营者进行包括精神损害赔偿在内的人身损害赔偿，并有权要求所受损失二倍以下的惩罚性赔偿。

## 五、《国务院关于加强食品安全工作的决定》

2012年6月23日，国务院印发了《国务院关于加强食品安全工作的决定》。

（一）《国务院关于加强食品安全工作的决定》的主要内容

《国务院关于加强食品安全工作的决定》（以下简称《决定》）有八个方面的主要内容：明确加强食品安全工作的指导思想、总体要求和工作目标；进一步健全食品安全监管体系；加大食品安全监管力度；落实食品生产经营单位的主体责任；加强食品安全监管能力和技术支撑体系建设；完善相关保障措施；动员全社会广泛参与；加强食品安全工作的组织领导。

（二）《决定》的意义

1. 《决定》的出台说明了党和国家对食品安全工作的高度重视和常抓不懈的决心

食品安全是重大的民生问题，关系人民群众身体健康和生命安全，关系社会和谐稳定。党和国家对解决食品安全问题高度重视，先后制定了《关于加强食品等产品安全监督管理的特别规定》《食品安全法》及其实施条例，设立了国务院食品安全委员会，开展了一系列食品安全专项治理和整顿，保持了我国食品安全形势的总体稳定。《决定》的出台，充分体现了党和国家对保障人民群众饮食安全的高度重视和对食品安全工作常抓不懈的决心，意义重大、影响深远，对进一步增强食品安全工作的系统性、科学性和针对性，促进全国食品安全形势持续稳定好转起到十分重要的作用。

2. 《决定》是指导我国食品安全工作的纲领性文件

《决定》的出台明确了我国食品安全工作的总体思路，为进一步加强食品安全工作指明了方向。《决定》是新形势下党和国家加强食品安全工作的又一个重大举措，是立足当前，着眼长远，目标明确，措施有力的食品安全工作纲领性文件。

3. 《决定》从实际出发，强调必须坚定不移、深入持久地开展食品安全集中治理整顿

2011年，国务院在全国范围内陆续组织开展了严厉打击食品非法添加和滥用食品添加剂、"瘦肉精"和"地沟油"专项整治，以及乳制品、食用油、肉类、酒类、保健食品等重点品种综合治理。《决定》要求各地区、各有关部门进一步提高认识，增强主动性、积极性和责任感，在以往工作的基础上更加深入、更加持久地推进集中治理整顿工作，采取行之有效的措施，深入排查隐患，通过集中力量、采取联合执法等方式，严厉整治反复出现、易发多发、容易反弹的突出问题，坚决打好治理整顿攻坚战。

4. 《决定》明确提出要使严惩重处违法犯罪行为成为食品安全治理常态

《决定》强调，要坚持重典治乱，始终保持严打高压态势，使严惩重处成为食品安全治理常态，要求各地区、各有关部门充分认识食品安全违法违规活动的危害性和人民群众的强烈愿望，对各类违法犯罪行为，坚持"严"字当头、露头就打、毫不手软。要认真贯彻落实《决定》的要求，进一步加强行政执法和刑事司法的衔接，对涉嫌犯罪案件，及时移送立案，并积极主动配合司法机关调查取证，严禁罚过放行、以罚代刑，确保对犯罪分子的刑事责任追究到位。总之，要严惩重处食品安全违法犯罪行为，切实解决"违法成本低"的

问题，让不法分子付出高昂的代价，从根本上扭转食品安全违法犯罪频发的势头。《决定》专门强调了公安机关在打击食品安全犯罪方面的重要作用，提出各级公安机关要明确机构和人员具体负责打击食品安全违法犯罪，要求各级食品安全监管部门加强与公安机关的协调配合，确保案件查处有力。

5. 《决定》突出强调健全基层食品安全工作体系是做好食品安全工作的关键

《决定》从进一步完善食品安全工作体制机制出发，突出强调了要健全基层食品安全管理的工作体系，第一次明确要求乡（镇）政府和街道办事处要将食品安全工作列为重要职责内容，要求主要负责人切实负起责任，并明确专门人员具体负责，做好食品安全隐患排查、信息报告、协助执法和宣传教育等工作。《决定》要求，要切实建立起乡镇政府、街道办事处的食品安全工作体系，在社区、农村建立起以食品安全信息员、协管员为主的群众监督队伍，强化基层政府与各行政管理派出机构的密切协作，形成分区划片、包干负责的食品安全基层工作网络。

6. 《决定》指出切实落实食品生产经营者的主体责任是食品安全的基石

《决定》坚持打击、规范和引导相结合，对落实食品生产经营者主体责任作了规定。《决定》提出要严格实施食品生产经营许可制度，对食品生产经营新业态要依法及时纳入许可管理。不能持续达到食品安全条件、整改后仍不符合要求的生产经营单位，依法撤销其相关许可。《决定》提出食品企业法定代表人或主要负责人对食品安全负首要责任，企业质量安全主管人员对食品安全负直接责任。食品生产经营者要保证必要的食品安全投入，强化人员培训，严格落实不符合食品安全标准的食品召回和下架退市制度，建立临近保质期食品的消费提示制度等具体规定。同时，针对部分食品生产经营者道德失范、诚信缺失等问题，《决定》还要求加快食品行业诚信体系建设，建立食品生产经营者诚信信息数据库，并与金融机构、证券监管等部门实现共享和互动。总之，《决定》着力提升整个食品行业自律水平和道德诚信素质，促进食品安全形势持续稳定好转，抓紧推动食品行业诚信体系建设，为诚信者创造良好发展环境，对失信行为予以惩戒。

7. 《决定》高度重视地方政府和监管部门的责任落实，强调要建立健全食品安全责任制

《决定》以建立健全食品安全责任制作为重点，提出了强化地方政府和监管部门落实责任的各项措施。为切实加强地方食品安全工作的统筹协调，有效堵塞监管漏洞，形成监管合力，《决定》明确要求所有县级以上地方政府都要尽快建立健全食品安全综合协调机制。《决定》还要求地方政府结合本地实际，细化部门职责分工，着力解决监管空白、边界不清等问题，并要求国务院相关部门加强监督检查和指导。为促进食品安全监管责任的落实，《决定》要求加大食品安全督促检查和考核评价力度，完善食品安全工作奖惩约束机制。《决定》首次明确将食品安全纳入地方政府年度绩效考核内容，并将考核结果作为地方领导班子和领导干部综合考核评价的重要内容。《决定》规定对于发

生重大食品安全事故的地方，在文明城市、卫生城市等评优创建活动中实行一票否决。要求进一步明确食品安全责任追究的具体规定，确保责任追究到位。要求进一步提高各地区、各有关部门对食品安全工作的重视程度，推动各级食品安全工作责任的落实。

8.《决定》强调要加大投入力度，着力提升食品安全监管能力

《决定》在加大食品安全工作的人力、物力和经费投入方面提出了具体要求，突出强调提高技术装备水平，加快完善食品安全国家标准体系，统筹推进检验检测能力建设，加快建设统一的食品安全综合信息平台，强化应急装备和应急物资储备等。要求各级政府拿出"真金白银"，切实加大投入力度，将食品安全各项工作经费纳入财政预算予以优先保障。同时，要求注意各项投入向中西部地区和基层倾斜，将钱花在刀刃上。

9.《决定》明确要求大力推行食品安全有奖举报，动员全社会广泛参与，形成食品安全工作强大合力

《决定》提出要大力推行食品安全有奖举报，地方各级政府要加快完善食品安全有奖举报制度，畅通投诉举报渠道，细化具体措施，健全工作机制，实现食品安全有奖举报工作的制度化、规范化。《决定》要求进一步加强食品安全宣传教育培训工作，要求将食品安全纳入公益性宣传范围，列入国民素质教育内容和中小学相关课程，深入开展"食品安全宣传周"等各类宣传科普活动。《决定》强调要发挥新闻媒体、各级消费者协会、食品相关行业协会、农民专业合作组织等在开展舆论监督、维护消费者权益、促进行业自律等方面的作用，构建群防群控工作格局，汇聚社会各方力量，形成食品安全工作的强大社会合力。

10.《决定》要求狠抓贯彻落实

《决定》是加强食品安全工作的纲领性文件，要求各地区、各有关部门在认真学习宣传《决定》精神的基础上，细化任务分工，狠抓《决定》的贯彻落实。要求国务院食品安全办等部门加强督导检查，及时组织对《决定》贯彻落实情况的专项督查，确保各项工作落到实处、取得实效。

## 六、《食品安全法实施条例》

2009年7月8日，国务院第73次常务会议通过了《食品安全法实施条例》，自2009年7月20日起施行。此条例根据2009年2月28日第十一届全国人民代表大会常务委员会第七次会议通过的《食品安全法》而制定。共包括总则、食品安全风险监测和评估、食品安全标准、食品生产经营、食品检验、食品进出口、处置、监督管理、法律责任、附则十章内容。《食品安全法实施条例》根据《食品安全法》而制定。《食品安全法》是法律层级，《食品安全法实施条例》是行政法规层级，《食品安全法实施条例》不得违背《食品安全法》，但比《食品安全法》更具体更具有可操作性。

### 知识拓展

#### 一、国家禁止使用和限制使用的农药

1. 国家禁止生产、销售和使用的农药名单（共23种）

甲胺磷，甲基对硫磷，对硫磷，久效磷，磷胺。六六六，滴滴涕，毒杀芬，二溴氯丙烷，杀虫脒，二溴乙烷，除草醚，艾氏剂，狄氏剂，汞制剂，砷类，铅类，敌枯双，氟乙酰胺，甘氟，毒鼠强，氟乙酸钠，毒鼠硅。

2. 在蔬菜、果树、茶叶、中草药材等作物上限制使用的农药（共19种）

禁止甲拌磷、甲基异柳磷、特丁硫磷、甲基硫环磷、治螟磷、内吸磷、克百威、涕灭威、灭线磷、硫环磷、蝇毒磷、地虫硫磷、氯唑磷、苯线磷在蔬菜、果树、茶叶、中草药材上使用。禁止氧乐果在甘蓝上使用。禁止三氯杀螨醇和氰戊菊酯在茶树上使用。禁止丁酰肼（比久）在花生上使用。禁止特丁硫磷在甘蔗上使用。除卫生用、玉米等部分旱田种子包衣剂外，禁止氟虫腈在其他方面的使用。

#### 二、"史上最严"食品安全法解读

舌尖上的安全，一向是民众关注的重点，有"史上最严"食品安全法之称的新《食品安全法》于2015年10月1日起正式实施。9月29日，武汉市食药监局召开新闻通气会，解读新《食品安全法》新法。据介绍，新法引入了食品安全全程追溯制度、网络食品需实名登记两项重要规定，使消费者可依法"连续追偿"。同时，保健食品标签应声明"本品不能代替药物"，婴幼儿配方乳粉不得以分装方式生产。此外，大部分食品安全违法行为的处罚起点由过去的2000元提升到5万元，较严重的起点为10万元。

1. 网上售卖自制食品，第三方网站需担责

网上卖食品必须"实名制"。朋友圈和淘宝上看似诱人的自制饼干和罐装蜂蜜让"吃货"们应接不暇，但"吃货"遭遇"吃祸"却让人无从防备。现在，新食品法规定网络食品交易第三方平台提供者应当对入网食品经营者进行实名登记，明确其食品安全管理责任；依法取得许可证的，还应当审查其许可证。消费者通过网络食品交易第三方平台提供者购买食品，其合法权益受到损害的，可以向入网食品经营者或者食品生产者要求赔偿。网络食品交易第三方平台提供者不能提供入网食品经营者的真实名称、地址和有效联系方式的，由网络食品交易第三方平台提供者赔偿。

2. 火锅店底料，违规将受最严处罚

火锅的底料配方一直是衡量火锅是否够味的重要标准。虽然新《食品安全法》对火锅店底料并无专门的条款要求，也并不需要公示其配方，但早在2014年国家食药监管局就规定自制火锅底料中若使用食品添加剂，需在店堂醒目位置或菜单上公示所使用的食品添加剂。同时，本次新《食品安全法》的"最严处罚"中规定，如果超范围使用食品添加剂，尚不构成犯罪的，货值金额不足

一万元的,并处五万元以上十万元以下罚款;货值金额一万元以上的,并处货值金额十倍以上二十倍以下罚款;情节严重的,吊销许可证。添加了化学物质、情节严重的,吊销许可证,并可以由公安机关对其处五日以上十五日以下拘留。当然,如果在火锅底料加罂粟,就构成生产销售有毒、有害食品罪,将被追究刑事责任。

3. 婴儿乳粉配方不得分装、不得套用

目前,一些企业通过从国外进口大包装的婴幼儿乳粉,然后分装成小包装出售,这个过程中可能会造成二次污染。现在,婴幼儿配方食品生产企业不得以分装方式生产婴幼儿配方乳粉,同一企业不得用同一配方生产不同品牌的婴幼儿配方乳粉。婴幼儿配方食品生产企业应当将食品原料、食品添加剂、产品配方及标签等事项向省、自治区、直辖市人民政府食品药品监督管理部门备案。

4. 违规该怎么赔

生产不符合食品安全标准的食品或者销售明知是不符合食品安全标准的食品,消费者除要求赔偿损失外,还可以向生产者或者经营者要求支付价款十倍或者损失三倍的赔偿金;增加赔偿的金额不足一千元的,赔偿金为一千元。此外,新食品安全法加重了食品安全违法犯罪行为的刑事、行政、民事法律责任。因食品安全犯罪被判处有期徒刑以上刑罚的,终身不得从事食品生产经营管理工作。对在一年内累计三次因违法受到罚款、警告等行政处罚的,给予责令停产停业直至吊销许可证的处罚。同时,违法行为面临的罚款额度也大幅增加。比如,对生产经营添加药品的食品、营养成分不符合国家标准的婴幼儿配方乳粉等违法行为,之前最高罚款为货值金额的10倍,新法提高到了30倍。

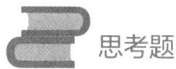思考题

1. 食品生产者发现其生产的食品不符合食品安全标准,应该怎么做?
2. 食品经营者发现其经营的食品不符合食品安全标准,应当怎么做?
3. 什么叫农产品?
4. 甲公司售予乙商场一批玻璃花瓶,称花瓶上有不规则的抽象花纹为新产品,乙商场接货后即行销售,后受到很多消费者投诉,消费者说花瓶上的花纹实际上裂缝,花瓶漏水,要求乙商场退货并赔偿损失,乙商场与甲公司交涉,甲公司称此类花瓶是用于插装塑料花的,裂缝不影响使用,且有特殊的美学效果,拒绝承担责任。经查,消费者所述属实。试分析这起案例中的赔偿责任。
5. 根据新修订的《消费者权益保护法》的规定,经营者采用网络、电视、电话、邮购等方式销售商品,消费者有权自收到商品之日起七日内退货,且无需说明理由,但哪些商品除外?

## 项目二  食品安全标准

**学习目标**

1. 理解食品安全相关法律法规与食品安全标准的关系；
2. 了解食品安全标准、食品安全国家标准管理办法、食品安全标准与监测评估"十四五"规划的主要内容。

**案例分析  案例：买假索赔**

2012年5月1日，原告孙银山在被告南京欧尚超市有限公司江宁店（简称欧尚超市江宁店）购买"玉兔牌"香肠15包，其中价值558.6元的14包香肠已过保质期。孙银山到收银台结账后，即径直到服务台索赔，后因协商未果诉至法院，要求欧尚超市江宁店支付14包香肠售价十倍的赔偿金5586元。

江苏省南京市江宁区人民法院于2012年9月10日做出（2012）江宁开民初字第646号民事判决：被告欧尚超市江宁店于判决发生法律效力之日起10日内赔偿原告孙银山5586元。宣判后，双方当事人均未上诉，判决已发生法律效力。

法院生效裁判认为：第一，关于原告孙银山是否属于消费者的问题。消费者是相对于销售者和生产者的概念。只要在市场交易中购买、使用商品或者接受服务是为了个人、家庭生活需要，而不是为了生产经营活动或者职业活动需要的，就应当认定为"为生活消费需要"的消费者，属于消费者权益保护法调整的范围。本案中，原、被告双方对孙银山从欧尚超市江宁店购买香肠这一事实不持异议，据此可以认定孙银山实施了购买商品的行为，且孙银山并未将所购香肠用于再次销售经营，欧尚超市江宁店也未提供证据证明其购买商品是为了生产经营。孙银山因购买到超过保质期的食品而索赔，属于行使法定权利。因此欧尚超市江宁店认为孙银山"买假索赔"不是消费者的抗辩理由不能成立。第二，关于被告欧尚超市江宁店是否属于销售明知是不符合食品安全标准食品的问题。超过保质期的食品属于禁止生产经营的食品，食品销售者负有保证食品安全的法定义务，应当对不符合食品安全标准的食品自行及时清理。欧尚超市江宁店作为食品销售者，应当按照保障食品安全的要求储存食品，及时检查待售食品，清理超过保质期的食品，但欧尚超市江宁店仍然摆放并销售货架上超过保质期的"玉兔牌"香肠，未履行法定义务，可以认定为销售明知是不符合食品安全标准的食品。第三，关于被告欧尚超市江宁店的责任承担问题。当销售者销售明知是不符合食品安全标准的食品时，消费者可以同时主张赔偿损失和支付价款十倍的赔偿金，也可以只主张支付价款十倍的赔偿金。本案中，原告孙银山仅要求欧尚超市江宁店支付售价十倍的赔偿金，属于当事人自行处分权利的行为，应予支持。关于被告欧尚超市江宁店提出原告明知食品过期而购买，希望利用其错误谋求利益，不应予以十倍赔偿的主张，因前述法律规定消费者有权获得支付价款十倍的赔偿金，因该赔偿获得的利益属于法律应当保护的利益，且法律并未对消费者的主观购物动机做出限制性规定，故对其该项主张不予支持。

---- 必备知识 ----

一、食品安全标准

（一）食品安全标准概述

1. 食品安全标准的概念

食品安全标准的概念由《食品安全法》提出，对其定性为"强制执行的标准""且除食品安全标准外，不得制定其他的食品强制性标准"。其宗旨是"保障公众身体健康"，要求做到"科学合理，安全可靠"（《食品安全法》第二十四、二十五条）。食品安全标准指对食品生产、加工、流通和消费食品链全过程中影响食品安全和质量的各种要素以及各关键环节进行控制和管理，经协商一致制定并由公认机构批准，共同使用和重复使用的一种规范性文件。

2. 食品安全标准的特点

食品安全标准是与食品安全法规规定具有同等效力的技术性措施，具有强制性、科学性和实用性的特点。

3. 食品安全标准的意义

食品安全标准的制定用于保护消费者健康，是控制食品安全风险的措施之一，用于指导规范生产经营行为，判定生产经营行为、食品是否符合安全规定，促进产业健康发展，保护公平贸易。

（二）食品安全标准的内容

1. 食品安全标准涵盖的方面

根据《食品安全法》的规定，食品安全标准包括八个方面的内容：食品、食品添加剂、食品相关产品中的致病性微生物、农药残留、兽药残留、生物毒素、重金属等污染物质以及其他危害人体健康物质的限量规定；食品添加剂的品种、使用范围、用量；专供婴幼儿和其他特定人群的主辅食品的营养成分要求；对与卫生、营养等食品安全要求有关的标签、标志、说明书的要求；食品生产经营过程的卫生要求；与食品安全有关的质量要求；与食品安全有关的食品检验方法与规程；其他需要制定为食品安全标准的内容。

2. 食品安全标准的制定

根据《食品安全法》的规定，食品安全标准的制定由国务院卫生行政部门负责。

（1）食品安全标准的制定部门　食品安全国家标准由国务院卫生行政部门会同国务院食品药品监督管理部门制定、公布，国务院标准化行政部门提供国家标准编号。食品中农药残留、兽药残留的限量规定及其检验方法与规程由国务院卫生行政部门、国务院农业行政部门会同国务院食品药品监督管理部门制定。屠宰畜、禽的检验规程由国务院农业行政部门会同国务院卫生行政部门制定。

（2）食品安全标准的制定标准　制定食品安全国家标准，应当依据食品安全风险评估结果并充分考虑食用农产品安全风险评估结果，参照相关的国际标准和国际食品安全风险评估结果，并将食品安全国家标准草案向社会公布，广泛听取食品生产经营者、消费者、有关部门等方面的意见。食品安全国家标准应当经国务院卫生行政部门组织的食品安全国家标准审评委员会审查通过。食品安全国家标准审评委员会由医学、农业、食品、营养、生物、环境等方面的专家以及国务院有关部门、食品行业协会、消费者协会的代表组成，对食品安全国家标准草案的科学性和实用性等进行审查。对地方特色食品，没有食品安全国家标准的，省、自治区、直辖市人民政府卫生行政部门可以制定并公布食品安全地方标准，报国务院卫生行政部门备案。食品安全国家标准制定后，该地方标准即行废止。国家鼓励食品生产企业制定严于食品安全国家标准或者地方标准的企业标准，在本企业适用，并报省、自治区、直辖市人民政府卫生行政部门备案。省级以上人民政府卫生行政部门应当在其网站上公布制定和备案的食品安全国家标准、地方标准和企业标准，供公众免费查阅、下载。

（3）食品安全标准的反馈　对食品安全标准执行过程中的问题，县级以上人民政府卫生行政部门应当会同有关部门及时给予指导、解答。省级以上人民政府卫生行政部门应当会同同级食品药品监督管理、质量监督、农业行政等部门，分别对食品安全国家标准和地方标准的执行情况进行跟踪评价，并根据评价结果及时修订食品安全标准。省级以上人民政府食品药品监督管理、质量监督、农业行政等部门应当对食品安全标准执行中存在的问题进行收集、汇总，并及时向同级卫生行政部门通报。食品生产经营者、食品行业协会发现食品安全标准在执行中存在问题的，应当立即向卫生行政部门报告。

（三）食品安全标准的分类

食品安全标准大都按以下方法分类：一是根据制定标准的主体进行分类，包括国际标准、区域标准、国家标准、行业标准、地方标准和企业标准；二是根据标准的约束力进行分类，包括强制性标准和推荐性标准；三是根据标准化对象的基本属性进行分类，包括技术标准、管理标准和工作标准；四是根据标准信息载体进行分类，包括文字标准和实物标准；五是根据标准的要求程度进行分类，包括规范、规程和指南；六是根据标准的公开程度进行分类，包括可公开获得的标准和其他标准。上述标准分类中，最常见的是根据制定标准的主体进行分类。

1. 食品安全国际标准

食品安全国际标准主要由国际标准化组织（ISO）制定，此外，世界粮农组织（FAO）和世界卫生组织（WHO）也制定有关食品的国际标准。食品安全国际标准理论上没有强制性，但是各出口国企业必须遵守出口贸易中食品安全国际标准，属于事实采用，实际上具有一定的强制性。

2. 食品安全区域标准

食品安全区域标准是指由区域标准化组织或区域标准组织通过并公开发布的食品安全标准,其种类通常按制定区域标准的组织进行划分。

3. 食品安全国家标准

食品安全国家标准是指由国家机构通过并公开发布的食品安全标准,是强制执行的标准。《食品安全国家标准"十二五"规划》要求加快我国食品标准清理整合,到"十二五"末基本构建起保障人民群众健康需要、符合我国国情的食品安全国家标准体系。目前,我国已制定并公布了乳品安全国家标准、真菌毒素限量、农兽药残留、食品添加剂和营养强化剂的使用、预包装食品标签和营养标签通则等303部食品安全国家标准,覆盖了6000余项食品安全指标,为保障食品安全提供了越来越严格规范的法律依据。

4. 食品安全行业标准

食品安全行业标准是指由食品行业组织通过并公开发布的食品安全标准。

5. 食品安全地方标准

食品安全地方标准是指在国家的某个地区通过并公开发布的食品安全标准。对于没有国家标准和行业标准而又需要在省、自治区、直辖市范围内统一的食品安全、卫生安全要求,可以制定食品安全地方标准。

6. 食品安全企业标准

食品安全企业标准是由食品生产企业制定并由企业法人代表或其授权人批准、发布的食品安全标准。食品安全企业标准有两种情况,一是当企业生产的食品没有国家标准、行业标准和地方标准的,企业必须制定相应的企业标准作为组织生产的依据;二是当企业生产的食品已经有国家标准、行业标准或地方标准的,企业也可以根据需要制定严于国家标准、行业标准或地方标准要求的企业标准,以提高食品的安全水平。

## 二、《食品安全国家标准管理办法》

(一)《食品安全国家标准管理办法》的内容

《食品安全国家标准管理办法》于2010年9月20日经我国卫生部部务会议审议通过,自2010年12月1日起施行。该办法分七章,包括:总则,规划、计划和立项,起草,审查,批准和发布,修改和复审,附则,共计四十二条。

(二)《食品安全国家标准管理办法》的特点

《食品安全国家标准管理办法》从内容上体现出以下特点。

1. 强调了标准制定过程的科学性

要求以食品安全风险评估结果和食用农产品质量安全风险评估结果为制定标准的主要依据,参照国际食品法典标准,同时充分考虑我国的社会经济发展水平。

2. 在标准起草、审查等环节均体现了公开透明原则

要求标准在起草完成后,应当书面征求标准使用单位、科研院校、行业和企业、消费者、专家、监管部门等各方面意见。经审评委员会秘书处初审通过

的标准，要在卫生部网站上公开征求意见。

3. 鼓励社会广泛参与食品安全国家标准工作

任何单位和个人都可以提出标准制（修）订的建议，对公开征求意见的标准草案发表意见，对标准实施过程中存在的问题提出意见和建议。

4. 突出标准审查工作的重要性

《食品安全法》规定食品安全国家标准应当经食品安全国家标准审评委员会审查通过。为了保证标准审查质量，根据《食品安全国家标准审评委员会章程》，将审评委员会内的审查细化为秘书处初审、专业分委员会审查、主任会议审议三个环节，同时增设卫生部卫生监督中心审核环节。该中心多年来一直承担着对各专业卫生标准报批材料的审核工作，有丰富的工作经验，增设此环节，有利于保证报至卫生部的标准报批材料的规范性。

### 三、《食品安全标准与监测评估"十四五"规划》

食品安全关乎人民群众身体健康和生命安全，是重大民生问题。为贯彻《中华人民共和国食品安全法》，落实推进健康中国建设和实施食品安全战略整体要求，切实保障公众饮食安全健康，促进社会经济健康发展，根据《中共中央国务院关于深化改革加强食品安全工作的意见》《国民经济和社会发展第十四个五年规划和2035年远景目标纲要》《"十四五"国民健康规划》，2022年8月11日，国家卫生健康委员会印发《食品安全标准与监测评估"十四五"规划》。

（一）规划基础和面临形势

1. 工作成效

"十三五"期间，卫生健康系统认真贯彻落实党中央、国务院决策部署，不断强化食品安全标准、监测评估与国民营养工作，坚持改革创新，完善工作机制，建立健全工作体系，加强能力建设，各项工作取得明显成效。一是食品安全国家标准体系严谨性有较大提升。二是食品安全风险监测评估体系不断健全，对国家食品安全风险管理发挥了重要基础支撑作用。三是推进实施国民营养计划和合理膳食行动取得阶段性成效。四是履职能力得到进一步提升。

2. 形势与挑战

党中央、国务院始终把食品安全摆在突出重要位置，习近平总书记强调，食品安全是重大民生工程、民心工程，要求食品安全落实"四个最严"要求。《中华人民共和国基本医疗卫生与健康促进法》明确了食品安全风险监测评估为基本公共卫生服务内容。党的十九届五中全会提出深入实施健康中国战略，织牢国家公共卫生防护网，强化监测预警、风险评估、流行病学调查、检验检测、应急处置等职能，完善突发公共卫生事件监测预警机制等，对食品安全与营养健康能力建设提出更高要求。

食品安全与营养作为传统公共卫生工作的重要内容，具有"民生底线、社会焦点、产业保障、健康基础"的特点，贯穿人的生命全周期、健康全过程。当前，我国食品安全与营养工作仍面临不少困难和挑战，不仅严重影响国民的健康寿命和生活质量，也直接影响健康中国建设目标的实现。

"十四五"时期公众健康保护诉求提升、产业创新调整变化，现代化治理对食品安全标准、风险监测评估工作提出了新任务、新要求。相比之下，当前卫生健康系统食品安全与营养健康工作与高质量发展和人民群众不断增长的健康需求还有一定差距。在体系和能力建设方面，国家和省级风险评估条件保障尚不能适应风险管理的要求，市县级人才队伍和技术能力尚难以满足食品安全事故流行病学调查、食源性疾病防控、医防融合的需要。在工作机制方面，部门联动、资源利用、信息整合共享还不够充分，风险监测、风险评估与标准研制衔接有待强化，食源性疾病监测预警机制尚待完善。在增强人民群众的获得感方面，工作的社会性、群众性需要进一步加强，科普宣传和风险交流的手段与方法亟需创新。

（二）指导思想、基本原则和发展目标

1. 指导思想

以习近平新时代中国特色社会主义思想为指导，全面贯彻落实党的"十九大"和十九届历次全会精神，认真落实习近平总书记关于公共卫生体系建设和"四个最严"等系列重要讲话精神，立足国情民情、跟踪国际前沿，坚持以人民健康为中心，促进食品安全标准、风险监测评估与食品营养工作的改革创新，将食品安全相关工作深度融入健康中国建设。以推动高质量发展为主题，以满足人民日益增长的美好生活需要为根本目的，强化底线思维，聚焦安全导向，突出重点，提升风险防范意识和能力，服务政府食品安全管理、公众健康和食品行业健康发展。

2. 基本原则

（1）以风险为导向，强基固本  加强体系能力建设，着力固根基、扬优势、补短板、强弱项，注重防范化解重大风险挑战，提高国家级、区域和地方，特别是市县级食品安全与营养健康履职能力和保障水平。

（2）以健康为导向，改革创新  以人民健康为出发点，准确把握新时代食品安全标准、风险监测评估和营养相关工作面临的形势和任务，坚持需求导向，立足当前，着眼未来，坚持改革创新，不断破解发展难点、阻点。

（3）以效率为导向，融合发展  以"农田到餐桌及健康"业务全链条为主线，大数据思维为引导，促进食品安全与营养健康信息互通共享和数据融合应用，驱动食品安全与营养健康"监测—评估—标准—交流"四大核心有机整合，发挥综合效益。

（4）以协同为导向，联动推进  更好发挥国家、地方和各方面积极性，加强国际合作，进一步完善与相关部门协同和信息交流机制，各司其职、分级负责，有序推进任务落实。

3. 发展目标

（1）食品安全标准体系的系统性和严谨性显著提升。标准管理制度机制更加完善，管理流程更加优化，科学评估基础更加夯实，标准质量有效提升，宣贯解读、跟踪评价等水平明显提高，形成更加完备的标准管理闭环。国际食品标准合作交流更加深入。覆盖从农田到餐桌全过程的最严谨食品安全标准体系基本建成并有效实施。

（2）基于风险管理的风险监测评估工作体系趋于完善。风险监测评估能力和技术水平适应标准建设需求，食品污染物风险识别能力实现新突破，中国人群膳食暴露特征基本摸清，风险评估数据库和分析系统构建完成。食源性疾病调查溯源能力得到全面提升，重点人群的食源性疾病和高危食品的风险得到及时监测、预警。

（3）国民营养计划和健康中国合理膳食行动有序推进。营养标准体系基本健全，营养指导员制度全面推行，居民营养健康素养得到明显提升。

（4）初步形成国家和省级两级智能化信息平台，国家、省级、地市、区县级互联互通的四级信息网络。建设结构合理、技术领先、勇于创新、具有国际视野及沟通协调能力的高层次人才队伍。推广应用"十三五"时期科研成果，继续发展重点领域关键技术。科普宣传和风险交流工作更具系统性、群众性、社会性。

（三）"十四五"时期主要任务

1. 完善最严谨的食品安全标准体系

（1）立足食品安全治理需求，提高食品安全标准的科学性与严谨性。

（2）立足食品安全标准管理提质增效，完善标准体系建设顶层设计。

（3）立足服务食品行业高质量发展，提升食品安全标准服务能力。

（4）立足履行国际责任，在国际食品安全标准领域发挥中国作用。

2. 提升食品安全风险监测评估工作水平

（1）完善监测报告机制，强化食源性疾病监测预警功能。

（2）提升隐患识别能力，服务食品安全风险管理。

（3）提升风险评估水平，为标准制定和食品安全监督管理提供科学支撑。

3. 实施国民营养计划，落实合理膳食行动

（1）顺应合理膳食需要，强化营养工作基础。

（2）创新营养健康服务，引导营养健康产业发展。

（3）加强统筹协调，促进营养干预措施落实落地。

4. 健全支撑与保障，夯实发展基础

（1）建设食品安全风险评估与标准研制特色实验室。

（2）全面加强专业技术机构和人才队伍建设。

（3）发挥数字技术引领创新作用，统筹推进食品安全标准与监测评估、营养健康管理信息化建设。

（4）提升网络体系支撑水平。

（5）务实开展食品安全标准宣贯、食源性疾病防控、营养健康等科普宣传和风险交流。

（四）保障措施

通过加强组织领导、保障经费投入、营造有利环境、加强效果评价评估四个方面的措施，确保各项任务的落实和目标的实现。

《食品安全标准与监测评估"十四五"规划》强调要立足国情民情、跟踪国

际前沿，坚持以人民健康为中心，以推动高质量发展为主题，以满足人民日益增长的美好生活需要为根本目的，强化底线思维，聚焦安全导向，突出重点，提升风险防范意识和能力，服务政府食品安全管理、公众健康和食品行业健康发展。

## 知识拓展

### 中国食品安全标准应适当融入中医食物配伍理论

国家卫生计生委食品司长苏志称，在进行国家标准修改时，很多中医专家给出了很多合理的意见。要在2015年年底完成食品安全标准整合方案，使我国食品安全标准体系框架、原则与国际食品法典标准基本一致。主要食品安全指标设置和控制要求符合国际通行做法并适应中国膳食结构和食品产业国情。中医专家赵建成认为，西方的食品法典标准存在一定的片面性，建议中国食品安全标准应适当融入中医食物配伍理论。

食品安全国家标准体系框架中包含基础标准、食品、食品添加剂、食品相关产品标准、食品生产经营过程的卫生要求标准、检验方法与规程等。其中食品安全基础标准中包括食品污染物限量、致病菌限量、农药残留限量等。食品、食品添加剂、食品相关产品标准中提及婴幼儿配方食品、特殊医学用途配方食品。北京商报记者问"特殊医学用途配方食品"是否包括医药的食疗和根据人的身体状况制作的药膳等，国家食品安全风险评估中心主任助理王竹天摇头否认并表示，"特殊医学用途配方食品"指的是针对先天营养不良的人群、天生残疾的儿童和其他特殊人群做的配方食品，它符合现行营养与特殊膳食类食品标准。食品安全检验方法与规程标准中有理化检验方法、毒理学检验方法和评价体系，还有寄生虫检验方法。虽然有的食物通过这些方法检验没有安全风险问题，但是有的两种安全的食品搭配在一起吃会出现不适甚至生病。中国食品安全标准应适当融入中医食物配伍理论。

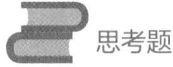 思考题

1. 根据制定标准的主体，可将食品安全标准分为哪几类？
2. 我国食品安全标准工作的基本原则是哪四项？
3. 食品安全标准包括哪八个方面的内容？
4. 食品安全国家标准"十二五"规划的总体目标是什么？
5. 《食品安全标准与监测评估"十四五"规划》指出我国现行食品安全标准还存在哪些突出问题？

# 模块七　食品安全预防保障管理体系

## 项目一　食品生产许可（SC）

**学习目标**

1. 理解食品生产许可制度；
2. 掌握食品生产许可的申请、受理、审查与决定程序；
3. 掌握食品生产许可现场核查项目及内容。

### 案例分析

**案例：食品包装续用原QS标志编号，企业被罚**

2019年1月，浙江杭州市萧山区市场监督管理局临浦所根据举报线索，对辖区某食品有限公司开展突击检查，调查后发现当事人生产的一款花生酥食品商品外包装上印有"QS"标志，但生产和销售日期均在2018年10月1日以后，同时还发现该款产品外包装标注的产品标准号错误。对上述违法行为，该所执法人员依照《中华人民共和国食品安全法》第一百二十五条第一款第（二）项的规定，对当事人作出没收违法所得260元、罚款10000元的行政处罚。

分析：2018年10月1日后生产的预包装食品使用QS标志如何处罚？

《食品生产许可管理办法》于2015年10月1日实施，原食品药品监管总局关于贯彻实施《食品生产许可管理办法》的通知规定，取消QS标志后，新获证及换证食品生产者，应当在食品包装或者标签上标注新的食品生产许可证编号，并不再标注"QS"标志。为了避免浪费，给予了生产者最长不超过三年过渡期，即2018年10月1日之前，食品生产者原带有"QS"标志的包装和标签商品仍可以使用；2018年10月1日及以后生产的食品一律不得在商品外包装上印有QS标志。

---— 必备知识 —---

依据《中华人民共和国食品安全法》第三十五条的规定："国家对食品生产经营实行许可制度。从事食品生产、食品销售、餐饮服务，应当依法取得许可。但是，销售食用农产品，不需要取得许可。"从事食品生产的企业需办理食品生产许可证。企业未取得食品生产许可，不得从事食品生产活动。

《食品生产许可管理办法》（以下简称《办法》）自2020年3月1日起施行，《办法》明确规定，新获证食品生产者应当在食品包装或者标签上标注新的食品生产许可证编号"SC"加14位阿拉伯数字，不再标注"QS"标志。为尽快全面实施新的生产许可制度，又避免生产者包装材料和食品标签浪费，《办法》给予了生产者最长不超过三年过渡期，即2018年10月1日及以后生产的食品，一律不得继续使用原包装和标签以及"QS"标志。

对消费者而言，新标志"SC"最大的好处就是——能够实现食品的追溯。因为，食品生产许可证编号一经确定便不再改变，以后申请许可延续及变更时，许可证书编号也不再改变。这不仅是对生产者安全生产的一种鞭策，消费者在购买食品时，能够知晓食品原料从哪来、在哪加工、何时产出等，也买得更加放心、安心。

一、食品生产许可的申请

食品生产许可实行一企一证原则，即同一个食品生产者从事食品生产活动，应当取得一个食品生产许可证。

申请食品生产许可，应当先行取得营业执照等合法主体资格。并按照以下食品类别提出：粮食加工品，食用油、油脂及其制品，调味品，肉制品，乳制品，饮料，方便食品，饼干，罐头，冷冻饮品，速冻食品，薯类和膨化食品，糖果制品，茶叶及相关制品，酒类，蔬菜制品，水果制品，炒货食品及坚果制品，蛋制品，可可及焙烤咖啡产品，食糖，水产制品，淀粉及淀粉制品，糕点，豆制品，蜂产品，保健食品，特殊医学用途配方食品，婴幼儿配方食品，特殊膳食食品，其他食品等。

1. 申请食品生产许可应当符合的条件

（1）具有与生产的食品品种、数量相适应的食品原料处理和食品加工、包装、储存等场所，保持该场所环境整洁，并与有毒、有害场所以及其他污染源保持规定的距离。

（2）具有与生产的食品品种、数量相适应的生产设备或者设施，有相应的消毒、更衣、盥洗、采光、照明、通风、防腐、防尘、防蝇、防鼠、防虫、洗涤以及处理废水、存放垃圾和废弃物的设备或者设施；保健食品生产工艺有原料提取、纯化等前处理工序的，需要具备与生产的品种、数量相适应的原料前处理设备或者设施。

（3）有专职或者兼职的食品安全管理人员和保证食品安全的规章制度。

（4）具有合理的设备布局和工艺流程，防止待加工食品与直接入口食品、原料与成品交叉污染，避免食品接触有毒物、不洁物。

（5）法律、法规规定的其他条件。

2. 申请食品生产许可需要提交的材料

（1）食品生产许可申请书。

（2）食品生产设备布局图和食品生产工艺流程图。

（3）食品生产主要设备、设施清单。

（4）专职或者兼职的食品安全专业技术人员、食品安全管理人员信息和食品安全管理制度。

申请保健食品、特殊医学用途配方食品、婴幼儿配方食品等特殊食品的生产许可，还应当提交与所生产食品相适应的生产质量管理体系文件以及相关注册和备案文件。

3. 申请食品添加剂许可的条件及材料

从事食品添加剂生产活动，应当依法取得食品添加剂生产许可。申请食品添加剂生产许可，应当具备与所生产食品添加剂品种相适应的场所、生产设备或者设施、食品安全管理人员、专业技术人员和管理制度。

申请食品添加剂生产许可，应当向申请人所在地县级以上地方市场监督管理部门提交下列材料：

（1）食品添加剂生产许可申请书。

（2）食品添加剂生产设备布局图和生产工艺流程图。

（3）食品添加剂生产主要设备、设施清单。

（4）专职或者兼职的食品安全专业技术人员、食品安全管理人员信息和食品安全管理制度。

申请人应当如实向市场监督管理部门提交有关材料和反映真实情况，对申请材料的真实性负责，并在申请书等材料上签名或者盖章。

## 二、食品生产许可的受理

县级以上地方市场监督管理部门对申请人提出的食品生产许可申请，应当根据下列情况分别作出处理：

（1）申请事项依法不需要取得食品生产许可的，应当即时告知申请人不受理。

（2）申请事项依法不属于市场监督管理部门职权范围的，应当即时作出不予受理的决定，并告知申请人向有关行政机关申请。

（3）申请材料存在可以当场更正的错误，应当允许申请人当场更正，由申请人在更正处签名或者盖章，注明更正日期。

（4）申请材料不齐全或者不符合法定形式的，应当当场或者在5个工作日内一次告知申请人需要补正的全部内容。当场告知的，应当将申请材料退回申请人；在5个工作日内告知的，应当收取申请材料并出具收到申请材料的凭据。逾期不告知的，自收到申请材料之日起即为受理。

（5）申请材料齐全、符合法定形式，或者申请人按照要求提交全部补正材料的，应当受理食品生产许可申请。

县级以上地方市场监督管理部门对申请人提出的申请决定予以受理的，应当出具受理通知书；决定不予受理的，应当出具不予受理通知书，说明不予受理的理由，并告知申请人依法享有申请行政复议或者提起行政诉讼的权利。

## 四、食品生产许可的审查与决定

县级以上地方市场监督管理部门需要对申请人提交的申请材料的实质内容进行核实的，应当进行现场核查。

市场监督管理部门开展食品生产许可现场核查时，应当按照申请材料进行核查。对首次申请许可或者增加食品类别的变更许可，根据食品生产工艺流程等要求，核查试制食品的检验报告。开展食品添加剂生产许可现场核查时，可以根据食品添加剂品种特点，核查试制食品添加剂的检验报告和复配食品添加剂配方等。试制食品检验可以由生产者自行检验，或者委托有资质的食品检验机构检验。

现场核查应当由食品安全监管人员进行，根据需要可以聘请专业技术人员作为核查人员参加现场核查。核查人员不得少于2人。核查人员应当出示有效证件，填写食品生产许可现场核查表，制作现场核查记录，经申请人核对无误后，由核查人员和申请人在核查表和记录上签名或者盖章。申请人拒绝签名或者盖章的，核查人员应当注明情况。

申请保健食品、特殊医学用途配方食品、婴幼儿配方乳粉生产许可，在产品注册或者产品配方注册时经过现场核查的项目，可以不再重复进行现场核查。

市场监督管理部门可以委托下级市场监督管理部门，对受理的食品生产许可申请进行现场核查。特殊食品生产许可的现场核查原则上不得委托下级市场监督管理部门实施。

核查人员应当自接受现场核查任务之日起5个工作日内，完成对生产场所的现场核查。

除可以当场作出行政许可决定的外，县级以上地方市场监督管理部门应当自受理申请之日起10个工作日内作出是否准予行政许可的决定。因特殊原因需要延长期限的，经本行政机关负责人批准，可以延长5个工作日，并应当将延长期限的理由告知申请人。

县级以上地方市场监督管理部门应当根据申请材料审查和现场核查等情况，对符合条件的，作出准予生产许可的决定，并自作出决定之日起5个工作日内向申请人颁发食品生产许可证；对不符合条件的，应当及时作出不予许可的书面决定并说明理由，同时告知申请人依法享有申请行政复议或者提起行政诉讼的权利。

食品添加剂生产许可申请符合条件的，由申请人所在地县级以上地方市场监督管理部门依法颁发食品生产许可证，并标注食品添加剂。

食品生产许可证发证日期为许可决定作出的日期，有效期为5年。

县级以上地方市场监督管理部门认为食品生产许可申请涉及公共利益的重大事项，需要听证的，应当向社会公告并举行听证。

食品生产许可直接涉及申请人与他人之间重大利益关系的，县级以上地方市场监督管理部门在作出行政许可决定前，应当告知申请人、利害关系人享有要求听证的权利。

申请人、利害关系人在被告知听证权利之日起5个工作日内提出听证申请的，市场监督管理部门应当在20个工作日内组织听证。听证期限不计算在行政许可审查期限之内。

### 五、食品生产许可证管理

食品生产许可证分为正本、副本。正本、副本具有同等法律效力。国家市场监督管理总局负责制定食品生产许可证式样。省、自治区、直辖市市场监督管理部门负责本行政区域食品生产许可证的印制、发放等管理工作。

食品生产许可证应当载明：生产者名称、社会信用代码、法定代表人（负责人）、住所、生产地址、食品类别、许可证编号、有效期、发证机关、发证日期和二维码。

副本还应当载明食品明细。生产保健食品、特殊医学用途配方食品、婴幼儿配方食品的，还应当载明产品或者产品配方的注册号或者备案登记号；接受委托生产保健食品的，还应当载明委托企业名称及住所等相关信息。

食品生产许可证编号由SC（"生产"的汉语拼音字母缩写）和14位阿拉伯数字组成。数字从左至右依次为：3位食品类别编码、2位省（自治区、直辖市）代码、2位市（地）代码、2位县（区）代码、4位顺序码、1位校验码（图7-1）。

食品生产者应当妥善保管食品生产许可证，不得伪造、涂改、倒卖、出租、出借、转让。

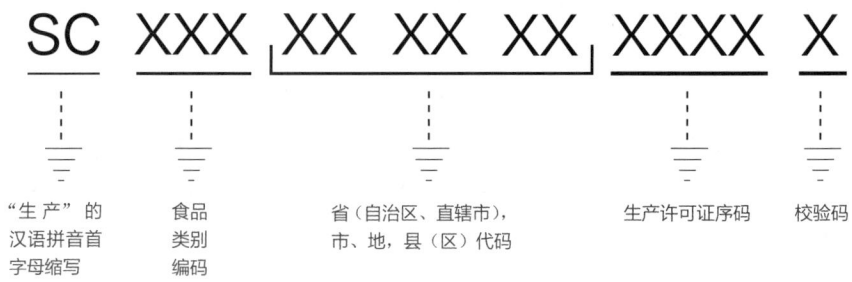

图7-1　食品生产许可证编号

食品生产者应当在生产场所的显著位置悬挂或者摆放食品生产许可证正本。

未取得食品生产许可从事食品生产活动的，由县级以上地方市场监督管理部门依照《中华人民共和国食品安全法》第一百二十二条的规定给予处罚。

■ 知识拓展 ■

### QS到SC的变迁

SC由QS演变而来，而QS则经历了"质量（Q）安全（S）"和"企（Q）业生（S）产许可"稳步发展两个阶段。

1. QS（质量安全）时代（2004年1月1日—2010年5月31日）

最初的QS不是生产许可，而是质量安全。自2004年1月1日起，我国首先在大米、食用植物油、小麦粉、酱油和醋五类食品行业中实行食品质量安全市场准入制度，首次提出通过市场准入许可检查发证，在包装上印刷QS标志，才能进入"市场"销售。到2015年国家食品药品监督管理总局宣布废除QS标志，历时12年，加3年缓冲期，共15年。

2. QS（生产许可）时代（2010年6月1日—2015年10月1日）

从2010年6月1日起，新获得食品生产许可的企业应使用企业食品生产许可证标志，企业食品生产许可证标志以"企业食品生产许可"的拼音"Qiyeshipin Shengchanxuke"的缩写"QS"表示，并标注"生产许可"中文字样。之前取得食品生产许可的企业在2010年6月1日起18个月内可以继续使用原已印制的带有旧版生产许可证标志包装物。

3. SC时代（2015年10月1日至今）

新《食品生产许可管理办法》贯彻落实了国务院"放管服"改革工作部署和《国务院关于在全国推开"证照分离"改革的通知》（国发〔2018〕35号）的要求，加强事中事后监管，推动食品生产监管工作重心向事后监管转移，进一步增强食品生产许可管理体制的可操作性，取消了实施12年的QS标志，从此食品生产行政许可进入SC时代，生产许可证编号以SC开头，生产许可证有效期改为5年。

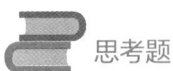
思考题

1. 简述SC和QS的区别。
2. 简述食品生产许可证编号原则。
3. 简述SC的申请流程。

## 项目二  良好操作规范（GMP）

**学习目标**

1. 掌握食品GMP的含义；
2. 了解食品GMP的基本目标；
3. 掌握食品GMP管理要素；
4. 了解食品GMP的主要内容。

**案例分析**  案例：强制执行GMP标准设食品安全"红绿灯"

2013年1月，肯德基陷入"速成鸡"风波，来自六合集团的速生鸡被曝养殖过程中添加大量抗生素和激素，并进入肯德基销售。去年以来，以大企业为主角的食品安全问题层出不穷，大企业们究竟怎么了？食品安全问题的屡禁不止和企业诚信、制度建设有关，其中不乏无心之失。

大型食品企业从原材料的购买到产品的输出，涉及的环节多、部门多，只要一个点出问题，就牵一发而动全身。一些管理上有漏洞的企业，一旦发生食品安全事件，影响面更大。食品行业目前仍是劳动密集型产业，为了节约成本，大量使用没有经过充分职业教育的外包工，其职业技能和负责态度都有所缺失，容易产生纰漏。再加上食品行业竞争大、成本高、利润薄，部分企业会在原材料上动脑筋，使用价格更低的"新产品"，如用代糖替换白砂糖，这些人工合成的新产品可能存在隐患，一旦爆发就会引发食品安全问题。

近来相继曝出"塑化剂""速生鸡"等多件食品安全事件，一些行销全国的知名企业成为事件"主角"。理应成为食品安全标杆的大企业为何也会跌跟头？食品安全的风险控制究竟从何入手？

专家们建议与国际食品安全标准接轨，强制实施GMP，设立"消费红绿灯机制"，有计划地对市场上所有食品安全危害因素进行科学评估，根据其风险水平提出干预措施，最大限度防止和减少食品安全事故的发生。

**必备知识**

GMP是英文Good Manufacturing Practice的缩写，中文含义是"良好操作规范"。世界卫生组织将GMP定义为指导食物、药品、医疗产品生产和质量管理的法规。

GMP是一套适用于制药、食品等行业的强制性标准，要求企业从原料、人员、设施设备、生产过程、包装运输、质量控制等方面按国家有关法规达到卫生质量要求，形成一套可操作的作业规范帮助企业改善企业卫生环境，及时发现生产过程中存在的问题，加以改善。简要地说，GMP要求制药、食品等生产企业应具备良好的生产设备、合理的生产过程、完善的质量管理和严格的检测系统，确保最终产品质量（包括食品安全卫生）符合法规要求。

食品GMP是为保证食品安全、食品质量而制定的贯彻食品生产全过程的一系列方法、监控措施和技术要求。目前的食品GMP体系主要有3种类型，第一种是针对一般食品的GMP规范，即GMP通用要求，这种类型的GMP体系是一个适用于各类食品制造的框架性法规；第二种是保健品的GMP规范，该规范参照了药品GMP的一些条款要求，但相对低于药品GMP的标准要求；第三种是针对不同类型产品的GMP规范，该规范考虑到了不同产品的差异性和特殊性的要求，是一种针对性很强的适合于一类或一种产品的良好操作规范。

## 一、食品GMP基本目标

食品GMP是一种特别注重产品在整个制作过程的品质与卫生的保证制度，其基本目标是：

（1）降低食品制造过程中人为的错误；
（2）防止食品在制造过程遭受污染或品质劣变；
（3）建立完善的质量管理体系。

## 二、食品GMP管理要素（4M）

（1）人员（Man） 要由适任的人员来制造与管理。
（2）原料（Material） 要选用良好的原材料来制造。
（3）设备（Machine） 要采用标准的厂房和机器设备。
（4）方法（Method） 要遵照既定的最适方法来制造。

## 三、食品GMP的主要内容

GMP要求工厂在制造、包装及储运产品等过程的有关人员配置和建筑、设施、设备等的设置及卫生、制造过程、产品质量等管理均能符合良好生产规范，防止产品在不卫生条件或可能引起污染及品质变坏的环境下生产，减少生产事故的发生，确保产品安全卫生和品质稳定，确保成品的质量符合标准。GMP要求生产企业应具有良好的生产设备，合理的生产过程，完善的质量管理和严格的检测系统。其主要内容包括：

1. 原料采购、运输及储存的规范性要求

采购原材料应按该种原材料质量卫生标准或卫生要求进行，购入的原料，不含有毒有害物，也不应受到污染；运输工具等应符合卫生要求；应设置与生产能力相适应的原材料储存场地和仓库。

2. 工厂设计、建造、布置及设施的规范性要求

按照有关规定，严格选址，合理布局；设置合理的给排水系统；直接接触食品的设备、工器具及管道必须用无毒、无味、抗腐蚀、不吸水、不变形的材料制作，且便于拆卸、清洗和消毒；车间、仓库应有良好通风和照明设施；车间应有防鼠、防蚊蝇、防尘设施；卫生设施符合规范要求等。

3. 工厂的卫生管理规范

食品厂必须建立相应的卫生管理机构，配备经专业培训的专职或兼职的食品卫生管理人员；建立健全各种机械设备的维修保养制度；制定有效的清洗及消毒方法和制度；定期或在必要时进行除虫灭害工作；做好清洗剂、消毒剂、杀虫剂及其他有毒有害物管理；卫生设施应有专人管理，保持良好卫生状态，工作服应有清洗保洁制度，凡直接接触食品的工作人员必须每日更换工作服；食品厂全体工作人员，每年至少进行一次体检，没有取得合格证者一律不得从事食品生产工作。

4. 生产过程的卫生管理规范

应按产品品种分别建立生产工艺和卫生管理制度；进厂的原材料应符合规定，经过检验、化验合格后方可使用；按生产工艺的先后次序和产品特点分开设置各工序，防止前后工序相互交叉污染；记录保存期应比该产品的商品保存期长六个月；包装上的标签应按标签管理规定执行。

5. 卫生和质量检验的管理规范

食品厂应设立与生产能力相适应的卫生和质量检验室，并配备经专业培训、考核合格的检验人员，从事卫生、质量的检验工作。有明确的检验制度和检验方法，应按国家卫生标准和检验方法进行检验，检验设备应按期进行检查和校准。

6. 成品储存、运输的卫生管理规范

经检验合格包装的成品应储存于成品库，其容量应与生产能力相适应。按品种、批次分类存放。成品库不得储存有毒、有害物品或其他易腐、易燃品。要有防鼠、防虫等措施，定期清扫、消毒，保持卫生。运输工具应符合卫生要求。

7. 对人员卫生管理的规范性要求

从业人员（包括临时工）应接受健康检查，并取得体检合格证者，方可参加食品生产，并经过卫生培训教育后方可上岗；应做好个人卫生，防止污染食品；不准穿工作服和鞋进入厕所或离开生产加工现场。

■ 知识拓展 ■

### 良好农业规范GAP

良好农业规范简称"GAP"是Good Agricultural Practices的缩写，从广义上讲，良好农业规范作为一种适用方法和体系，通过经济的、环境的和社会的

可持续发展措施,来保障食品安全和食品质量。GAP主要针对未加工和最简单加工(生的)出售给消费者和加工企业的大多数果蔬的种植、采收、清洗、摆放、包装和运输过程中常见的微生物的危害控制,其关注的是新鲜果蔬的生产和包装,但不限于农场,包含从农场到餐桌的整个食品链的所有步骤。

GAP的8个基本原理如下。

(1)对新鲜农产品的微生物污染,其预防措施优于污染发生后采取的纠偏措施(即防范优于纠偏)。

(2)为降低农产品的微生物危害,种植者、包装者或运输者应在他们各自控制范围内采用GAP。

(3)新鲜农产品在沿着农场到餐桌食品链中的任何一点,都有可能受到生物污染,主要的生物污染源是人类活动或动物粪便。

(4)无论任何时候与农产品接触的水,其来源和质量规定了潜在的污染,应减少来自水的微生物污染。

(5)生产中使用的农家肥应认真处理以降低对新鲜农产品的潜在污染。

(6)在生产、采收、包装和运输中,工人的个人卫生和操作卫生在降低微生物潜在污染方面起着极为重要的作用。

(7)GAP的建立应遵守所有法律法规或相应的操作标准。

(8)各层农业的责任,对于一个成功的食品安全计划是很重要的,必须配备有资格的人员和有效的监控,以确保计划的所有要素运转正常,并有助于通过销售渠道溯源到前面的生产者。

GAP可以从土地、灌溉用水、施肥、农场用具、操作人员、环境卫生、原料储藏、杀虫剂和化学品的使用等方面进行管理,以保证食品原料的食用安全性。

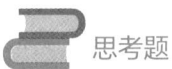 思考题

1. 食品GMP的主要含义是什么?
2. 简述食品GMP的主要内容。
3. 简述食品GMP管理要素。
4. 简述食品GMP的基本目标。
5. GAP的主要含义是什么?

## 项目三　卫生标准操作规范（SSOP）

**学习目标**

1. 掌握SSOP的含义；
2. 掌握SSOP八个方面的主要内容要求。

**案例分析**　　案例：糕点作坊卫生环境严重不合格，食品安全成一纸空文

厕所紧邻食品加工车间，苍蝇蚊子到处飞舞，猫儿自由出入，工人未经体检擅自上岗作业，甚至连掉落的食品也未经处理就包装销售……这就是天津市赵沽里两家糕点作坊的真实景象。夏季高温，消化道疾病易于发生，市民千万不要贪图便宜购买这些食品，以免损害身体健康。

记者看到，糕点作坊就是一处平房，位于赵沽里一条偏僻的胡同里。平房潮湿的地面上到处散落着垃圾，屋子里苍蝇乱飞。屋内一侧高高地堆放着各种包装材料，另一侧则被分割成几个小房间，其中一间是旱厕，臭味难闻，厕所里居然放着一台制作食品的搅拌机；紧邻旱厕的是放着烤箱的食品加工车间；加工车间旁边是简易仓库，里面堆放着巧克力酥、蛋奶酥、黄油饼、菠萝包等10多种西式糕点。

记者发现，该糕点作坊没有检验间，所有的糕点均未经任何检验就包装上市销售。老板王某解释，尽管未经检验，但是糕点的质量肯定没有问题，他们生产糕点有多年的经验，其间均没有发生食物中毒事件。这家作坊利用短斤少两赚钱已经是公开的事情。王某表示，该作坊的糕点全都是4.5kg包装，而合格证上印制的却是净重5kg。按照5kg包装的每盒价格35元计算，每盒糕点少装0.5kg，就可以净赚3元钱。

与这家作坊相距不过30m的另一个院内也有一个糕点作坊，地面到处都是垃圾，白色的墙面上泛着发黄发黑的污渍，难闻的臭味和散放在院子中的西点，引来了成群的苍蝇。人一走过去，苍蝇便四散飞起来。工人们正在成批加工小月饼。六七名没有穿工作服、戴手套和口罩的工人，正在烘烤和包装糕点。一只猫无拘无束地穿梭在加工作坊和烤炉中间。一名女工用手在头上挠完痒后，又抓起手边的原料开始工作。一名包装女工正在满头大汗地将糕点装箱，她没戴手套，直接用手将糕点捡到盒子里，打包封箱，并贴上合格标签。

记者暗访发现，以上两家作坊均不具备《食品安全法》中规定的各项要

求,而2人表示,两家作坊均未取得营业执照和食品生产许可证,属于无照经营的黑作坊。

---- 必备知识 ----

SSOP（Sanitation Standard Operation Procedures）是卫生标准操作程序的简称,是食品企业为了满足食品安全的要求,在卫生环境和加工要求等方面所需实施的具体程序。SSOP和GMP是进行HACCP认证的基础。

一个较完善和规范的SSOP操作规程及卫生控制程序,包括生产用水和冰的卫生控制、食品接触面的卫生操作、防止交叉污染的操作要求、洗手消毒及厕所清洁的操作要求、防止食品受污染的操作要求、化学品的标识、储存和使用、员工健康情况的控制、灭除害虫的要求等方面作出规定,以保证食品的安全。SSOP的内容包括以下八个方面。

## 一、水和冰的安全

生产用水（冰）的卫生质量是影响食品卫生的关键因素。对于任何食品的加工,首要一点就是要保证水（冰）的安全。食品加工企业一个完整的SSOP计划,首先要考虑与食品接触或与食品接触物表面接触的水（冰）的来源与处理应符合有关规定,并要考虑非生产用水及污水处理的交叉污染问题。

（1）食品加工厂必须采用符合国家饮用水标准的水源。对于自备水源,要考虑水井周围环境、井深度、污水等因素的影响。对两种供水系统并存的企业采用不同颜色管道,防止生产用水与非生产用水混淆。对储水设备（水塔、储水池、蓄水罐等）要定期进行清洗和消毒。无论是城市供水还是自备水源都必须有效地加以控制,有合格的证明后方可使用。

（2）对于公共供水系统必须提供供水网络图,并清楚标明出水口编号和管道区分标记。合理地设计供水、废水和污水管道,防止饮用水与污水的交叉污染及虹吸倒流造成的交叉污染。检查时,水和下水道应追踪至交叉污染区和管道死水区域。

（3）水管龙头需要一个典型的真空中断器或其他阻止回流装置以避免产生负压情况。如果水管中浸满水,而水管没有防止回流的装置,脏水可能被吸入饮用水中。

（4）清洗/解冻/漂洗槽  水位不应进入低于水边缘之间有两倍于进水管直径的空气间隙以防止回吸。

（5）要定期对大肠菌群和其他影响水质的成分进行分析。企业至少每月1次进行微生物监测,每天对水的pH和余氯进行监测,当地主管部门对水的全项目监测报告每年2次。水的监测取样,每次必须包括总的出水口,一年内做完所有出水口的水质监测。取样方法:先进行消毒并放水5min。

（6）对于废水排放,要求地面有一定坡度易于排水,加工用水、台案或清洗消毒池的水不能直接流到地面上，地沟（明沟、暗沟）要加箅子（易于清洗、不生锈），水流向要从清洁区到非清洁区，与外界接口要有防异味、防蚊蝇措施。

（7）当冰与食品或食品表面相接触时，它必须以一种卫生的方式生产和储藏。由于这种原因，制冰用水必须符合饮用水标准，制冰设备卫生、无毒、不生锈，储存、运输和存放的容器卫生、无毒、不生锈。食品与不卫生的物品不能同存于冰中。冰必须防止由于人员在其上走动引起的污染，制冰机内部应检验以确保清洁并不存在交叉污染隐患。

若发现加工用水存在问题，应终止其使用，直到问题解决。水的监控、维护及其他问题处理都要有记录并保存。

## 二、食品接触表面的卫生

保持食品接触表面的清洁是为了防止污染食品。与食品接触表面一般包括：直接（加工设备、工器具和台案、加工人员的手或手套、工作服等）和间接（未经清洗消毒的冷库、卫生间的门把手、垃圾箱等）两种。

（1）食品接触表面在加工前和加工后都应彻底清洁，并在必要时进行消毒。加工设备和器具的清洗消毒：首先必须进行彻底清洗（除去微生物赖以生长的营养物质、确保消毒效果），再进行冲洗，然后进行消毒（首先82℃水如肉类加工厂、消毒剂如次氯酸钠100~150mg/L、物理方法如紫外线、臭氧等）。加工设备和器具的清洗消毒的频率：大型设备在每班加工结束之后进行清洗，工器具每2~4h清洗一次，加工设备、器具（包括手）被污染之后应立即进行清洗。工器具清洗消毒的注意事项：固定的场所或区域；推荐使用热水，但要注意蒸汽排放和冷凝水排放情况；用流动的水要注意排水问题；注意科学程序，防止清洗剂、消毒剂的残留。

（2）设备的设计和安装应无粗糙焊缝、破裂和凹陷，在不同表面接触处应具有平滑的过渡。设备必须用适于食品表面接触的材料制作。要耐腐蚀、光滑、易清洗、不生锈。多孔和难于清洁的木头等材料，不应被用作食品接触表面。

（3）手套和工作服也是食品接触表面，每一个食品加工厂应提供适当的清洁和消毒的程序。不得使用线手套。工作服应集中清洗和消毒，应有专用的洗衣房，洗衣设备、能力要与实际需要相适应，不同区域的工作服要分开清洗，并每天清洗消毒，不使用时它们必须储藏于不被污染的地方。

（4）判断是否达到了适度的清洁，需要检查和监测难清洗的区域和产品残渣可能出现的地方，如加工台面下或桌子表面的排水孔内等区域是产品残渣聚集、微生物繁殖的理想场所。

在检查发现问题时应采取适当的方法及时纠正。记录包括检查食品接触面状况、消毒剂浓度、表面微生物检验结果等。记录的目的是提供证据，证实工厂消毒计划充分，并已执行。发现问题能及时纠正。

## 三、防止交叉污染

交叉污染是通过生的食品、食品加工者或食品加工环境把生物或化学的污染物转移到食品上的过程。此方面涉及预防污染的人员要求、原材料和熟食产品的隔离和工厂预防污染的设计。

### 1. 人员要求

对双手进行适宜地清洗和消毒能防止污染。手清洗的目的是去除手中的有机物质和暂存的细菌，手清洗能有效地减少和消除细菌。但如果人员戴着手饰，涂抹手指，佩戴管形、线形饰物或缠绷带，手的清洗和消毒将不可能有效。有机物会藏于其中。这是导致微生物迅速生长的理想部位，当然也成为污染源。

个人物品也能导致污染，需要远离生产区存放。他们能从加工厂外引入污染物和细菌，存放设施不必是精心制作的小室，它可以是一些小柜子，只要远离生产区即可。

严禁在加工区内吃、喝或抽烟等行为，这是基本的食品卫生要求。在所有情况下，手靠近鼻子会沾染金黄色葡萄球菌，因为约50%人的鼻孔内有金黄色葡萄球菌。

皮肤污染也是一个相关点。未经消毒的肘、胳膊或其他裸露皮肤表面不应与食品或食品接触表面相接触。

### 2. 隔离

防止交叉污染的一种方式是工厂的合理选址和车间的合理设计布局。一般在建造以前应本着减小问题的原则反复查看加工厂草图，提前与有关部门取得联系。这个问题一般是在生产线增加产量和新设备安装时发生。

食品原材料和成品必须在生产和储藏中分离以防止交叉污染。可能发生交叉污染的例子是生、熟品相接触，或用于储藏原料的冷库同样储存了即食食品。原料和成品必须分开，原料冷库和熟食品冷库分开是解决这种交叉污染的最好办法。产品储存区域应每日检查。另外注意人流、物流、水流和气流的走向，要从高清洁区到低清洁区，要求人走门、物走传递口。

### 3. 人员操作

人员操作也能导致产品污染。当人员先处理非食品的表面，然后未清洗和消毒手就处理食物产品时易发生食品污染。

食品加工的表面必须维持清洁和卫生。这包括保证食品接触表面不受一些行为的污染，如把接触过地面的货箱或原材料包装袋放置到干净的台面上，或来自地面或其他加工区域的水、油溅到食品加工的表面而污染。

若发生交叉污染要及时采取措施防止再次发生；必要时停产直到情况改进；如有必要，要评估产品的安全性；记录采取的纠正措施。记录一般包括：每日卫生监控记录、消毒控制记录、纠正措施记录。

### 四、洗手、手消毒和卫生设施的维护

手的清洗和消毒的目的是防止交叉污染。一般的清洗方法和步骤为：清水洗手，擦洗洗手皂液，用水冲净洗手液，将手浸入消毒液中进行消毒，用清水冲洗，干手。

手的清洗和消毒台需设在方便之处，且有足够的数量，如果不方便的话，它们将不会被使用。流动消毒车也是一种不错的方式。但它们与产品不能离得太近，不应构成产品污染的风险。需要配备冷热混合水，皂液和干手器，或其他适宜的如热空气的干手设备。手的清洗台建造需要防止再次污染，水龙头以膝动式、电力自动式或脚踏式较为理想。检查时应该包括测试一部分的手清洗台以确信它能良好工作。清洗和消毒频率一般为：每次进入车间时；加工期间每30min至1h进行1次；当手接触了污染物、废弃物后等。

一种普通的操作是在工作台上进行消毒。这是为了加工人员弄脏他们的手或设备时消毒，以保持工作台上的微生物最低数量。但即使在最好的消毒状况时，这也不是彻底有效的。因为手和设备带有有机物质，其可能使细菌免于消毒剂的杀菌作用。在通常情况下，消毒剂在氧化有机物时就被完整利用，而没有剩余的消毒剂阻止细菌生长。这样，这些消毒剂实际上成为一个污染源，不应鼓励。

卫生间需要进入方便、卫生和良好的维护，具有自动关闭、不能开向加工区的门。这关系到空中或飘浮的病原体和寄生虫的进入。检查应包括每个工厂的每个厕所的冲洗。如果便桶周围不密封，人员可能在鞋上沾上粪便污物并带进加工区域。

卫生间的设施要求：位置要与车间相连接，门不能直接朝向车间，通风良好，地面干燥，整体清洁；数量要与加工人员相适应；使用蹲坑厕所或不易被污染的坐便器；清洁的手纸和纸篓；洗手及防蚊蝇设施；进入厕所前要脱下工作服和换鞋。

### 五、防止外来污染物造成的掺杂

食品加工企业经常要使用一些化学物质，如润滑剂、燃料、杀虫剂、清洁剂、消毒剂等，生产过程中还会产生一些污染物和废弃物，如冷凝物和地板污染物等。下脚料在生产中要加以控制，防止污染食品及包装。关键卫生条件是保证食品、食品包装材料和食品接触面不被生物的、化学的和物理的污染物污染。

加工者需要了解可能导致食品被间接或不被预见的污染，而导致食用不安全的所有途径，如被润滑剂、燃料、杀虫剂、冷凝物和有毒清洁剂中的残留物或烟雾剂污染。工厂的员工必须经过培训，达到认清和防止这些可能造成污染的间接途径。

可能产生外部污染的原因如下。

1. 有毒化合物的污染

非食品级润滑油被认为是污染物，因为它们可能含有毒物质；燃料污染可

能导致产品污染；只能用被允许的杀虫剂和灭鼠剂来控制工厂内害虫，并应该按照标签说明使用；不恰当地使用化学品、清洗剂和消毒剂可能会导致食品外部污染，如直接喷洒或间接的烟雾作用。当食品、食品接触面、包装材料暴露于上述污染物时，应被移开、盖住或彻底清洗；员工们应该警惕来自非食品区域或邻近的加工区域的有毒烟雾。

2. 因不卫生的冷凝物和死水产生的污染

被污染的水滴或冷凝物中可能含有致病菌、化学残留物和污染物，导致产品被污染；缺少适当地通风设施会导致冷凝物或水滴滴落到产品、食品接触面和包装材料上；地面积水或池中的水可能溅到产品、产品接触面上，使得产品被污染。脚或交通工具通过积水时会发生污水的喷溅情况。

水滴和冷凝水较常见，且难以控制，易形成霉变。一般采取的控制措施有：顶棚呈圆弧形；良好通风；合理用水；及时清扫；控制车间温度稳定；提前降温；拉干等。包装材料的控制方法常用的有：通风、干燥、防霉、防鼠；必要时进行消毒；内外包装分别存放。食品储存时物品不能混放，且要防霉、防鼠等。化学品要正确使用和妥善保管。

任何可能污染食品或食品接触面的掺杂物，建议在开始生产时及工作时间内每4h检查1次，并做好每日卫生控制情况的记录。

## 六、化学物品的标识、存储和使用

食品加工需要特定的有毒物质，这些有害有毒化合物主要包括：洗涤剂、消毒剂（如次氯酸钠）、杀虫剂（如1605）、试验室用药品（如氰化钾）、食品添加剂（如硝酸钠）等。没有它们，工厂设施就无法运转，但使用时必须小心谨慎，按照产品说明书使用，做到正确标记、安全储存，否则会导致企业加工的食品有被污染的风险。

所有这些物品需要适宜的标记并远离加工区域，应有主管部门批准生产、销售、使用的证明；主要成分、毒性、使用剂量和注意事项；带锁的柜子；要有清楚的标识、有效期；严格的使用登记记录；单独的储藏区域，如果可能，清洗剂和其他毒素及腐蚀性成分应储藏于密闭储存区内；要有经过培训的人员进行管理。

## 七、雇员的健康状况

食品加工者（包括检验人员）是直接接触食品的人，其身体健康及卫生状况直接影响食品卫生质量。管理好患病、有外伤或其他身体不适的员工，他们可能成为食品的微生物污染源。对员工的健康要求一般包括如下。

（1）不得患有有碍食品卫生的传染病（如肝炎、结核等）；

（2）不能有外伤；

（3）不能将化妆品、首饰等个人物品带入生产车间；必须穿戴工作服、帽、口罩、鞋等，并及时洗手消毒；

（4）应持有效的健康证上岗，企业制订员工体检计划并设有体检档案。参加体检的人员包括所有和加工有关的人员及管理人员。这些人员应具备良好的个人卫生习惯和卫生操作习惯；

（5）涉及有疾病、伤口或其他可能成为污染源的人员要及时隔离；

（6）食品生产企业应制订卫生培训计划，定期对加工人员进行培训，并记录存档。

### 八、昆虫与鼠类的扑灭及控制

害虫主要包括啮齿类动物、鸟和昆虫等携带某种人类疾病病源菌的动物。通过害虫传播的食源性细菌数量巨大，因此虫害的防治对食品加工厂是至关重要的。害虫的灭除和控制包括加工厂（主要是生区）全范围，甚至包括加工厂周围，重点是厕所、下脚料出口、垃圾箱周围、食堂、储藏室等。食品和食品加工区域内保持卫生对控制害虫至关重要。

去除任何产生昆虫、害虫的滋生地，如废物、垃圾堆积场地、不用的设备、产品废物和未除尽的植物等吸引害虫的区域。安全有效的害虫控制必须由厂外开始。厂房的窗、门和其他开口通道，如开的天窗、排污洞和水泵管道周围的裂缝等能进入加工设施区。这些区域采取的主要措施包括：清除滋生地和开口通道的风幕、纱窗、门帘、挡鼠板及翻水弯等；还包括产区用的杀虫剂，车间入口用的灭蝇灯、粘鼠胶及捕鼠笼等。但不能用灭鼠药。

家养的动物，如用于防鼠的猫和用于护卫的狗或宠物不允许出现在食品生产和储存区域。这些动物引起的食品污染与动物害虫引起的风险类似。

在建立SSOP之后，企业还必须设定监控程序，实施检查、记录和纠正措施。企业要在设定监控程序时描述如何对SSOP的卫生操作实施监控。必须指定何人、何时及如何完成监控。对监控结果要检查，对检查结果不合格的还必须要采取措施加以纠正。对以上所有的监控行动、检查结果和纠正措施都要记录，通过这些记录说明企业不仅制订并实行了SSOP，而且行之有效。

食品加工企业日常的卫生监控记录是工厂重要的质量记录和管理资料，应使用统一的表格，并归档保存。

卫生计划中的监控和纠正措施的记录，将说明卫生计划中运转在控制之下。另外，记录也可以帮助指出存在的问题和发展的趋势，还可以显示出卫生计划中需要改进的地方。

遵守SSOP是必要的，SSOP能极大地提高HACCP计划的效力。

### 知识拓展

#### 如何区别卫生标准操作规范和良好操作规范

1. 两者区别

GMP除了对原料采购、运输和储存、生产过程及产品的储存、运输等有要求，而且对于工厂的选址、设计和建造以及生产用设备设施等硬件都有明显要求。

SSOP是偏重于卫生要求，如水的卫生要求、产品接触面的卫生要求、人员的卫生要求等，通过制定一系列的程序，说明如何清洗，如何消毒，如何卫生保持，通过实施SSOP可以达到GMP的要求。

2. 两者关系

SSOP指企业为了达到GMP所规定的要求，保证所加工的食品符合卫生要求而制定的指导食品生产加工过程中如何实施清洗、消毒和卫生保持的作业指导文件。它没有GMP的强制性，是企业内部的管理性文件。

GMP的规定是原则性的，包括硬件和软件两个方面，是相关食品加工企业必须达到的基本条件。SSOP的规定是具体的，主要是指导卫生操作和卫生管理的具体实施，相当于ISO 9000质量体系中过程控制程序中的"作业指导书"。制定SSOP计划的依据是GMP，GMP是SSOP的法律基础。使企业达到GMP的要求，生产出安全卫生的食品是制定和执行SSOP的最终目的。

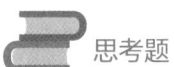

思考题

1. 简述SSOP的含义。
2. 简述卫生标准操作规程的基本内容。
3. 简述食品交叉感染的来源及预防措施。
4. GMP和SSOP的相互关系是什么？
5. 以焙烤食品加工为例，列举SSOP涉及的主要内容。

# 项目四　危害分析与关键控制点（HACCP）

> **学习目标**
> 1. 理解和掌握HACCP的含义；
> 2. 掌握HACCP体系的组成；
> 3. 了解HACCP体系的七大原理；
> 4. 掌握HACCP体系实施操作步骤；
> 5. 了解实施HACCP体系的优越性和优点。

**案例分析**　　案例：红牛的崛起

我们经常可以看到这样的广告"渴了累了喝红牛"。红牛，作为一个成功的品牌，已经深入人心。那么，它究竟是怎样一步一步走进人们心里的呢？

"我们的经验是，对于红牛这样的饮料生产企业，只要把握住了生产过程的关键控制点，全面的质量管理就成功了90%"，红牛维他命饮料有限公司北京生产基地的副总经理兼副总工程师赵勤说，"这正是HACCP（危害分析与关键控制点）管理规范的核心所在。"

在企业看来，红牛饮料的生产过程中最重要的三个关键控制点分别是：水质安全的控制、杀菌温度的控制、饮料罐封口指标的控制。当然，红牛的CCP点（关键控制点）控制是建立在生产全过程细节管理的基础之上的。

第一，水是饮料的生命之源。所以把水作为第一个关键控制点，是因为饮料质量的好坏，水起到了关键的作用。企业生产过程中进行全程质量监控非常必要，但不能"眉毛胡子一把抓"，分清对质量控制最为密切相关的几个点，就可以保障产品的关键质量指标。因为"在生产过程中，有些质量缺陷是可以通过后道工序加工弥补的，但有些质量因素的控制，一旦错过了就无法恢复，它会影响整个产品的质量。这些质量因素就是CCP点（关键控制点）。"

把水作为关键点衡量，在很大程度上带动了人们对整个生产线源头配料的关注，并采取了严格的卫生安全控制措施。比如，所有配料都要经过一个特制的、装有微孔陶瓷滤芯的过滤器进行过滤，除去杂物，使液体本身更清澈细滑。滤芯更换比较频繁，因为红牛饮料黏度相对较大，这就要求我们要定期进行更换清洗，以保障过滤工序的顺利进行。

第二，杀菌温度。搅拌均匀的配料经过过滤，用泵送入杀菌系统，这里的气温比周边明显要高很多，不断有白色的水蒸气逸出，粗大的管道开始变细，在云雾缭绕中，一排排红牛饮料罐开始鱼贯而出，场面很是壮观。

实际上，这是红牛生产过程中的一道关键工序。这个看似简单的过程，实际蕴涵着红牛生产过程中对于饮料安全生产的"第二关键点"，即配料在罐装前杀菌的温度不低于85℃。

那些缭绕的水蒸气就是我们控制温度达标的主要能源。在这里，缠绕在配料管道上的蒸汽管道对配料进行均匀加热，温度严格达标的配料将被罐装进同样经高温高压水消毒的马口铁易拉罐中。如果生产时发现温度达不到配料杀菌所需的85℃，内部温度监控装置就会自动报警，并对未达到温度的料体自动进行重新过滤、加热，然后分装，以保证进入易拉罐内部的饮料液体都是经过严格而且充分的杀菌消毒的。

第三，封装，关键的关键。红牛集团对这个步骤的操作工有着非常严格的训练，也做出了非常严格的操作指导。饮料再好，如果出现泄漏，也是比较大的生产事故，因此封装程序格外重要。

如果一个企业出现产品不合格率居高不下，根源在于组织系统，而非员工能力。用赵勤的话说就是，"生产过程是非常严谨的，工人的操作规范和考核要求也是非常实际的，都是操作性很强的，工艺纪律所要求的，要一丝不苟地执行，不能有半点折扣。我们追求细节上的尽善尽美。"

正是在这种不忘细节的HACCP管理模式，保障了红牛生产环节的高效流畅，从原材料的采购到生产厂的管理都更为规范，我们的目标就是实现整个红牛产品的"零缺陷"质量管理。

—— 必备知识 ——

危害分析与关键控制点简称HACCP（Hazard Analysis And Critical Control Point），是生产（加工）安全食品的一种控制手段，对原料、关键生产工序及影响产品安全的人为因素进行分析，确定加工过程中的关键环节，建立、完善监控程序和监控标准，采取规范的纠正措施，是鉴别、评价和控制对食品安全至关重要的危害的一种体系。

HACCP是对可能发生在食品加工环节中的危害进行评估，进而采取控制的一种预防性的食品安全控制体系。有别于传统的质量控制方法；HACCP是对原料、各生产工序中影响产品安全的各种因素进行分析，确定加工过程中的关键环节，建立并完善监控程序和监控标准，采取有效的纠正措施，将危害预防、消除或降低到消费者可接受水平，以确保食品加工者能为消费者提供更安全的食品。

## 一、HACCP体系的组成

HACCP体系一般由下列各部分组成。

（1）对从原料采购→产品加工→消费各个环节可能出现的危害进行分析和

评估。

（2）根据这些分析和评估来设立某一食品从原料直至最终消费这一全过程的关键控制点（CCP）。

（3）建立起能有效监测关键控制点的程序。

该体系将安全保证的重点由传统的对最终产品的检验转移到对工艺过程及原辅材料质量的检验上，这样可以避免因批量生产不合格产品而造成的巨大损失。

## 二、HACCP体系的七个原理

### 1. 危害分析与预防控制

危害分析与预防控制措施是HACCP原理的基础，企业应根据所生产的食品中存在的危害以及控制方法，结合工艺特点，进行详细的分析。

### 2. 确定关键控制点

关键控制点（CCP）是能有效控制危害的加工点、步骤或程序，通过有效地控制——防止发生、消除危害，使之降低到可接受水平。

CCP或HACCP是由产品加工过程的特异性决定的。如果出现工厂位置、配合、加工过程、仪器设备、配料供方、卫生控制和其他支持性计划以及用户的改变，CCP都可能改变。

### 3. 确定与各CCP相关的关键限值

关键限值是非常重要的，而且应该合理、适宜、可操作性强、符合实际和实用。如果关键限值过严，便会在没有发生影响到食品安全危害时，就去采取纠偏措施；如果过松，又会造成不安全的产品到了用户手中。

### 4. 确立CCP的监控程序，应用监控结果来调整及保持生产处于受控监控程序并执行，以确保产品的性质或加工过程符合关键限值。

### 5. 经监控认为关键控制点有失控时，应采取纠正措施

当监控表明，偏离关键限值或不符合关键限值时有采取程序或行动。如有可能，纠正措施一般是在HACCP计划前决定的。纠正措施一般包括两步：

第一步：纠正或消除发生偏离关键限值的原因，重新加工控制；

第二步：确定在偏离期间生产的产品，并决定如何处理。采取纠正措施包括产品的处理情况应加以记录。

### 6. 验证程序

用来确定HACCP体系是否按照HACCP计划运转，或者计划是否需要修改以及再被确认生效的使用方法、程序、检测及审核手段。

### 7. 记录保持程序

企业在实行HACCP体系的全过程中，须有大量的技术文件和日常的监测记录，这些记录应是全面的，记录应包括：体系文件，HACCP体系的记录，HACCP小组的活动记录，HACCP前提条件的执行、监控、检查和纠正记录。

### 三、HACCP体系实施操作步骤

#### 1. 成立HACCP小组

HACCP计划在拟定时，需要事先搜集资料，了解分析国内外先进的控制办法。HACCP小组应由具有不同专业知识的人员组成，必须熟悉企业产品的实际情况，有对不安全因素及其危害分析的知识和能力，能够提出防止危害的方法技术，并采取可行的实施监控措施。

#### 2. 描述产品

对产品及其特性、规格与安全性进行全面描述，内容应包括产品具体成分、物理或化学的特性、包装、安全信息、加工方法、储存方法和食用方法等。

#### 3. 确定产品用途及消费对象

实施HACCP计划的食品应确定其最终消费者，特别要关注特殊消费人群，如老人、儿童、妇女、体弱者或免疫系统有缺陷的人。食品的使用说明书要明示由哪类人群消费、食用目的和如何食用等内容。

#### 4. 编制工艺流程图

工艺流程图要包括从始至终整个HACCP计划的范围。流程图应包括环节操作步骤，不可含糊不清，在制作流程图和进行系统规划的时候，应有现场工作人员参加，为潜在污染情况的确定和提出控制措施提供便利条件。

#### 5. 现场验证工艺流程图

HACCP小组成员在整个生产过程中以"边走边谈"的方式，对生产工艺流程图进行确认。如果有误，应加以修改调整。如改变操作控制条件、调整配方、改进设备等，应对偏离的地方加以纠正，以确保流程图的准确性、适用性和完整性。工艺流程图是危害分析的基础，不经过现场验证，难以确定其准确性和科学性。

#### 6. 危害分析及确定控制措施

在HACCP方案中，HACCP小组应识别生产安全卫生食品必须排除或要减少到可以接受水平的危害。危害分析是HACCP最重要的一环。按食品生产的流程图，HACCP小组要列出各工艺步骤可能会发生的所有危害及其控制措施，包括有些可能发生的事，如突然停电而延迟加工，半成品临时储存情况等。危害包括生物性（微生物、昆虫及人为的）、化学性（农药、毒素、化学污染物、药物残留、合成添加剂等）和物理性（杂质、软硬度）的危害。在生产过程中，危害可能是来自原辅料、加工工艺、设备、包储装运、人为等方面。在危害中尤其是不能允许致病菌的存在与增殖、不可接受的毒素和化学物质的产生。因而危害分析强调要对危害的出现、分类、程度进行定性与定量评估。

食品生产过程中，每一个危害都要有对应的、有效的预防措施。这些措施和办法可以排除或减少危害出现，使其达到可接受水平。对于微生物引起的危害，一般是采用：原辅料、半成品的无害化生产，并对其加以清洗、消毒、冷藏、快速干制、气体调节等；加工过程采用调控pH与控制水分活度；实行加热、冻结、发酵等工艺；添加抑菌剂、防腐剂、抗氧化剂等的处理；防止人流、物流交叉污染等；重视设备清洗及安全使用；强调操作人员的身体健康、个人卫生和操作人员的安全生产意识；包装物要达到食品安全要求；储运过程要防止损坏和二次污染。对昆虫、寄生虫等可采用加热、冷冻、辐射、人工剔除、气体调节等。如因化学污染引起，应严格控制产品原辅料的卫生，防止重金属污染和农药残留，不添加人工合成色素与有害添加剂，防止产品在储藏过程中有毒化学成分的产生。如因物理因素引起，可采用提供质量保证证书、原料严格检测、遮光、去杂抗氧化剂等办法解决。

7. 确定关键控制点

尽量减少危害是实施HACCP的最终目标。可用一个关键控制点去控制多个危害，同样，一种危害也可能需要几个关键点去控制，决定关键点是否可以控制主要看是对产品污染防止、排除或减少是否达到消费者可接受的水平。CCP的数量取决于产品工艺的复杂性和性质范围。HACCP执行人员常采用判断树来认定CCP，即对工艺流程图中确定的各控制点使用判断树，按先后回答每一个问题，再按次序进行审定。

8. 确定关键限值

关键限值是分辨产品能否被接受的标准，即保证食品安全的允许限值。关键限值决定了产品安全与不安全、质量好与坏的区别。关键限值的确定，一般可参考有关法规、标准、文献、实验结果，如果一时找不到适合的限值，可在实际中选用一个保守的参数值来作限值。在生产实践中，一般不用微生物指标作为关键限值，可考虑用温度、时间、流速、pH、水分含量、盐度、密度等参数作为关键限值。所有用于限值的数据、资料应存档，以作为HACCP计划的支持性文件。

9. 关键控制点的监控制度

建立临近程序，目的是跟踪加工操作，识别可能出现的偏差，提出加工控制的书面文件，以便用监控结果反应加工调整和控制的保持，从而确保所有CCP都在规定的条件下运行。监控有两种形式：现场监控和非现场监控。监控可以是连续的，也可以是非连续的，即在线监控和离线监控。最佳的方法是连续的即在线监控。非连续监控是点控制，被选择的样品及测定点应有代表性。监控内容应明确，监控制度应可行，监控人员应掌握监控所具有的知识和技能，正确使用好温、湿度计、自动温度控制仪、pH计、水分活度计及其他生化测定设备。监控过程所获数据、资料应由专门人员进行评价。

10. 建立纠偏措施

纠偏措施是针对关键控制点控制限值时出现的偏差而采取的行动。纠偏行动要解决两类问题。一类是制定使工艺重新处于控制之中的措施；一类是拟定好CCP失控时期生产出的食品的处理办法。对每次所施行的这两类纠偏行为都要记入HACCP记录档案，并明确产生的原因及责任所在。

11. 建立审核程序

审核的目的是确认制定HACCP方案的准确性，通过审核得到的信息可以用来改进HACCP体系。通过审核可以了解所规定并实施的HACGP系统是否处于准确的工作状态之中，能否确保食品安全。其内容包括两个方面：验证所应用的HACCP操作程序是否适合产品，对工艺危害的控制是否正常、充分和有效；验证所拟定的监控措施和纠偏措施是否仍然适用。

审核时要复查整个HACCP计划及其记录档案。验证方法与具体内容包括：要求原辅料、半成品供货方提件产品合格证明；检测仪器标准，并对仪器表校正的记录进行审查；复查HACCP计划的制定及其记录和有关文件；审查HACCP内容体系及工作日记与记录；复查偏差情况和产品处理情况；审查CCP记录及其控制是否正常检查；对中间产品和最终产品的微生物检验；评价所制订的目标限值和容差是否合理；审查不合格产品淘汰记录；调查市场供应中与产品有关的意想不到的卫生问题；复查已知的、假想的消费者对产品的使用情况及反应记录。

12. 建立记录和文件管理系统

记录是采取措施的书面证据，没有记录等于什么都没有做。因此，认真、及时、精确地记录及资料保存是不可缺少的。HACCP程序应文件化，文件和记录的保存应合乎操作种类规范。保存的文件有：说明HACCP系统的各种措施（手段）；用于危害分析采用的数据；与产品、安全有关的所做出的决定；监控方法及记录；由操作者签名和审核者签名的监控记录；偏差与纠偏记录；审定报告及HACCP计划表等；危害分析工作表；HACCP执行小组会上的报告及总结等。

各项记录在归档前要经严格审核，CCP监控记录、限值偏差与纠正记录、验证记录、卫生管理记录等所有记录内容，要在规定的时间（一般在下、交班前）内及时由工厂管理代表审核，如通过审核，审核员要在记录上签字并写上当时时间。所有的HACCP记录归档后妥善保管，美国对海产品的生产记录规定是自生产之日起至少保存1年，冷冻与耐保藏产品要保存2年。

在完成整个HACCP计划后，要尽快以草案形式成文，并在HACCP小组成员中传阅修改，或寄给有关专家征求意见，吸纳对草案有益的修改意见并编入草案中，经HACCP小组成员审核修改后成为最终版本，供上报有关部门审批或在企业质量管理中应用。

## 四、实施HACCP体系的优越性和优点

1. 实施HACCP的优越性

（1）强调识别并预防食品污染的风险；克服食品安全控制方面的传统方法（通过检测，而不是预防食物安全问题）的限制；有完整的科学依据。

（2）因为保存了公司符合《食品安全法》的长时间记录，而不是某一天的安全记录，所以政府部门的调查员效率更高，结果更有效，这有助于法规方面

的权威人士开展调查工作。

（3）使可能的、合理的潜在危害得到识别，即使以前未经历过类似的失效问题。因而，对新操作工有特殊的用处。

（4）有更充分的允许变化的弹性。例如，在设备设计方面的改进，在与产品相关的加工程序和技术开发方面的提高等。

（5）与质量管理体系更能协调一致，有助于提高食品企业在全球市场上的竞争力，提高食品安全的信誉度，促进贸易发展。

2. 实施HACCP的优点

HACCP从生产角度来说是安全控制系统，是从产品从投料开始至成品保证质量安全的体系，如果使用了HACCP的管理系统最突出的优点如下。

（1）使食品生产对最终产品的检验（即检验是否有不合格产品）转化为对生产环节中潜在的危害（即预防不合格产品）的控制。

（2）用最少的资源，做最有效的事情。HACCP是决定产品安全性的基础，食品生产者利用HACCP控制产品的安全性比利用传统的最终产品检验法要可靠，实施时也可作为谨慎防御的一部分。HACCP作为控制食源性疾患最为有效的措施得到了国际和国内的认可，并被FDA和世界卫生组织食品法典委员会批准。

### 知识拓展

## GMP、SSOP和HACCP的相互关系

良好操作规范（GMP）是食品生产全过程中保证食品具有高度安全卫生性的良好生产管理系统，是强制性的食品生产、储存的卫生法规。它是食品生产、加工、包装、运输和销售的规范性文件，是一种具体的食品质量保障体系。

卫生标准操作程序（SSOP）是食品生产加工企业根据有关法律法规及GMP的要求制定的控制生产加工全过程卫生污染的指导性文件，它主要通过卫生监控、纠正及各种记录来实现对生产加工过程中的卫生污染控制。

危害分析和关键控制点（HACCP）是一种全面分析食品状况、预防食品问题的控制体系，涉及从农田、养殖场到餐桌的全过程食品安全预防体系。HACCP体系具有科学性、高效性、操作性、易验证性，但不是零风险，有效的HACCP体系可以最大限度把食品安全危害降至可接受水平，并可持续改进。

1. SSOP和HACCP的关系

SSOP在对HACCP系统的支持性程序中扮演着十分重要的角色。有了SSOP，HACCP就会更有效，因为它可以更好地把重点集中在与食品或加工有

关的危害上。SSOP的设计因企业各异。

2. SSOP和GMP的关系

GMP良好操作规范是为保障食品安全和质量而制定的贯穿食品生产全过程的一系列技术要求、措施和方法。GMP是政府强制性的食品生产、储存卫生法规。SSOP必须形成文件，这在GMP是没有要求的。不过GMP通常与SSOP的程序和工作指导书是密切关联的，GMP为它们明确了总的规范和要求。食品企业必须首先遵守了GMP的规定，然后才能建立并有效地实施SSOP。GMP和SSOP是相互依赖的，只强调满足包含8个主要卫生方面的SSOP及其对应的GMP条款，而不遵守其余的GMP条款，也会犯下严重的错误。

3. GMP和HACCP的关系

GMP和HACCP在食品企业卫生管理中所起的作用是相辅相成的。通过HACCP系统，我们可以找出GMP要求中的关键项目；通过运行HACCP系统，我们可以控制这些关键项目达到标准要求。掌握HACCP的原理和方法还可以使监督人员、企业管理人员具备敏锐的判断力和危害评估能力，有助于企业GMP的制定和实施。GMP是食品企业必须达到的生产条件和行为规范，企业只有在实施GMP规定的基础之上，才可使HACCP系统有效运行。控制CCP并不是孤立的，不是单抓这一点就万事大吉了。一个缺乏基本卫生和生产条件的企业是无法开展HACCP工作的，试想一个企业如果连完整的厂房、能正常运行的生产设备、合适的质量管理人员都没有，还有建立HACCP系统的必要和可能吗？所以说，GMP和HACCP对一个想确保产品卫生质量的企业来讲是缺一不可的。

GMP和HACCP系统都是为保证食品安全和卫生而制定的一系列措施和规定。GMP是适用于所有相同类型产品的食品生产企业的原则，而HACCP则依据食品生产厂及其生产过程的不同而不同。GMP体现了食品企业卫生质量管理的普遍原则，而HACCP则是针对每一个企业生产过程的特殊原则。

GMP的内容是全面的，它对食品生产过程中的各个环节、各个方面都制定出具体的要求，是一个全面质量保证系统。HACCP则突出对重点环节的控制，以点带面地来保证整个食品加工过程中对食品安全的控制。形象地说，GMP如同一张预防各种食品危害发生的网，而HACCP则是其中的纲。

从GMP和HACCP各自特点来看，GMP是对食品企业生产条件、生产工艺、生产行为和卫生管理提出的规范性要求，而HACCP则是动态的食品卫生管理方法；GMP要求是硬性的、固定的，而HACCP是灵活的、可调的。

4. HACCP、GMP和SSOP三者的关系

GMP和SSOP是制定和实施HACCP计划的基础和前提条件。如果企业没有达到GMP法规的要求，或者没有制定有效的SSOP并有效实施，那么HACCP计划就是一句空话。

GMP构成了SSOP的立法基础，GMP规定了食品生产的卫生要求，食品生产企业必须根据GMP要求制定并执行相关控制计划，这些计划构成了HACCP

体系的建立和执行的前提。计划包括：SSOP、人员培训计划、工厂维修保养计划、产品回收计划和产品的识别代码计划。

SSOP具体列出了卫生控制的各项指标，包括食品加工过程、环境卫生和为达到GMP要求所采取的行动。HACCP体系建设在以GMP为基础的SSOP上，SSOP可以减少HACCP计划中的关键控制点（CCP）的数量。事实上危害是通过SSOP和HACCP共同予以控制的。

GMP、SSOP是制定和实施HACCP计划的前提和基础，也就是说，如果企业达不到GMP法规的要求或没有制定有效的、具有可操作性的SSOP或没有有效地实施SSOP，那么企业实施HACCP计划将成为一句空话。由此可看出GMP是食品安全控制体系的基础，SSOP计划是根据GMP中有关卫生方面的要求来制定的卫生控制程序，HACCP计划则是控制食品安全的关键程序。

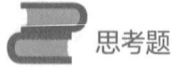

思考题

1. 简述HACCP的七个原理。
2. 简述建立和实施HACCP的12个步骤。
3. 通过学习简述HACCP体系有哪些特点。
4. 简述GMP、SSOP、HACCP体系之间的关系。
5. 列举HACCP在食品工业中的应用。

# 参考文献

1. 杨慧,张帆. 肉与肉制品安全问题及应对措施[J]. 肉类研究,2009(12):8~12.
2. 万建业,陈小桥等. 我国水产品质量安全存在的问题与对策[J]. 现代农业科技,2011(10):357~359.
3. 孙月娥,李超等. 我国水产品质量安全问题及对策研究[J]. 食品科学,2009(21):493~497.
4. 石彦国,孙冰玉. 传统豆制品食品安全性及发展前景探讨[J]. 食品安全,2003:40~43.
5. 张莉. 豆制品质量安全监控体系研究[D]. 济南:山东大学,2008:16~44.
6. 孙益明. 加工环节食品质量安全标准和监管体系研究——以盐城市豆制品加工为例[D]. 南京:南京农业大学,2007:22~27.
7. 徐松滨. 浅谈豆制品行业食品质量安全的现状[J]. 食品安全管理,2014:25~26.
8. 李里特. 中国传统大豆食品与我国大豆产业的战略选择[C]. 全国首届大豆产业发展对策高层论坛论文集,2006:58~64.
9. 方辉,吴孟珠. 转基因食品的发展现状及其安全性评述[J]. 西北植物学报,2003,23(4):688~692.
10. 毕重铭. 我国营养强化食品发展概况与存在问题[J]. 职业与健康,2005(12).
11. 李海龙,王静,曹维强. 保健食品的发展及原料安全隐患[J]. 食品科学,2006(03):1908~1909.
12. 赵黎明,刘兵等. 中国保健食品现状和发展趋势[J]. 中国食物与营养,2010(10):4~7.
13. 张梅. "毒姜"事件引发的蔬菜安全问题思考[J]. 沈阳农业大学学报(社会科学版),2013,15(5):618~620.
14. 姚卫蓉,童斌. 食品安全与控制[M]. 北京:中国轻工业出版社,2015.
15. 靳烨. 食品原料生产安全控制技术[M]. 北京:科学出版社,2014.
16. 金征宇,彭池方. 食品加工安全控制[M]. 北京:化学工业出版社,2014.
17. 李波. 食品安全控制技术[M]. 北京:中国计量出版社,2007.
18. 周韫珍著. 吃之法. 北京:九州出版社,2007.
19. 王莉主编. 食品营养学(第二版). 北京:化学工业出版社,2010.
20. 《中国人膳食指南必读》专家编委会. 中国人膳食指南必读. 北京:中国妇女出版社,2008.

21. 刘少伟，鲁茂林. 食品标准与法律法规. 北京：中国纺织出版社，2013.
22. 黄俊，赵千骏. 食品营养与安全. 北京：中国轻工业出版社，2014.
23. 王尔茂. 食品安全与营养. 北京：高等教育出版社，2011.
24. 《食品营养强化剂使用标准》（GB 14880—2012）问答. 首都公共卫生，2013（01）.
25. 李佩英. 马铃薯安全贮藏方法（1）. 黑龙江农业科学，2001（3）：60.